DIE ENTZÜNDLICHEN ERKRANKUNGEN DER WEIBLICHEN GESCHLECHTSORGANE

IHR WESEN, IHRE ERKENNUNG UND BEHANDLUNG

VON

PROFESSOR DR. C. BUCURA

VORSTAND DER FRAUENABTEILUNG DER
WIENER ALLGEMEINEN POLIKLINIK

MIT 22 ABBILDUNGEN

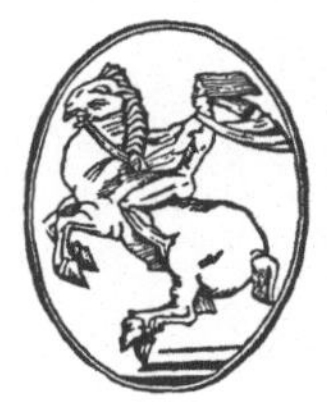

WIEN

VERLAG VON JULIUS SPRINGER

1930

ISBN-13: 978-3-7091-9655-7   e-ISBN-13: 978-3-7091-9902-2
DOI: 10.1007/978-3-7091-9902-2

Vorwort.

Die entzündlichen Erkrankungen der weiblichen Geschlechtsorgane sind in ihrer großen Mehrzahl ohne Messer heilbar. Eine geringe Zahl bedarf zur völligen Beschwerdefreiheit des chirurgischen Eingreifens und auch diese meist nur insoferne, als die Beschwerden die Operationsanzeige abgeben. Nur in seltenen Ausnahmsfällen führt die Voraussicht des Arztes bzw. das Bestreben desselben, größeres Übel zu verhüten, zur Operation.

Dies sind Tatsachen, die eines Beweises nicht bedürfen. In jedem Lehrbuch ist dies zu lesen. In fast allen Vorlesungen kann man es hören.

Im täglichen Geschehen sieht es aber anders aus. Sonst würden nicht so viele junge Mädchen und Frauen ihrer Gebärmutteranhänge beraubt werden. Es müßten nicht so viele Mädchen und Frauen wiederholten eingreifenden Operationen wegen „Eierstockentzündung“ unterzogen werden.

Ganz besonders schlecht bestellt ist es mit der Heilung des Trippers, der durch seine Übertragbarkeit weite Kreise zieht. Die Gonorrhöe des Weibes wird nicht nur nicht geheilt, sondern sehr häufig vorerst überhaupt gar nicht erkannt. Zu erkennen ist der weibliche Tripper nur durch das Mikroskop. Der klinische Befund ist unverläßlich. Das mikroskopische Erkennen ist beim Weibe schwierig, von wenigen gekannt, von noch wenigeren geübt.

Aus alldem erwachsen der Frau die größten Nachteile. Wie häufig führt der unerkannte und unbehandelte, deshalb nicht geheilte Tripper die Frau unter das Messer, zu wiederholten, vorerst geringeren, später immer größeren Eingriffen, bis sie der ganzen oder des größten Teiles ihrer Geschlechtsorgane verlustig wird, trotzdem noch immer ungeheilt, noch immer nicht beschwerdefrei, öfters noch infektionsfähig bleibt, während eine sachgemäße Behandlung die Frau im Beginne ihrer Erkrankung in verhältnismäßig kurzer Zeit auszuheilen imstande gewesen wäre.

Dies ist ein altes Lied, das aber leider an Wirklichkeit gar nichts eingebüßt hat. Rein wissenschaftlich ist die Sachlage geklärt, der Weg vorgezeichnet. Im Alltag aber überwiegen die ungeheilten Tripper beim Weibe und es herrscht das Messer bei entzündlichen Erkrankungen noch viel zu viel vor.

Damit ist dem Nichtoperieren durchaus nicht das Wort gesprochen. Es gibt viele Fälle, die tatsächlich eines operativen Eingriffes bedürfen.

Falsch ist es aber, Gebärmutteranhänge, weil sie entzündet sind und Schmerzen verursachen, zu entfernen, falsch ist es, an den Geschlechtsorganen junger Frauen bei bestehender Entzündung zu operieren. Die Entzündung ist auszuheilen. Erst nach ihrer Ausheilung sind die dann noch übrigbleibenden Beschwerden gegebenenfalls mit dem Messer anzugehen. Denn sonst ist man gezwungen, Organe, die zu erhalten gewesen wären, überflüssigerweise und zum Nachteile der Frau zu opfern.

Der Erkennung und Heilung der entzündlichen Erkrankungen, der Heilung der Gonorrhöe, der Art und Weise, wie diese zu erreichen ist, und dem Verfahren, wie eine Entzündung auszuheilen ist, bevor man gegebenenfalls zu einer Operation schreitet, schließlich dem operativen Eingriffe selbst, sind die folgenden Ausführungen gewidmet.

Es sind so gut wie durchwegs eigene Wege. Es sind vielleicht kaum eigene Entdeckungen und Erfindungen, aber doch wenigstens soviel Selbsterprobtes und durch die eigene weit über zwanzigjährige Erfahrung Erhärtetes, daß eine Berücksichtigung aller bisher erschienenen Abhandlungen, Bücher und Arbeiten über den Gegenstand unnötig, weil zwecklos ist. Und die heute kaum mehr übersehbare Literatur nur als unnütze Bürde mitzuschleppen, schien überflüssig. Sie ist, ebenfalls nur annähernd vollzählig, in den zusammenfassenden, deshalb auch ausführlicheren, vollständigeren, unpersönlicheren und voraussetzungsloseren Abhandlungen über unseren Gegenstand in den Handbüchern der Gynäkologie, der Geschlechtskrankheiten, Urologie und Bakteriologie der letzten Jahre angeführt und dort zu finden.

Mauer bei Wien, Oktober 1929.

C. BUCURA.

Inhaltsverzeichnis.

Einleitung.

Vielen anderen wird es ebenso ergangen sein. Als ich vor mehr als 20 Jahren zugleich mit meinem in den Ruhezustand abgehenden Chef Chrobak die Klinik verließ, der selbständigen von der Klinik nicht mehr gedeckten Berufstätigkeit gegenüberstand, vorerst alles wirklich rasch heilen wollte und jede hilfesuchende Kranke in kürzester Zeit gesund machen zu können glaubte, fühlte ich gar bald eine große Lücke in meinem Können. Gar bald kam ich zur Erkenntnis, daß ich wohl wußte, wie man schulgemäß eine weibliche Gonorrhöe behandelt, nicht aber wie man sie heilt. Denn viele, auch anscheinend einfache Fälle trotzten jeder therapeutischen Bestrebung, wenn man sich eine völlige Heilung und sichere Keimfreiheit als Ziel der Behandlung steckte.

Zwei gleichartig erschütternde Fälle von außerehelich erworbenem, sehr schwerem, gleich zu Anbeginn auf die Gebärmutteranhänge übergreifendem Tripper, die in kürzester Zeit, in längstens 8 Wochen, geheilt bzw. nicht mehr ansteckend sein mußten, wenn nicht die sonst überaus glücklichen Ehen, vielleicht auch Menschenleben, zerstört werden sollten, versetzten mich in eine für die Zukunft wichtige Zwangslage. Da ich in beiden Fällen die bedingungslose Erlaubnis hatte, alles zu wagen, jede künstliche Verschlechterung mit in den Kauf zu nehmen, um nur eine möglichst rasche und verläßliche Heilung zu erzielen, wandte ich zwei Behandlungsarten an, die damals wenig erprobt und wenig gebräuchlich, zum Teil verpönt waren, wenigstens in der von mir angewandten Art und Stärke: Die Impfung mit sehr hohen Gaben von Gonokokkenvaccine und die intrauterine Behandlung. Das Wagnis gelang. Beide Fälle waren in der vorgeschriebenen Zeit nicht nur von ihrer Krankheit völlig befreit und auch nicht mehr ansteckungsfähig, sondern auch dauernd geheilt, und sind es seit damals beide heute noch.

Seither habe ich es nicht mehr aufgegeben mich mit dieser so mannigfaches Unheil anrichtenden Erkrankung zu beschäftigen, was um so leichter war, als es — wenn man nur recht darauf achtet — in der ganzen Geburtshilfe und Gynäkologie kaum ein Kapitel gibt, wo die Gonorrhöe, bzw. eine andere chronische Infektion, nicht irgendwie hineinspielt, diagnostisch, dann prognostisch bei Geburten, ganz besonders operativen Entbindungen, prognostisch vor allem bei gynäkologischen Operationen der verschiedensten Art, großen und sehr häufig auch kleinen Eingriffen, die beim Übersehen einer ruhenden Infektion von der schwersten, auch tödlich verlaufenden Nacherkrankung gefolgt sein können. Auf Schritt und Tritt stößt man in unserem Fache auf die

Bedeutung der Gonorrhöe und anderer versteckten Entzündungen, auf Fragen und Probleme, deren Lösung schwierig, fast unüberwindbar scheint, wenn man sich mit ihnen nicht besonders beharrlich beschäftigt. Ich komme heute nach jahrzehntelanger Betätigung mit diesen Krankheiten und ihren Beziehungen zur übrigen Geburtshilfe und Gynäkologie immer mehr zur Überzeugung und Einsicht, daß die weibliche Gonorrhöe und die entzündlichen Erkrankungen überhaupt in ihren Grundzügen erforscht und so fast alle mit ihnen im Zusammenhang stehenden Fragen beantwortet sind, und zwar sowohl theoretisch als auch praktisch, sowohl in der Pathogenese als auch in der Therapie. Nur Nebenfragen und Details sind noch zu bereinigen. Es ist fast alles schon da, wenn man es nur sehen will und nicht an Irrtümern und vorgefaßten Meinungen grundlos festhält.

Je mehr man sich aber mit der Frage der weiblichen Gonorrhöe beschäftigt, desto mehr gelangt man zu der Erkenntnis, daß für den Gynäkologen, der akute Fälle viel weniger sieht als chronische, die Gonorrhöe von den übrigen entzündlichen Erkrankungen des Weibes in Wirklichkeit gar nicht ohne weiteres zu trennen ist. So schön es theoretisch gelingen mag die einzelnen Formen der entzündlichen Erkrankungen nach ihren Ursachen auseinander zu halten, so schwer ist es im chronischen Stadium eine Vulvitis, eine Vestibulitis, eine Cervicitis, entzündliche Adnexschwellungen in der Klinik mit Sicherheit einzureihen und auseinander zu halten.

In der ersten Fassung dieser Ausführungen, die über 2 Jahre zurückliegt, hieß es: „Ich glaube mit Bestimmtheit voraussagen zu können, daß man in der allernächsten Zukunft zum größten Teile unabhängig von der morphologisch-bakteriologischen Diagnose in der Lage sein wird eine gonorrhoische Erkrankung von den übrigen entzündlichen Krankheiten mit Sicherheit zu trennen. Jetzt aber sind wir noch sehr häufig bei Beginn der Behandlung nicht imstande das ursächliche Moment festzustellen und gezwungen, eine Behandlung zu beginnen, die alle ursächlichen Möglichkeiten berücksichtigt. Im Laufe der Behandlung läßt sich dann des öfteren doch noch die wahre Krankheitsursache einwandfrei aufdecken. Nicht gar zu selten aber kommt es vor, daß wir die Behandlung abschließen, auch zu glücklichem Ende geführt haben, den Fall endgültig und vollends ausheilen konnten ohne jemals die Zugehörigkeit zu einer bestimmten Erkrankungsgruppe festgestellt zu haben".

Diese Gedanken, die der damaligen Sachlage entsprachen, führten mich dazu, an meinem Krankenmaterial die Serodiagnose bei Gonorrhöe vorerst in der staatlichen Kontrollstation (Vorstand Prof. Dr. BUSSON), dann im Serodiagnostischen Institut (Vorstand Professor Dr. MÜLLER) prüfen zu lassen. Es lagen zwar genügend Berichte über die Verwendbarkeit der Serodiagnose hauptsächlich vom Ausland vor.

Doch immer waren auch beträchtliche Mißerfolge, jedenfalls aber nirgends eine praktische Verwendbarkeit zu sehen. Nun wurde ich durch das Studium der Ergebnisse am eigenen Material darüber belehrt, daß die verläßlich durchgeführte Komplementablenkung auf Gonorrhöe bei richtiger Ausführung und Deutung so gut wie 100% richtige Ergebnisse gibt, somit unbedingt verläßlich und praktisch verwendbar ist. Dadurch mußte so manche frühere Anschauung überprüft, ergänzt bzw. geändert werden.

Wir sind heute wohl in der Lage, durch die Komplementablenkungsreaktion die Gonorrhöen von den übrigen entzündlichen Erkrankungen des Weibes mit Sicherheit zu trennen. Doch ist unsere Überzeugung von der Richtigkeit der Probe, gegen die wir uns lange Zeit mißtrauisch verhielten, noch viel zu neu. Wir konnten deshalb viele klinische Fragen, die ihre Beantwortung von der Serologie erwarten, noch nicht klären. Und diese Fragen erscheinen auch dort noch nicht geklärt, wo die Komplementablenkung der Gonorrhöe schon länger geübt wird. Dies ist der Grund, warum trotz vollster Anerkennung der differentialdiagnostischen Bedeutung der Serologie auch heute noch die Gonorrhöe mit den übrigen entzündlichen Erkrankungen am besten gemeinsam zu besprechen ist. Erst in einigen Jahren wird die Scheidung restlos durchzuführen sein. Denn bis dahin werden wir in der Lage sein, beispielsweise durch das Studium der serologisch positiven und serologisch negativen Adnextumoren die klinischen und pathologisch-anatomischen, für jede Entzündungsart charakteristischen Merkmale einwandfrei festzulegen und so die Bilder für die Gonorrhöe bzw. für die übrigen entzündlichen Erkrankungen ganz scharf abzugrenzen. Heute können wir wohl im Einzelfalle die Diagnose mit Sicherheit und Bestimmtheit stellen. Klare Darstellungen der einzelnen Erkrankungsformen vermögen wir noch nicht zu geben. Wir hoffen, daß wir in kurzer Zeit in der Lage sein werden, diese so lange vermißten Darstellungen auf Grund der serologischen Erkenntnis zu formen. Heute können wir es aber noch nicht. Deshalb die gemeinsame Darstellung der chronisch „entzündlichen Erkrankungen", die demnach die Gonorrhöe und die Wundkeiminfektion beinhalten.

Das Wesen und die Erkennung der entzündlichen Erkrankungen.

Allgemeiner Teil.

Die bakteriell entzündlichen Erkrankungen der weiblichen Geschlechtsorgane haben trotz ihrer verschiedenen Ursache sehr viel Gemeinsames, so daß eine vollständige Trennung derselben Veranlassung zu fortwährenden Wiederholungen wäre. Das Gemeinsame für alle diese Erkrankungen ist ihre Entstehung durch Eindringen von Krankheitserregern. Diese Ansteckung kann primär erfolgen durch Ansiedlung der Spaltpilze in einem Abschnitt des Genitales, oder aber sekundär dadurch, daß die irgendwo anders in den Körper eingedrungenen Keime nachträglich auf dem Wege des Säftestromes oder durch direktes Übergreifen auf die Geschlechtsorgane überwandern.

Daß es auch abakterielle Entzündungen gibt infolge chemischer, thermischer, elektrischer oder anderer Einwirkungen, wie beispielsweise Toxine, Röntgen und Radium, sei nur nebenbei bemerkt. Wie weit es abakterielle Entzündungen gibt (DALCHÉ, ROULLAND, JOACHIMOVITS), die durch Einwirkung von fernab liegenden Infektionsherden durch Toxinabgabe bedingt sind, mag dahingestellt bleiben. Diese Entzündungsarten sollen sich durch ganz besonders große Flüchtigkeit und Vergänglichkeit kennzeichnen. Sehr vergängliche Schwellungen der Eierstöcke und der übrigen Geschlechtsorgane gibt es in Fällen von QUINCKEschen Ödemen, oder aber, und das ist viel häufiger, als kollaterales Ödem bei bestehenden entzündlichen Prozessen an den Nachbarorganen — Blinddarm, Wurmfortsatz, Flexur, Blase usw. Doch auch diese berühren unseren Gegenstand nicht, da wir uns auf die gynäkologischen Erkrankungen beschränken wollen. Und sowohl die Kollateralödeme, als auch die im Rahmen der QUINCKEschen Erkrankung auftretenden Störungen, sowie die übrigen abakteriellen „Entzündungen", sind durch Behandlung der Grundkrankheit, die ja nicht gynäkologisch ist, zu beeinflussen.

Die uns hier interessierenden Erkrankungen lassen sich in zwei große Gruppen einreihen; in diejenige, die durch den Gonokokkus erzeugt werden, also die gonorrhoischen Erkrankungen des weiblichen Genitales, und in die durch alle übrigen Krankheitserreger bedingten, wobei wir die Tuberkulose des weiblichen Genitale aus bestimmten Gründen ausschalten wollen. Die Tuberkulose ist eine Erkrankung ganz besonderer Art, die für den ganzen Organismus eine derart wichtige Rolle spielt, daß man sie nicht nebenher erörtern kann. Es ist richtig, daß klinisch die Tuberkulose des Genitales selten charakteristische und von den übrigen entzündlichen Erkrankungen zu trennende Erscheinungen aufweist. Trotzdem ist sie ätiologisch und biologisch von der Gonorrhöe und von den übrigen vornehmlich durch Eitererreger hervorgerufenen entzündlichen Erkrankungen derart verschieden, daß eine vereinte Besprechung erzwungen wäre. Wir wollen uns deshalb auf die erwähnten zwei Gruppen beschränken und der Tuberkulose nur so weit gedenken, als es im Rahmen der Ausführungen sich als notwendig erweisen wird. Auch deshalb interessieren uns diese zwei Gruppen hauptsächlich, weil der Weg des Eindringens in das weibliche Genitale ein gleichartiger ist. Es sind beides Erkrankungen, die in der weit größten Überzahl der Fälle den Weg durch die Vulva und Vagina nehmen und dann aufsteigend die übrigen Geschlechtsorgane befallen. Man könnte die gynäkologische Tuberkulose bestenfalls nur unter den metastatischen Erkrankungen behandeln, da ihr Eindringen durch die Vulva aufsteigend, außer vielleicht in ganz wenigen, verschwindenden Ausnahmefällen, kaum in Betracht kommt. Wenn wir also im folgenden über entzündliche Erkrankungen des weiblichen Genitales sprechen, so verstehen wir im allgemeinen entweder die Gonorrhöe, oder aber die durch Eitererreger und ähnliche Mikroorganismen verursachten Entzündungen.

Die Krankheitserreger, die für die örtliche Invasion, für die primären Erkrankungen der weiblichen Geschlechtsorgane in Betracht kommen, sind ganz verschiedener Herkunft. Das, woran man vorerst denkt, wenn eine entzündliche Erkrankung, gleichgültig ob akut oder schleichend, am äußeren Genitale beginnend und schrittweise die höher gelegenen Genitalabschnitte befallend eintritt, ist der Tripper. Nicht immer ist diese Vermutungsdiagnose richtig. Im akuten Stadium der Entzündung, bei einer akuten Vulvitis und Vestibulitis, hauptsächlich wenn dieselbe im Anschluß an einen geschlechtlichen Verkehr auftritt, stellt man die Gonorrhöediagnose erfahrungsgemäß zu häufig; bei chronischen Entzündungen, hauptsächlich bei solchen, die vom Anfang an als chronische Erkrankung schleichend einsetzen und nur geringfügige Symptome machen, viel zu selten.

Die gonorrhoische Infektion.

Der Erreger der Gonorrhöe ist der Gonokokkus.

Seine Geschichte, seine Entdeckung durch ALBERT NEISSER im Jahre 1879, seine genauere Erforschung durch HAAB (1881), BUMM (1885) und WERTHEIM (1890) ist sattsam bekannt.

Wir halten die *bakterioskopische Gonokokkendiagnose* für die Feststellung des Trippers des Weibes für so wichtig, unserer Überzeugung und Erfahrung nach für noch wichtiger als das Kulturverfahren, daß darauf etwas eingehender eingegangen werden soll. Wer sich im morphologischen Erkennen der Gonokokken üben will, der soll sich das Aussehen dieser bei genauer Betrachtung vielgestaltiger und dadurch ganz charakteristischer Kokken an Ausstrichen aus Kulturen einprägen und zeitweilig immer wieder ansehen. Die Vielgestaltigkeit haben sie mit den ihnen verwandten, am weiblichen Genitale aber nur als Ausnahme vorkommenden Meningokokken gemeinsam. Doch scheint uns die Vielgestaltigkeit der Meningokokken noch mehr in die Augen springend zu sein. Bei ersteren ist sie hauptsächlich im Kulturausstrich nachzuweisen, während sie bei den Gonokokken auch im Eiter deutlich ist. Man sieht eben in den Kulturausstrichen Gonokokken verschiedenster Entwicklungsstadien, die alle so gut wie in jedem klinischen Ausstrichpräparat wiederzufinden sind, da die Evolution, Teilung und Weiterteilung der Gonokokken sehr rasch vor sich geht. Der Teilungsvorgang an und für sich dauert nur wenige Sekunden, der Ruhezustand bis zur nächsten Teilung über eine Viertelstunde. Dadurch ist es verständlich, daß man bei guter Durchmusterung im Präparat wohl alle Entwicklungsstadien vorfindet, vorwiegend aber die ausgewachsenen Pärchen. Die Größe der ausgewachsenen Diplokokken beträgt ungefähr 1,6 μ in der Länge, 0,8 μ in der Breite, wovon ungefähr $^1/_5$ auf den Spalt und je $^2/_5$ auf jeden Kokkus kommen. Die Jugendform der Gonokokken sind einzeln gelegene, mehrminder Kugelgestalt aufweisende Einzelkokken. In der überwiegenden Mehrzahl findet man die Kokken als Pärchen geordnet. Die einander zugekehrte Fläche ist abgeplattet und in der Mitte des Spaltes eingedellt. Der zutreffendste Vergleich ist ein Kaffeebohnenpaar mit einander zugewandter Konkavität. Die Teilung des einzelnen Diplokokkenpaares vollzieht sich derart, daß sich beide Kokken gleichzeitig in einer Achse senkrecht zum Spalt, also senkrecht zur ersten Teilungsachse, spalten. Das neue Pärchen wird von geteilten Einzelkokken gebildet, nicht von den zwei Hälften des früheren Kokkenpaares, indem sich die anfängliche Einschnürung zu einem vorerst ganz schmalen Zwischenraum umwandelt, schließlich zum bleibenden Spalt erweitert, der in der Mitte durch die Dellenbildung am geräumigsten erscheint. Die beiden aus den Einzelkokken des Diplokokkus entstandenen Paare verweilen nicht lange als Vierergruppe zusammen, sondern trennen sich bald endgültig, so daß die tetradenähnlichen Gebilde nur von kurzer Dauer, mithin nicht häufig zu sehen sind, aber immerhin so häufig vorkommen, daß auch von nicht Unerfahrenen, wie wir uns wiederholt überzeugt haben, Sarcinen bzw. Tetragenes für Gonokokken angesprochen werden. Abgesehen von den anderen Unterscheidungsmerkmalen wäre diese Verwechslung nicht geschehen, wenn man sich auf die andere, aus der oben erwähnten Besichtigung des Kulturausstrichs bekannte Vielfältigkeit der Kokken besonnen, bzw. dieselbe geprüft hätte. Dieses baldige Auseinandergehen der einmal geteilten Kokken hat zur Folge, daß die Gonokokken weder Ketten noch in Reih und Glied gestellte Exemplare aufweisen, vielmehr regellos zusammengestellte Häufchen von Diplokokken bilden. In so einem größeren Häufchen sieht man Einzelkokken als Jugendform spärlich; in der Überzahl Kaffeebohnen-Diplokokken, die insofern kein ganz gleichmäßiges Aussehen aufweisen, als sie sowohl in der Größe als auch in der Färbbarkeit, schließlich auch in der Größe des Spaltes, je nach ihrem Entwicklungsstadium, Verschiedenheiten zeigen. Und das ist das Typische und Charakteristische des Gonokokkus: nicht gleichgroße Exemplare, Diplokokken mit verschiedener Spaltweite, von nicht ganz gleicher Größe und Form, nicht ganz gleichmäßiger Färbbarkeit. Lauter Merkmale, die am schärfsten im Kulturausstrich zum Ausdruck kommen, aber auch in jedem gonokokkenhältigen Ausstrichpräparat nachweisbar sind. Das sind Unterscheidungsmerkmale gegen andere Mikroorganismen, so daß man in der Lage ist, daraus in den meisten Fällen die so gut wie sichere Diagnose auf Gonokokken zu stellen, um so mehr, als die den Gonokokken stammesverwandten Meningokokken und der Micrococcus catarrhalis PFEIFFER im weiblichen Genitale scheinbar selten anzutreffen sind, und, wie bereits fast allgemein angenommen wird, speziell der Micrococcus catarrhalis, hier nicht als Krankheitserreger vorkommen, demnach nicht intracellulär anzutreffen sein sollen. Praktisch kommt also der Meningokokkus angeblich so gut wie niemals, oder höchstens bei Kindern in Ausnahmefällen, der Micrococcus catarrhalis nur selten differentialdiagnostisch in Betracht; wenn einmal doch, dann ist die morphologisch bakterioskopische Unterscheidung wohl kaum zu fällen, da sich diese drei Diplokokken nur wenig oder fast gar nicht unterscheiden. Der Micrococcus catarrhalis ist wohl etwas größer als der Gonokokkus und der Meningokokkus kleiner; im übrigen aber sind alle drei gramnegativ, alle drei kaffeebohnenförmig, alle drei kommen, wenn auch im weiblichen Genitale noch nicht nachgewiesen, als Krankheitserreger intracellulär und extracellulär vor. Hier finden sich Widersprüche. Sie sind leicht erklärlich. Das bisher Bekannte darf nämlich nicht als Endgültiges in bezug auf die Krankheitserregerrolle des Meningokokkus und des Catarrhalis am weiblichen Genitale gelten. Diese Verhältnisse sind noch zu erforschen. Wir haben den sicheren Eindruck, daß wenigstens der Micrococcus catarrhalis ziemlich häufig akute, allerdings meist flüchtige Entzündungen und Katarrhe der Geschlechtsorgane des Weibes, ganz besonders bei Kindern, hervorrufen kann. Das häufigere Auftreten von derlei Entzündungen scheint zu gehäuftem Auftreten von Katarrhen der Atmungsorgane in Beziehung zu stehen, aber auch Meningokokken haben wir gerade letzthin in einem Falle, der anfänglich als Gonorrhöe angesehen wurde, mittels des Kulturverfahrens nachweisen können.

Eine große Bedeutung in der Diagnosestellung wird der häufigen intracellulären Lagerung der Gonokokken zugeschrieben. Wohl mit Recht, aber mit wesentlichen Einschränkungen. Es kommen noch andere gramnegative Kokken, auch Diplokokken, intracellulär gelagert vor und auch umgekehrt finden sich in chronischen und „latenten" Fällen der weiblichen Gonorrhöe die Gonokokken gar nicht selten extracellulär, auch wenn Leukocyten vorhanden sind. Immerhin ist die intracelluläre Lagerung ein wesentliches diagnostisches Merkmal, um so mehr als der sehr ähnliche Micrococcus catarrhalis PFEIFFER, der angeblich am Genitale nur als Saprophyt vorkommt, wie schon oben erwähnt, keine Eiterung hervorruft, somit mangels spezifischer Antikörper und mangels entsprechender Vorbereitung der Leukocyten, auch niemals von den Phagocyten aufgenommen, demnach, wenn er nur Saprophyt ist, nur extracellulär gefunden werden soll. Allerdings steht und fällt diese Erklärung der Möglichkeit, daß auch der Micrococcus catarrhalis intracellulär vorkommen könne, mit der Richtigkeit der Theorie zur Erklärung der intracellulären Lagerung der Bakterien überhaupt; und darüber sind die Akten noch nicht geschlossen. Auf alle Fälle sei nochmals darauf hingewiesen, daß der Gonokokkus in sehr chronischen Fällen auch nur extracellulär vorkommen kann.

Demnach haben wir bei der bakterioskopischen Diagnosestellung als für Gonokokken charakteristische Merkmale zu berücksichtigen: die absolute Gramnegativität — denn bei richtiger Färbung gibt es auch keine Degenerationsformen des Gonokokkus, die grampositiv (ASCH u. ADLER, DELBANCO u. LORENTZ, WICHMANN u. SCHLUNK) wären — seine, allerdings nicht ausschließliche, aber recht häufige intracelluläre Lagerung, seine am ausgewachsenen Exemplar immer nachweisbare Kaffeebohnenform, seine charakteristische Lagerung in Diplohäufchen und die morphologische, durch das Wachstum zu erklärende Eigentümlichkeit der Vielgestaltigkeit und verschiedenen Färbbarkeit der einzelnen Exemplare. Es sind dies genügend charakteristische Merkmale zu einer Diagnosestellung am gut entnommenen, gut ausgestrichenen und gut gefärbten Präparat.

Es werden auch Degenerationsformen der Gonokokken beschrieben. Außer der Änderung ihres Verhaltens zur Gramfärbung durch das Alter der Kokken werden auffallend kleine, auffallend große Exemplare beschrieben, dann solche von Sanduhrform, von Arkaden- und Hantelform. Nach Vaccinierung sollen derlei Degenerationsformen häufig sein (ASCH und ADLER, HERZOG, FINKELSTEIN und TIMOCHINA), wir selbst sahen des öfteren vor Verschwinden der Gonokokken bei erfolgreichen Behandlungen und nach Vaccineverabfolgung geblähte, schlecht färbbare, auffallend blaß tingierte Kümmerformen. Sog. „schwarze" Gonokokken sahen wir niemals.

In der Gynäkologenpraxis, sowohl ambulatorisch als auch in der Klinik, hat das mikroskopische Präparat für die Diagnose eine unbedingt überragende Bedeutung, da das Kulturverfahren zeitraubend, schwieriger und insofern weniger verläßlich ist, als es viel zu viel Fälle negativ anzeigt. So wichtig zur Diagnose das mikroskopische Präparat auch sein mag, so irreführend kann dasselbe bei unzweckmäßiger Technik sein. Es gelingt nämlich sehr schwer oder kaum, den Gonokokkus in denjenigen Sekreten nachzuweisen, die vom wirklichen Krankheitsherd entfernt sind; teils deshalb, weil das reichliche Sekret zu stark verdünnt ist, teils weil das Bakteriengemisch der saprophytischen Flora der weiblichen Geschlechtsorgane den Gonokokkus überdeckt, ja sogar überwuchert. Darum ist es ein Gebot der Vorsicht das zu untersuchende *Sekret* dort zu *entnehmen*, wo die Gonokokken angesiedelt sind und wuchern. Die Lieblingsstellen von zugänglichen Gonokokkenansiedlungen sind die Urethra, die Ausführungsgänge der Vestibulardrüsen und die Cervix; im geringeren Maße die Uterushöhle. Wollen wir also Sekret zur mikroskopischen Untersuchung entnehmen, so werden wir diese Stellen zur Entnahme benützen, dieselben vom anhaftenden überflüssigen Schleim reinigen und das Sekret direkt der Schleimhautoberfläche entnehmen. Ob man das Sekret mittels Platinöse oder eines feinen, sterilen Wattestäbchens, oder eines stumpfen Löffels entnimmt, ist unwesentlich; das Wesentliche ist, daß das entnommene Sekret auf den gut gereinigten Objektträger gleichmäßig und dünn ausgestrichen werde. Dünn muß das Sekret ausgestrichen sein wegen der gleichmäßigen Färbung, da sonst bei ungleichmäßiger Entfärbung leicht irreführende Bilder entstehen. Daß der Objektträger vollkommen rein und fettfrei sein muß, ist selbstverständlich. Man läßt den Ausstrich an der Luft trocken werden. Die Fixierung erfolgt durch vorsichtiges Durchziehen durch die Spiritus- oder Bunsenflamme. Bei an der Luft gut getrockneten Präparaten ist dies überflüssig. Wir möchten die Methylenblaufärbung bei der Diagnose der weiblichen Gonorrhöe ganz ausgeschaltet wissen. Ein Erfahrener allerdings wird sich auch durch mit Methylenblau gefärbten Präparaten nicht irreführen lassen. Nur selten haben wir bei der weiblichen Gonorrhöe ein Sekret, das nur Gonokokken enthält. In den meisten Fällen handelt es sich um Bakteriengemische, aus welchen nicht spezifisch gefärbte Präparate die Gonokokken gar nicht nachweisbar erscheinen lassen, um so weniger, als saprophytisch in der Scheide lebende Kokken Form und Lagerung der Gonokokken weitgehendst nachahmen. Verfolgen wir also den Gang der Untersuchung von Anbeginn, so ist vor allem hervorzuheben, daß das Sekret von dort zu entnehmen ist, wo erfahrungsgemäß die Gonokokken sich aufhalten und wo im gegebenen Falle klinisch diesbezügliche Symptome bestehen. Wollen wir das Sekret der Urethra entnehmen, so lassen wir entgegen der allgemeinen Regel vorher den Harn nicht zurückhalten; derart wird die Harnröhre durch den Harnstrahl von allzuviel Sekret gereinigt. Dann pressen wir die Urethra von der Scheide her aus, reinigen die Harnröhrenmündung von dem ersten hervortretenden Tropfen und erst beim zweiten Auspressen entnehmen wir, womöglich direkt aus der Schleimhautoberfläche, das zur Untersuchung nötige Sekret. Ähnlich verfahren wir bei Untersuchung der Paraurethralgänge, der Ausführungsgänge der Vestibulardrüsen und der Krypten, die um die Urethra gelegen sind. Auch hier reinigen wir zuerst die Stelle der Entnahme durch trockenes Abwischen mittels keimfreier Watte und entnehmen erst nach Auspressen des Ganges mittels feinster Sonden das Sekret. Es genügt nur so viel Sekret zur Untersuchung zu nehmen, als man mit dem Knopf oder mit der abgeplatteten Seite dünnster Metallsonden auf den Objektträger bekommt. Je weniger Sekret — wenn richtig entnommen — desto verläßlicher und genauer ist die Untersuchung möglich. Wir ziehen es deshalb vor auch aus der Harnröhre das Sekret bloß in der Menge zu entnehmen, wie man es aus der Schleimhautoberfläche bekommt, als den ganzen ersten Tropfen zur Untersuchung zu verwenden. Wichtig ist die Sekretentnahme aus den Ausführungsgängen der kleinen und großen Vestibulardrüsen. Auf diese Stellen wird sehr häufig vergessen; mit Unrecht, da hier Gonokokken außerordentlich häufig vorgefunden werden. Man reinigt das Vestibulum mit trockener Watte, preßt den Gang, wie oben gesagt, aus oder aber man führt den Knopf einer ganz feinen Haarsonde in die Ausführungsgänge so gut es geht ein und streicht sofort — die kleine Menge, die herausbefördert wird, trocknet sonst sehr rasch an der Sonde ein —

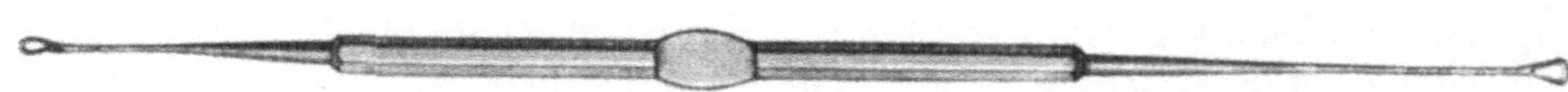

Abb. 1. Löffelchen nach Dr. MAX WOLF zur Sekretentnahme.

das gewonnene Material auf den bereitgehaltenen Objektträger. Hauptsächlich aus den Ausführungsgängen der BARTHOLINIschen Drüsen bekommt man recht häufig wertvolles Material. Manchmal genügt es, die Schleimhaut an der Ausmündungsstelle der Drüsengänge zu reinigen, die Gänge auszupressen und das herausbeförderte Sekret der Untersuchung zuzuführen, ohne in den Ausführungsgang mit einer Sonde einzugehen, was des öfteren wegen der großen Enge mißlingt. Wir erwähnten schon vorher, daß die Sekretentnahme am Vestibulum im allgemeinen nur dort zu erfolgen hat, wo auch klinisch Anzeichen einer Gonokokkenansiedlung bestehen, denn es hat natürlich gar keinen Zweck den Inhalt normal aussehender Ausführungsgänge zu untersuchen. Verdächtig sind diejenigen Stellen, wo eine Rötung des ganzen Vestibulums besteht bzw. der Mündungsstellen der Ausführungsgänge in Form der bekannten Maculae gonorrhoicae (SÄNGER). Man findet sie bei Gonorrhöen sehr häufig, unseres Erachtens sind sie aber absolut nicht beweisend für den Tripper. Als ein häufiger Herd von Gonokokken wird die Innenfläche und die Falten in der Vorhaut der Clitoris angesprochen. Wir konnten hier, außer in einem Falle akutester gonorrhoischer Vulvitis, Gonokokken niemals nachweisen. Außerordentlich wichtig, aber ebenso schwierig ist die richtige Sekretentnahme aus der Cervix. Vulva und Vagina kommen zur Sekretentnahme gar nicht in Betracht. Es findet sich daselbst ein derartiges Gewirr von den verschiedensten Haut- und Darm-Mikroorganismen mit den saprophytär in der Scheide lebenden Bakterien und Kokken vor, daß eine Suche nach Gonokokken ganz vergeblich wäre. Sie hat um so weniger Wert, als ja bekanntermaßen das Plattenepithel der Scheide zur Gonokokkenansiedlung sich nicht eignet, somit außer in ganz seltenen Fällen auch keine wirkliche Vulvitis und Kolpitis gonorrhoica im geschlechtsreifen Alter vorkommt. Die Scheidenflora erstreckt sich bis in den unteren Anteil der Cervix und reicht, wenn der Cervixkanal klafft, manchmal bis zum inneren Muttermund. Bei wahlloser und unvorsichtiger Sekretentnahme aus der Cervix wird man recht häufig nur diese durch den Scheidenschleim eingeführten Mikroorganismen zur Untersuchung bekommen, während unterhalb dieses Schleimes, auf und in der Schleimhaut des Halskanals, Gonokokken vorhanden sind. Deshalb ist es hier erforderlich und unerläßlich, den zähen in der Cervix liegenden Schleim zu entfernen. Die Entfernung des Schleimpfropfes gelingt häufig durch einfaches Abwischen mittels watteumwickelten Stäbchens; manchmal geht es leichter mit in Sodalösung getränkter Wattebäuschchen; oft aber gelingt die Reinigung auch damit nicht. Bei solchen hartnäckigen Schleimauflagerungen entfernen wir den Schleimpfropf mittels der unten bei der Behandlung näher zu erörternden Saugglocke. Mittels dieser erreichen wir eine ideale Reinigung des Cervicalkanals. Entnimmt man nach der Saugung Sekret, so ist die Wahrscheinlichkeit Gonokokken zu finden eine ganz wesentlich gesteigerte. Eine andere örtliche „Provokation" ist zwecklos. Die beste ist neben der Saugbehandlung die Menstruation, demnach am zweckmäßigsten die bakteriologische Untersuchung auf die Zeit knapp nach den menstruellen Blutungen zu verlegen. Eine Steigerung der natürlichen „Provokation" erreicht man dadurch, daß man knapp vor oder während der Menstruation eine Proteinkörpereinspritzung macht, bzw. Misch- oder Gonokokkenvaccine verabfolgt. Im Gegensatz zu dem früher betreffs des Aussehens der Vestibulardrüsenausführungsgänge Gesagten ist hervorzuheben, daß vom Aussehen des Cervixsekretes niemals auf dessen bakteriologischen Befund geschlossen werden darf. Glasheller Cervixschleim kann gonokokkenhältig sein. Eine Sekretentnahme aus dem Uterus ist zu diagnostischen Zwecken recht selten notwendig, in den meisten Fällen deshalb, weil, wenn im Uterus Gonokokken vorhanden sind, sie auch noch anderwärts, an zugänglicheren Stellen, nachweisbar sein dürften. Und trotzdem kommen Erkrankungen der Gebärmutteranhänge vor, wo ein Gonokokkennachweis nur in der Uterushöhle gelingt. Wir haben vor Jahren derlei Fälle veröffentlicht.

Drei diesbezügliche Fälle haben wir seinerzeit in unserer Publikation „Zur Diagnose der Gonorrhöe beim Weibe" (Wien. klin. Wschr. **1916**, Nr 11) mitgeteilt.

1. E. B. 24 Jahre alt, Nullipara. Im Dezember 1913 mit frischer akuter Gonorrhöe gesehen; Gonokokkennachweis aus Urethra. Stellt sich nach anderweitiger Behandlung erst nach drei Monaten wieder vor mit der Frage, ob Infektion noch möglich, da ihr der Coitus nach vollendeter Behandlung schon erlaubt worden sei. Keine subjektive Symptome außer mäßigem Fluor. Introitus und Vagina ganz rein, aus der Urethra ist kein Sekret zu gewinnen, Cervix von normalem Aussehen. Mäßiges, mehr dünnflüssig-eitriges Sekret. Adnexe frei. Diesmalige Cervixsekretuntersuchung ergibt überhaupt keine Mikroorganismen, trotzdem Sekretentnahme knapp vor und knapp nach den Menses erfolgt war. *Sekretentnahme aus dem Uteruscavum im Intervall ergibt typisch intracelluläre Gonokokken.* Achtwöchige intrauterine Behandlung bringt den Fluor und die Gonokokken dauernd zum Schwinden.

2. H. P. 30 jährige Pluripara. Seit einigen Monaten, Mitte 1913, Fluor. Akute Gonorrhöe verneint, anamnestisch nicht nachweisbar. Seit zwei Monaten zeitweilig tagelang Schmerzen, abwechselnd rechts und links im Unterbauch, auf Bettruhe schwindend. Seit der Zeit Dysmenorrhöe. Geringer Fluor, ante- und postmenstruell stärker. Objektiv weder an der Urethra noch im Introitus und an der Scheide etwas nachweisbar; Portio etwas laceriert; Uterus leicht vergrößert, nicht schmerzhaft. Geringe Schwellung und Empfindlichkeit der Tuben, hauptsächlich links. Mikroskopische Cervixsekretuntersuchung ergibt typische Scheidenflora ohne differenzierbare Gonokokken; im *Uteruskörpersekret dagegen typische Gonokokken intracellulär.* Intrauterine Behandlung; Heilung in ungefähr 12 Wochen.

3. R. T. 22 Jahre alt, kein Partus. Zwei Abortus, September 1912 und März 1913. Vor zwei Wochen akute Adnexschwellung mit mäßigem Fieber. Befund: Urethra, äußeres Genitale und Vagina ohne Besonderheiten. Schleimig-eitriges Sekret aus der Cervix; mikroskopisch hauptsächlich Stäbchen, vereinzelte grampositive Kokken in Haufen, extracellulär. Uterus etwas größer, druckempfindlich; rechts taubeneigroßer, links apfelgroßer Adnextumor. Wiederholte Cervixuntersuchung ergibt stets dasselbe Bild, ohne daß Gonokokken nachweisbar wären. *Sekretentnahme knapp nach den Menses aus dem Uteruscavum zeigt Gonokokken in Reinkultur.* Entzieht sich der weiteren Behandlung.

Auch später haben wir wiederholt im Uterus Gonokokken nachweisen können, hauptsächlich aber in solchen Fällen, wo Adnextumoren immer wieder Rückfälle hatten und weder in der Cervix noch in der Urethra und im Vestibulum Gonokokken nachweisbar waren. Wie wir aber sehen werden, heilt die Uterusgonorrhöe bei der Vaccinebehandlung sehr rasch aus, so daß die Sekretuntersuchung aus der Uterushöhle selten angezeigt ist. Zur Gewinnung des Uterussekretes eignet sich aus den bei der intrauterinen Behandlung zu erwähnenden Gründen am besten das Instrumentarium, das wir dort anführen: eine Rekordspritze, die entweder einen Ansatz zur Aufnahme eines Ureterenkatheters oder aber einen dünnen Intrauterinkatheter trägt. Die Entnahme des Uterussekretes erfolgt durch Einstellung der Portio im selbst-

haltenden Speculum, Desinfektion der Portio mit Alkohol oder Jodtinktur, Auswischen des ganzen Cervixkanals mit steriler Watte, Einführen des Uteruskatheters, der bei richtiger Einführung widerstandslos in die Uterushöhle hineingleitet, bis hinauf zu den Tubenecken und
langsames Aspirieren einiger Tropfen Sekrets. Es ist wohl überflüssig,
zu betonen, daß dieser Vorgang unter strengster Asepsis vor sich gehen
muß. Dieses aus der Uteruskörperhöhle entnommene Sekret enthält,
wie wir uns des öfteren überzeugen konnten, den Gonokokkus in Reinkultur, somit leicht und verläßlich nachweisbar. Die Vorteile des Nach-
weises der Gonokokken in der Uterushöhle sind sinnfällig. Es gelingt
durch diese Methode die Krankheitserreger auch noch in solchen Fällen
nachzuweisen, wo der Nachweis bei Entnahme des Sekretes aus unteren
Abschnitten des Genitales mißlingt, wo man also geneigt gewesen wäre den
gonorrhoischen Prozeß als völlig ausgeheilt anzusehen und den Zustand als
„postgonorrhoisch‘‘, demnach als nicht infektiöse Erkrankung anzusprechen, oder aber die Diagnose „Gonorrhöe‘‘ ganz fallen zu lassen.
Wir haben absichtlich den Vorgang der Entnahme des Sekretes aus der
Uterushöhle angeführt, weil er so gut wie unbekannt ist, andererseits
in geeigneten Fällen sehr gute Dienste leistet. Überhaupt legen wir
auf die Sekretentnahme sehr großes Gewicht, da davon ja zum größten
Teil die Diagnose der Gonorrhöe abhängt.

Bei unserer Sekretentnahme, die im allgemeinen das Sekret erst der gereinigten
Schleimhaut entnimmt, finden wir viel extracellulär gelegene Gonokokken, und
zwar deshalb, weil die Aufnahme der Gonokokken in die Leukocyten vornehmlich
in dem freien Sekret auf der Oberfläche der Schleimhaut stattfindet (JADASSOHN,
LANZ, ORCEL, SCHOLTZ). Deshalb findet man in histologischen Schnitten im Gewebe selbst die Gonokokken extracellulär, nur äußerst selten in Leukocyten,
während an derselben Stelle die Eiterauflagerung auf der Schleimhaut zahlreiche,
mit Gonokokken gefüllte Leukocyten aufweist.

Ebenso wichtig wie die Sekretentnahme ist die richtige *Färbung*
des Präparates. Wir erwähnten schon oben, daß wir die Methylenblaufärbung von der Mikroskopie der weiblichen Gonorrhöe gänzlich ausgeschaltet wissen möchten, da sie immer wieder zu Irrtümern und zu
Fehldiagnosen Veranlassung gibt. Für mit Methylenblau schon gefärbte Präparate, von welchen ein neuer Abstrich nicht mehr zu bekommen ist, sei auf eine Notiz WALTER LEVINTHALs im Lehrbuch der
Gonorrhöe von BUSCHKE-LANGER verwiesen. „Ohne die geringste
Beeinträchtigung des Resultates kann jedes Methylenblaupräparat
ohne weiteres, also auch ohne vorherige Entfärbung, die bei Methylenblau überdies schwierig ist und das Präparat sehr oft verdirbt, ganz
wie ein frischer Ausstrich der Gramfärbung unterworfen werden. Selbstverständlich muß vorher jede Spur von Cedernöl entfernt werden und
zwar mittels Xylol, dann mit Äther, schließlich mit Alkohol und Wasser.‘‘
Wir haben uns von dieser Umfärbbarkeit von Methylenblaupräparaten
wiederholt selbst überzeugt. Die Gramfärbung führen wir folgender-

maßen aus: 100 ccm Aqua. dest. 5 ccm Acid. carbol. liquefact. ordentlich durchschütteln, dazu 10 ccm einer Gentianviolett-Stammlösung (gesättigte Lösung von Gentianviolett im 96%igen Alkohol). Übrigens bekommt man Karbol-Gentianviolett als fertige Farblösung zu kaufen. Niemals darf diese Farblösung unfiltriert benützt werden. Man gießt

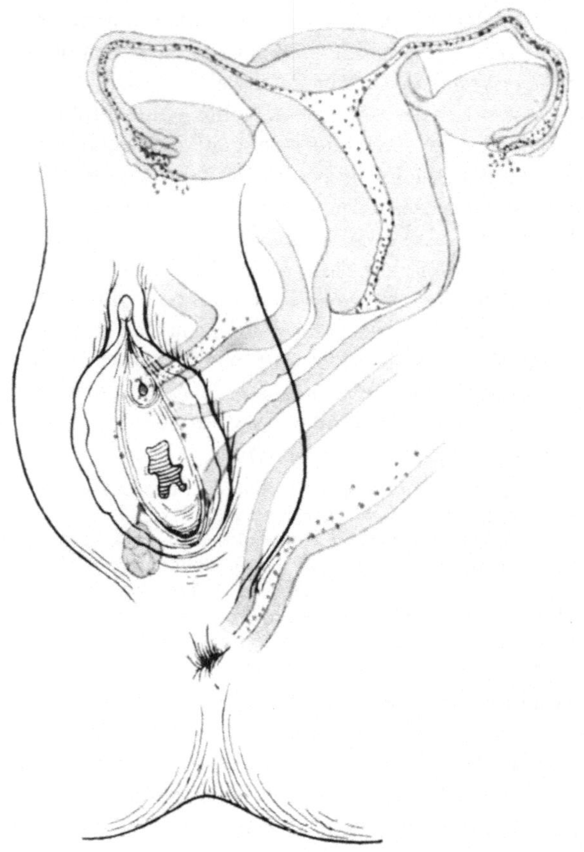

Abb. 2. Sitz der Gonokokken. Harnröhre, kleine Vestibulardrüsen, Ausführungsgänge der BARTHOLINIschen Drüsen, Cervixschleimhaut, Schleimhaut des Gebärmutterkörpers, Eileiter, Schleimhaut des Mastdarmes.

dieselbe durch ein kleines Filter auf das Präparat. Nachdem das Karbol-Gentianviolett ungefähr 1½ Minuten auf das fixierte Präparat eingewirkt hat, gießt man die Farblösung ab und bringt auf das Präparat LUGOLsche Lösung (1 g Jod, 2 g Jodkali und 20 g destilliertes Wasser), die sofort wieder abzugießen und zu erneuern ist. Man läßt sie im ganzen ebenfalls 1½ Minuten einwirken, wodurch der Ausstrich violett-schwarz erscheint. Gespült soll das Präparat nicht werden. Nun wird es mittels

96%igem oder absolutem Alkohol entfärbt. Die Entfärbung soll im allgemeinen nicht länger als eine Minute dauern, bei etwas dickeren Präparaten höchstens ein paar Sekunden mehr. Man erkennt wann die Entfärbung vollendet ist daran, daß im aufgegossenen Alkohol sich keine Farbwolken mehr bilden und das Präparat bei Durchsicht farblos erscheint. Der Alkohol muß immer wieder durch Auftröpfeln erneuert werden, da die Einwirkung des gefärbten Alkohols auf das Präparat unzweckmäßig ist. Nach der Entfärbung wird mit Wasser gespült und mit verdünntem Karbolfuchsin 10—20 Sekunden nachgefärbt. Am gutgelungenen Grampräparat erscheint der Schleim, das Protoplasma, die Zellkerne hellrot, die sog. grampositiven Mikroorganismen violett-schwarz, die Gonokokken und die übrigen gramnegativen Bakterien rot. Ein besseres Hervortreten der Gonokokken gegen die gleichfalls rot gefärbten Kerne erzielt man durch Verwendung des PAPPENHEIM-schen Methylgrünpyronin (krystallisiertes Methylgrün 0,15, Pyronin 0,25, absoluter Alkohol 2,5 Glycerin 20, 0,5%iges Karbolwasser 100) als Kontrastfärbung statt Karbolfuchsin. Nach einer Färbungsdauer von 2—4 Minuten erscheinen die Kerne blaugrün, die Gonokokken dunkelrot.

Es gibt sicherlich Fälle, wo man zur Sicherung der Diagnose der *Kultivierung* nicht entraten kann, sie bleibe aber denjenigen Fällen vorbehalten, bei denen es sich um einen Identitätszweifel gramnegativer Diplokokken von Kaffeebohnenform handelt. Wir halten das Kultur-verfahren als diagnostisches Mittel für zu gefährlich, um es allgemein zu empfehlen; gefährlich, wie wir dasselbe in der allgemeinen Praxis angewendet und gewertet sehen. Man bedenke, daß ein negativer Aus-fall der Kultur noch lange nicht ein Fehlen der Gonokokken beweist, hauptsächlich da nicht, wo das Sekret nicht vom Entnehmer selbst kultiviert wird. Das Verschicken des Materials zur Gonokokkenkulti-vierung in Capillaren u. dgl. halten wir nicht für zweckmäßig. Solange wir in dieser landläufigen Weise vorgingen, hatten wir fast regelmäßig negative Kulturbefunde. Außerhalb des menschlichen Gewebes sind die Gonokokken für mehrfache Schädlichkeiten, ganz besonders aber für die Austrocknung, außerordentlich empfindlich. Erst dann erhielten wir befriedigende Ergebnisse, d. i. Ergebnisse, die mit dem klinischen Befund übereinstimmten, als wir das Sekret unmittelbar vom Krank-heitsherd auf die Nährböden übertrugen, diese gleich im selben Zimmer in den Brutofen stellten und selbst weiter züchteten. Ist man gezwungen, die beschickten Nährböden doch anderswohin zu überführen, so geschehe dies in entsprechend vorgewärmten Thermophoren. Gebraucht man diese Vorsichtsmaßregel, so erzielt man dieselben guten Ergebnisse.

Zur Züchtung der Gonokokken gehört Übung und Erfahrung. In Verwendung sind vornehmlich Ascitesagar- und Blutagar-Nährböden. Zur Erzeugung des Ascitesagar-Nährbodens verwendet man eine 50%ige

Mischung gleicher Teile von Ascites und Agar, dem Wittepepton zugesetzt wird (WERTHEIM-KIEFER). Die Blutagarplatte wird durch Mischung defibrinierten Blutes zu 5—10% mit verflüssigtem abgekühltem Agar ohne oder mit Zusatz von Traubenzucker zu 2% hergestellt, wobei ebensogut Menschen-, als Kaninchen- oder auch Pferdeblut verwendet, während beim Blutserumagar wohl nur Menschen- oder Kaninchenblut benützt werden kann (PFEIFFER-ABEL). Sehr gute und sehr gleichmäßige Resultate soll der Influenzanährboden, der von LEVINTHAL angegebene Kochblutagar, ergeben. Seine Herstellung: 2%iger Nähragar von einer Alkalescenz zwischen ph. 7,3 bis 7,5 auf 60° abgekühlt mit etwa 5% Blut versetzt und durchgeschüttelt. Das Blut soll frisch und defibriniert sein, gleichgültig ob vom Menschen oder von einer Tierart, selbstverständlich steril; im Dampftopf kochen; durch eine dicke Lage gewöhnlicher Stopfwatte filtrieren.

Auf jedem guten, ihnen zusagenden Nährboden wachsen die Gonokokken innerhalb 24 längstens 48 Stunden in zarten, durchsichtigen Kolonien. Auf Ascitesagar bleiben sie tautropfenklein, auf Blutagar vergrößern sich die Tropfen zu mehreren Millimetern im Durchmesser. Die Einzelkolonie ist kreisrund, scharf gerandet. An Stellen dichter Keimaussaat sieht man Rasenbildung und konfluierende Kolonien. Mit zunehmendem Wachstum wird immer stärker Schleim gebildet. Das Gonokokkenwachstum ist an Sauerstoff gebunden. Anaërob gehen die Kolonien nicht auf. In flüssigen Medien bildet sich eine Oberflächenhaut, bis infolge der Schleimbildung die Kolonie als verklebende Masse zu Boden sinkt und nun jedes weitere Wachstum aufhört. Die Gonokokken wachsen wohl nicht mehr, sie bleiben aber hier sehr lange am Leben. Auch nach Wochen können sie von hier noch abgeimpft werden, während Oberflächenkulturen auf festen Nährböden meist schon nach 4—5 Tagen absterben (LEVINTHAL).

Zur *Biologie des Gonokokkus* ist zu bemerken, daß das Temperaturoptimum für Gonokokkenkulturen zwischen 35 und 38° C liegt. In den Kulturausstrichen kann man in den Randpartien immer wieder neue Vermehrungsvorgänge nachweisen und schon nach 24 Stunden Jugendformen zugleich mit älteren, verhältnismäßig großen, in allen Teilungsstadien befindlichen Kokken finden. Schon am 2. Tage sieht man beginnende Degenerationsformen in blasserer Färbung und unschärferer Begrenzung. Hauptsächlich in den zentralen Partien der Kulturen überwiegen die nicht mehr färbbaren Exemplare, während an den Randpartien auch nach 72 Stunden kräftig gefärbte, größere Diploformen nachweisbar sind. Während in den mittleren Partien der Kolonien sehr zeitlich Entartungsvorgänge einsetzen, finden sich in den Randpartien unversehrte jüngere Exemplare. Nach und nach verkümmert die ganze Kolonie und stirbt ab.

Die Gonokokken sind relativ empfindlich; sie sind hauptsächlich widerstandslos gegen Austrocknung; auch die Kälteeinwirkung vertragen sie schlecht. Eine Erwärmung der Kulturen auf 42⁰ wird auch nicht vertragen. Dagegen sollen Gonokokken, die im flüssigen Medium zu Boden gesunken sind, sich mithin, wie gerade oben vermerkt, nicht vermehren, aber noch sehr lange, bis zu 120 Tagen, lebend erhalten bleiben (UNGERMANNsche Röhrchen), viel höhere Wärmegrade aushalten. Da die Gonokokken in den UNGERMANNschen Röhrchen im Eiweißkörper des Serums geborgen sind, somit unter diesem Schutze die größere Schädigung aushalten, so muß diese Tatsache, daß irgendwie im Schleim und Eiweißsubstanzen liegende Gonokokken ganz anders zu beurteilen sind als die in vitro zu Versuchszwecken befindlichen, auch unsere Anschauung über die Wirkung therapeutischer Maßnahmen beeinflussen. Im Körper befindliche Gonokokken sind entweder in schleimigen Substanzen eingehüllt (Cervixschleim, Urethralschleim, Eiter) oder sie befinden sich in einem sonstigen Latenzzustand. Deshalb ist beispielsweise nicht zu erwarten, daß ein vom menschlichen Organismus ohne Schädigung vertragenes heißes Bad mit einer Temperatur auch von 52⁰ C — solche Temperaturen vertragen Gonokokken in den UNGERMANNschen Röhrchen (BUSCHKE und LANGER) — auf die im menschlichen Gewebe weilenden Gonokokken einwirken wird. Eine solche Innentemperatur ist wohl niemals zu erreichen. Auch die keimtötende Wirkung von Desinficientien im eiweißfreien Flüssigkeitsmedium erlaubt keinerlei Urteil auf Heilerfolge im Organismus. Nach STEINSCHNEIDER und SCHÄFFER findet man nach einer Einwirkung von 5 Minuten einer 1 : 4000 Lapislösung spärliche Gonokokken, Argentamin 1 : 4000 keine Gonokokken, 1⁰/₀ige Protargol spärliche Gonokokken, 1 : 10 000 Sublimat mit Kochsalz 1 : 10 einige Kolonien, Oxycyanatquecksilber 1 : 3000 keine Kolonien, Kali hypermanganicum 1 : 1000 reichliche Gonokokken, Zincum sulfuricum 1 : 400 reichliche Gonokokken. Und hier handelt es sich um Einwirkung der chemischen Substanzen direkt auf die Gonokokken. Mit Recht betont LEVINTHAL, daß ähnliche Verhältnisse wie bei den Versuchen nur bei prophylaktischer Anwendung bzw. bei der ersten Invasion der Gonokokken kurz nach ihrem Eintreten in Urethra oder Konjunktivalsack bestehen. Nur ganz anfangs liegen die Gonokokken frei. Schon nach kürzester Zeit liegen sie entweder in Zellen oder sonst in Schleim u. ä. eingebettet. Man sieht also aus dieser Zusammenstellung, wie gering die Wirkung erst sein kann bei der gynäkologischen Behandlung, wo die Gonokokken so gut wie immer in verschiedenen Medien reichlich eingehüllt sind.

Wir erwähnten schon oben, daß *differentialdiagnostisch* hauptsächlich die Meningokokken und der Mikrococcus catarrhalis in Betracht kommen. Sie bakteriologisch im Sekret auseinanderzuhalten ist nach ihrem Aussehen recht schwierig beziehungsweise kaum möglich. Einen aus den Kulturen abgeleiteten Unterschied erwähnten wir schon; die Meningokokken und Gonokokken sind zwar beide polymorph, die einzelnen Exemplare sind weder gleich groß noch gleich gut färbbar, doch mit dem manchmal immerhin recht deutlichen Unterschied, daß der Meningokokkus vielgestaltiger ist als der Gonokokkus, insofern als sich die Extremformen beim Meningokokkus wesentlicher unterscheiden in Größe und Färbbarkeit als beim Gonokokkus. Beim Mikrococcus catarrhalis stattdessen sind alle Exemplare gleich groß und gleich gut gefärbt. Dies sind Merkmale, die immerhin bei Beurteilung des bakterioskopischen Präparates wertvoll sein können.

Und doch wird in schwierigen Fällen, wo der klinische Befund mit dem bakteriologischen gar nicht im Einklang steht, eine genauere Differentialdiagnose notwendig sein. Zur Unterscheidung des Mikrococcus catarrhalis vom Gonokokken gilt wohl die Intracellularität des Gonokokkus. Die angeblich nur als Saprophyten lebenden Catarrhalis sollen intracellulär gar nicht anzutreffen sein, da eine Phagocytose bzw. Eiterbildung nur bei pathogenen Keimen vorkommt. Der Gonokokkus aber, auch wenn er erfahrungsgemäß in chronischen Fällen meist extracellulär vorkommt, findet sich bei genauer Durchmusterung von mehreren Präparaten doch auch intracellulär. Außerdem ist in der Unterscheidung zwischen Catarrhalis und Gonokokkus, wie schon wiederholt erwähnt, die Uniformität des ersteren von Wichtigkeit; erst in zweiter Linie die Tatsache, daß die einzelnen Exemplare etwas größer sind als der Gonokokkus. Wir erwähnten aber schon oben, daß die Unterscheidung nach dem Vorkommen innerhalb oder nur außerhalb von Leukocyten nicht verläßlich ist, da in dieser Fassung nicht restlos erwiesen.

Um so mehr wird man die Sicherstellung durch das Kulturverfahren hier nicht missen können. Denn die Differentialdiagnose zwischen Gonokokken, Meningokokken und Mikrococcus catarrhalis kann des öfteren von ausschlaggebender Bedeutung sein. So können bei Conjunctivitis Meningokokken und Gonokokken in Betracht kommen, ebenso im Blut bei Sepsis. Ganz besonders wichtig ist die genaue Feststellung der Krankheitserreger in der Mundhöhle, wo alle drei kaffeebohnenförmigen Diplokokken vorkommen können. Die Wichtigkeit einer derartigen Differentialdiagnose zeigt folgender, auf unserer Abteilung beobachteter, von KUNEWÄLDER und SCHWARZ schon berichteter Fall: Eine 21jährige Tänzerin G. C. (Prot. Nr. 197/28) bekam nach einem Oralcoitus mit einem, wie sich später herausstellte, tripperkranken Manne, eine schwere Angina. Ungefähr nach 2 Wochen bekam sie eine akute schwere Arthritis des linken Handgelenkes. Leider wurden die bakteriologischen Untersuchungen der Angina verabsäumt. Zur Feststellung des mit größter Wahrscheinlichkeit in Betracht kommenden Gonokokkus wäre wohl hier in der Mundhöhlenflora die Kultur not-

wendig gewesen, denn nur dann hätte man den Diplococcus catarrhalis,
bzw. auch Meningokokken ausschließen können. Daß es sich hier, trotz
Fehlen des bakteriologischen Befundes, mit größter Wahrscheinlichkeit
um eine Mundinfektion mit Gonokokken gehandelt hat, erscheint uns
deshalb so gut wie sicher, weil die Komplementbindungsreaktion stark
positiv ausgefallen ist. Das Genitale aber erwies sich bei wiederholter,
genauester Untersuchung sowohl palpatorisch als auch bei wiederholter Besichtigung und mehrmaliger mikroskopischer Untersuchung
aller in Frage kommender Sekrete, als vollkommen normal. Die bakterioskopische Untersuchung des Vaginalsekretes ergab Reinkulturen von
Vaginalbacillen, also den ersten Reinheitsgrad. Allerdings beweist
der erste Reinheitsgrad nicht viel gegen Gonorrhöe. Wir sahen mehrmals Gonokokken unter sonst reinen Vaginalbacillen. Wir vermuten
also, ohne es beweisen zu können, daß es sich hier um eine Gonokokkeninfektion des Rachens bzw. von Drüsenausgängen in der Mundhöhle
gehandelt haben wird, mit Metastasierung im Handgelenk. Bei Über-
nahme des Falles war die Angina restlos ausgeheilt. Die sofort eingeleitete Vaccinetherapie brachte in kürzester Zeit völlige Heilung der
Monarthritis. Weiters sind, wie bekannt, gelegentlich Fälle von Gono-
kokken-Meningitis nachgewiesen, andererseits ist eine Metastasierung
von Meningokokken in die Geschlechtsorgane des Weibes ebenso möglich
wie nachgewiesenermaßen beim Manne. Auch hier ist dann der kul-
turelle Nachweis nicht zu umgehen. Die Meningokokken wachsen in
üppigeren Kolonien und unterscheiden sich von den Gonokokken durch
Hämolyse. Im übrigen ist zur sicheren Differentialdiagnose die Prüfung des Zuckervergärungsvermögens unvermeidlich (LINGELSHEIM),
da darin diagnostisch wichtige Unterschiede bestehen. Die Meningokokken vergären nämlich sowohl Dextrose als auch Maltose, Lävulose
aber nicht. Der Mikrococcus catarrhalis vergärt weder Dextrose noch
Maltose, noch Lävulose. Der Gonokokkus vergärt nur Dextrose, dagegen weder Maltose noch Lävulose.

Aus der ganzen Klinik, Biologie und pathologischen Anatomie der
weiblichen Gonorrhöe geht, je mehr man sich damit beschäftigt, desto
klarer hervor, daß der bakterioskopischen Untersuchung und auch
dem Kulturverfahren Grenzen gezogen sind. Man bedenke bloß die
vielen latenten Fälle, wo Gonokokken in den tieftsen Schleimhaut-
falten der Cervix lange Zeit unzugänglich sind, wo Gonokokken unter
metaplasiertem Epithel in der Schleimhaut der Gebärmutter versteckt
und unzugänglich sind, wo Gonokokken in den Tubenecken bzw. im
Tubeninnern der Sekretentnahme gänzlich entrückt sind bzw. im Gewebe ruhend und so unzugänglich liegen wie im UNGERMANNschen
Röhrchen. Deshalb beweisen — und dies kann man nicht oft genug
hervorheben und betonen — auch wiederholte negative Untersuchungs-
ergebnisse so viel wie gar nichts. Noch lebens- und infektionsfähige

Gonokokken können sowohl bei der mikroskopischen Untersuchung aller Sekrete, als auch bei Anfertigung von Kulturen dadurch entgehen, daß man an sie einfach nicht herankommt.

Wie heimtückisch die Gonokokken jeder Untersuchung unzugänglich sein können, beweisen uns diejenigen Fälle, wo wir trotz der Überzeugung, daß sie vorhanden sein müssen, dieselben nicht nachweisen können. Und es handelt sich dabei nicht nur um alte latente Fälle, sondern um ganz frische Infektionen. Es ist uns wiederholt untergekommen, daß Frauen, die sich ganz besonders und genau pflegten, da die übertriebene Pflege (mehrmals täglich desinfizierende Scheidenspülungen und Sitzbäder) mit ihrem Haupt- oder Nebenberufe in Zusammenhang stand, oder solche Frauen, bei denen eine Abortivbehandlung des Trippers versucht wurde, trotz sicher zu gewärtigender gonorrhoischer Infektion, auch bei genauester Untersuchung wochenlang Gonokokken nicht aufwiesen. Die Gonokokken scheinen durch die Maßnahmen von der Oberfläche in nicht erreichbare tiefere Gewebspartien zurückgedrängt worden zu sein. Erst der weitere Verlauf zeigte das Bestehen eines Trippers mit all seinen Folgezuständen.

Diese sich so oft unliebsam bemerkbar machende Lücke läßt sich nur dadurch ausfüllen, daß hier die serologischen Untersuchungsmethoden erfolgreich eingreifen. Nicht nur in der Diagnose und vielleicht auch im Erkennen erfolgter Ausheilung erweist sich die Serologie der Gonorrhöe wertvoll; sie hat uns außerdem manche wichtige Fragen der Biologie des Gonokokkus erschlossen. So zeigt sie uns vor allem, daß es *Gonokokkenstämme* gibt von *unterschiedlicher Wirkung* bzw. Giftigkeit, die klinischen Erfahrungen bestätigend. Nimmt man sich nämlich die Mühe, den Verlauf der Krankheitsfälle, die von ein- und demselben Infektionsherd stammen, zu verfolgen, so wird man manchmal staunenswerte Analogien der Verlaufsart in den durch denselben Gonokokkenstamm infizierten Fällen finden. Wir hatten durch Zufall zweimal Gelegenheit gleichzeitig die außereheliche Krankheitsspenderin und die durch den Mann angesteckte Ehefrau zu behandeln. In einem Falle bei beiden Frauen auf Harnröhre und äußere Geschlechtsorgane beschränkte Infektion, mit nur leichter Beteiligung des Gebärmutterhalses, die rasch und restlos in kürzester Zeit ohne jede Komplikation und kaum nennenswerte Behandlung zur Ausheilung gelangte; im anderen Falle bei beiden Frauen rasches Ergriffenwerden der Gebärmutterhöhle und der Gebärmutteranhänge mit auffallend ähnlichem Verlauf, obschon die Frauen von ganz verschiedener Konstitution waren; die Ehegattin, eine kräftige Erscheinung von normal robustem Aussehen, die zweimal geboren hatte, die Gonokokkenspenderin dagegen, eine zarte Blondine, mit typischen allgemeinen und lokalen Zeichen von Infantilismus. Somit ist hier der gleiche Verlauf nicht auf die gleiche konstitutionelle Anlage zu beziehen, sondern auf die Ähnlichkeit der Gonokokkenstämme. [Zbl. Hautkrkh. 1, H. 8 (1921).]

Es gibt demnach verschiedenartige Stämme, deren Verschiedenheit man serologisch nachweisen kann (TORREY, YOETTEN). Andererseits haben ebenfalls serologische Untersuchungen ergeben, daß sich vom durchschnittlichen Grundtypus der Gonokokkenstämme ungefähr nur ein Viertel serologisch unterscheiden und auch diese nicht sehr wesentlich, daß also im großen und ganzen die Verschiedenheit der Stämme nicht besonders zahlreich und groß ist (TULLOCK). Es ist nicht zu bezweifeln, daß diese in gründlichen Versuchen ermittelte Tatsache auf Richtigkeit beruht; andererseits möchten wir nicht bezweifeln, daß es Stämme gibt, die von den gewöhnlichen Stämmen ganz besonders abweichen. Wir möchten gerade hier auf einen Fall hinweisen, der bei der Behandlung mit polyvalenter Gonokokkenvaccine und mit allen möglichen örtlichen Maßnahmen nicht zur Ausheilung zu bringen war. Wir wechselten Vaccinen. Alles ohne Erfolg. Erst als wir uns entschlossen, eine Autovaccine anfertigen zu lassen, war eine starke lokale Reaktion zu erzielen und die früher spärlich im Cervixschleim nachweisbaren Gonokokken waren fast in Reinkulturen erhältlich, bis endlich im Laufe der Zeit eine Heilung erzielt wurde, wobei die anfangs sehr starken Reaktionen immer geringer wurden. Wir gingen diesem Falle nach und konnten dann überraschenderweise unsere Vermutung, daß es sich um ganz besonders virulente bzw. stammesfremde Gonokokken gehandelt haben muß, bestätigt finden. Der Mann der in Wien lebenden Patientin hatte sich nämlich auf einer Reise in Ostasien seine Gonorrhöe geholt. Es scheinen demnach diese Gonokokken doch eine ganz andere Virulenz gehabt zu haben als die europäischen Stämme, woraus die Vaccinen verfertigt worden waren. Wir glauben, daß es lohnend wäre diesbezügliche Versuche mit überseeischen, aber nicht zu alten Gonokokken anzustellen und mit diesen erst Prüfungen der Stammverschiedenheit von den europäischen Gonokokken vorzunehmen. Durch die Liebenswürdigkeit der Höchster Farbwerke konnten wir mit Vaccine, die aus ostasiatischen Gonokokkenstämmen angefertigt war, Versuche vornehmen. Leider erwies sich dieselbe als völlig wirkungslos, trotzdem mikroskopisch darin Gonokokkenleiber nachgewiesen werden konnten. Wir erwähnen auch an anderer Stelle, daß für die Wirksamkeit der Vaccine die unversehrt nachweisbaren Gonokokkenleiber nichts beweisen; trotz gut sichtbarer Gonokokken kann die Vaccine ihre Wirkung verloren haben. Die Unwirksamkeit dieser „ostasiatischen" Vaccine führen wir auf das sicher hohe Alter der Gonokokkenstämme zurück. Wir verlangen ja, wie unten noch auszuführen sein wird, möglichst frische Entnahme der Gonokokken vom Krankheitsherd.

Variabilität der Gonokokkenstämme hat noch eine sehr wichtige praktische Bedeutung. Sind sich alle Stämme tatsächlich ähnlich, so entfällt die Notwendigkeit, Vaccine aus dem eigenen Stamme zu haben. Zweifelsohne ist diese Erkenntnis richtig. Immerhin erweist es sich manchmal doch als sehr zweckmäßig, bei ausbleibender Heilung an große Stammesverschiedenheit zwischen den die Krankheit hervorrufenden Gonokokken und den in der verwendeten Vaccine zu denken und zur Autovaccine zu greifen, wie uns der eben erwähnte Fall bewiesen hat. Überall da aber, wo Autovaccine verwendet werden muß, verabfolgen wir gleichzeitig mit dieser auch die polyvalente Vaccine, denn aus eigener Erfahrung können wir die Ansicht MUCHs vollauf bestätigen, daß manche Patienten gegen die eigenen Gonokokken schon so immunisiert sind, daß die Verabfolgung der Autovaccine wirkungslos bleibt. Merkwürdigerweise sieht man in manchen Fällen sowohl die Autovaccine als auch die polyvalente Vaccine, einzeln verabfolgt, keine Reaktion auslösen, während erst die Kombination beider die gewünschte Reaktion in Erscheinung treten läßt. Wir konnten dies wiederholt beobachten.

Gegen die Verwertbarkeit der *Komplementbindungsreaktion* für die Gonorrhöe waren wir anfangs trotz der verschiedenen guten Berichte lange Zeit sehr ungläubig. Erst als wir uns selbst damit befaßten, d. h. als am Material unserer Abteilung vorerst HOTTA und SCHWARZ im Institut Professor BUSSONs und in letzter Zeit KUNEWÄLDER und SCHWARZ im Institut Professor MÜLLERs im größeren Maßstab die MÜLLER-OPPENHEIMsche Reaktion prüfen und jetzt ständig anwenden, wobei wir selbst das klinische Material sichten und überprüfen und es oft derart zur Untersuchung überweisen, daß der serologische Untersucher für gewöhnlich gar nicht weiß, ob er das Blut von gonorrhöekranken Frauen, von anderweitig Kranken, oder von Gesunden erhält, haben wir sowohl aus unseren Fällen als auch aus dem Studium der Literatur (COHN und GRÄFENBERG; WILSON; FORBES und SCHWARZ; ŠAVNIK und PROCHAZKA; E. KUNEWÄLDER) die Überzeugung gewonnen, daß die Komplementbindungsreaktion für die Gonorrhöe und ihre Komplikationen mindestens dieselbe Bedeutung hat wie die Wa.R. für die Lues.

Hauptsächlich COHN und GRÄFENBERG konnten einwandfrei nachweisen, daß das Serum nicht an Gonorrhöe Leidender, anderweitig Kranker oder Gesunder negativ reagiert, während an Gonorrhöe Kranke mit einem großen Prozentsatz positiv reagieren. Weiters fanden sie, daß nach wirklicher Ausheilung die Reaktion wieder ausbleibt, indem sie allmählich negativ wird. Latente Gonorrhöe ist serologisch positiv Was die Technik der Komplementbindungsreaktion auf Gonorrhöe anlangt, so sei diesbezüglich auf die serologische Literatur verwiesen. Nur weniges, was auch den Kliniker angeht, möchten wir hervorheben. Nicht gleichgültig kann unseres Erachtens das angewandte Antigen sein. ŠAVNIK und PROCHAZKA verwandten Gonargin extra stark. Mit den anderen käuflichen Vaccinen waren brauchbare Resultate nicht zu erzielen. Bei der Originalmethode BORDET und GENGOUs wurde als Antigen eine Aufschwemmung von Gonokokken in Kochsalzlösung verwendet. Meist wird als Antigen eine dichte Gonokokkenausschwemmung aus Reinkulturen verwendet, die durch Karbolzusatz länger gebrauchsfähig gehalten wird. Uns will es aber scheinen, daß als Antigen nur frische, stark polyvalente Gemische frischer Kulturen, d. i. lebender Gonokokken ohne jedweden Zusatz verwendet werden sollten. Und wir glauben, daß dadurch nicht nur ganz richtige, vor allem aber außerordentlich empfindliche Reaktionen zu erzielen wären und zwar vielleicht auch dann, wenn der betreffende Fall mit Gonokokkenvaccine vorbehandelt war. Es ist nämlich Erfahrungstatsache und eigentlich selbstverständlich, daß alle mit Gonokokkenvaccine behandelten Fälle bei Gonokokkenvaccineantigen positiv reagieren, ob sie gonorrhoisch krank sind oder nicht. Bei lebenden Gonokokken als Antigen werden vaccinierte Fälle sicherlich ebenfalls positiv reagieren, wenigstens dann, wenn die Vaccine wirksam ist. Vielleicht lassen sich aber doch zahlenmäßige Unterschiede nachweisen, so daß bei Verwendung des lebenden Antigens die vaccinierten Fälle für die Komplementbindungsreaktion nicht so ganz verloren sind wie bei Verwendung der Vaccine als Antigen. Diese Frage, die uns außerordentlich wichtig erscheint, läßt sich nur durch Vergleich der Reaktionen in zahlreichen Fällen bei lebendem Antigen bzw. bei abgetöteten Gonokokken als Antigen (Vaccine) lösen.

Von der Serologie der Gonorrhöe haben wir nebst klinischer Förderung auch biologische Erkenntnisse und Fortschritte um so mehr zu erwarten, als der Tierversuch bei der Gonorrhöe, bisher wenigstens, versagt. Es gelingt zwar durch Gonokokken auf Tiere toxische Wirkungen auszuüben, nicht aber die Trippererreger zum Wachstum zu bringen und ihr Verhalten zum Gewebe und zum Organismus überhaupt zu studieren. Wir dachten es könnte dadurch gelingen den Gonokokkus umzustimmen und ihn für das betreffende Tier pathogen zu gestalten, daß er in den Kulturen allmählich durch steigende Mischung an das Serum der betreffenden Tierart gewöhnt würde, bis er auf Agar, welches mit Serum bzw. mit Blut des betreffenden Tieres gemischt war, gedieh. Versuche aber, die J. NEUER aus unserer Abteilung machte, führten wohl dazu, daß der Gonokokkus auf dem betreffenden Tiernährboden, wie ja schon bekannt, gut gedieh, nicht aber zur Ansiedelung der derart kultivierten Gonokokken auf das entsprechende Tier.

Von der Serologie würden wir uns auch eine Wertigkeitsfeststellung für die Wirksamkeit der Vaccine erwarten. Heute sind wir zur Prüfung einer Vaccine auf die Beobachtung ihrer Wirksamkeit bzw. der Auslösung einer Reaktion bei einem gonorrhöekranken Menschen angewiesen. Es wäre denkbar auf Grund der Komplementbindungsreaktion am kleinen Tier irgendwo Unterschiede herauszubekommen, je nach dem das Tier mit einer frischen Gonokokkenaufschwemmung lebender Keime oder mit der zu prüfenden Vaccine vorbehandelt war. Vielleicht gelingt es aus der Spannung dieser Unterschiede ein Urteil über die Wirksamkeit der Vaccine zu bekommen.

Die Komplementbindungsreaktion auf Gonorrhöe ist schon alt. Liegen doch die grundlegenden Arbeiten MÜLLER und OPPENHEIMs (1906), sowie BRUCKs (1906), die, sich an die Seroreaktion BORDETs und GENGOUs anlehnend, mit der spezifischen Seroreaktion mittels Gonokokkenantigens befaßten und dieselbe praktisch erprobten und durchführten, schon über 20 Jahre zurück. Es folgten dann verschiedene Berichte über die angewandte Komplementfixation bei Gonorrhöe, die wohl auch weibliche Gonorrhöen, hauptsächlich aber Fälle von männlichem Tripper betrafen (SCHWARTZ und MAC NEIL, CLOWES und GARDNER, SWINBURNE, COUNTY, HARRISON, RUBINSTEIN und GAURAN, COHN und GRÄFENBERG, ŠAVNIK und PROCHAZKA u. a.). Nicht unwesentliche Fehlresultate erweckten jedoch immer den Eindruck des noch Unvollständigen; schwanken doch die richtigen Resultate bei den verschiedenen Untersuchungen zwischen 68 und 91^0/$_0$.

Die Komplementbindungsreaktion ergibt also, wie das Literaturstudium zeigt, in 9—32^0/$_0$ der Fälle unrichtige Ergebnisse insofern, als bei Anwesenheit von Gonokokken in diesem Prozentsatz die Reaktion negativ ausfällt; positive Seroreaktion kennzeichnet wohl immer eine bestehende gonorrhoische Erkrankung. Nun fragt es sich, ob dies als Beweis dafür zu werten ist, daß die Reaktion praktisch in so und so vielen Fällen versagt, oder aber dafür, daß es Fälle von Gonorrhöe gibt, die trotz der Anwesenheit von Gonokokken negativ reagieren. Nach unseren Erfahrungen bei der Vaccinereaktion haben wir die Überzeugung, daß dort, wo die Gonokokken allein auf der Schleimhautoberfläche angesiedelt sind, ohne subepitheliale Schichten zu erreichen, die Komplementbindungsreaktion immer negativ ausfallen muß. Überwinden die Keime die Epitheldecke und gelangen sie in die lymph- und gefäßreichen subepithelialen Schichten, so daß ihre Stoffwechselprodukte leicht und ausgiebig in die Körpersäfte übergehen, so wird unseres Erachtens die Reaktion erst jetzt und erst deshalb positiv. Ebenso ist es bei der Vaccine. Dort wo die Gonokokken nur einen Rasen auf der Schleimhaut bilden und sich ganz auf die Oberfläche beschränken, ohne in die Tiefe einzudringen, dort fehlt nach Vaccinegabe jedwede Reaktion. Erst dann ist eine Reaktion zu beobachten, wenn tiefere, Lymph- und Blutgefäße führende Schichten von den Gonokokken erreicht werden; und es ist — und auch dies beobachten wir bei der Vaccine — gar nicht nötig, daß die Beteiligung des subepithelialen Gewebes durch stärkere Schwellung unterhalb der Schleimhaut liegender Gewebspartien nachweisbar sei. Wir sahen vielmehr Schleimhautgonorrhöen bei der Vaccine mitreagieren, die nur bei genauer Prüfung sich als subepitheliale Gewebe erreichende Infektionen erwiesen. Solche Fälle also, wo die Gonokokken in tiefe Gewebspartien eingedrungen sind, antworten auf die Komplementbindungsreaktion positiv, alle aber, deren Infektion rein auf die Schleimhautoberfläche beschränkt ist, auch bei positivem Gonokokkenbefund, negativ. Dies stimmt mit den Ergebnissen von ŠAVNIK und PROCHAZKA überein, wonach die Prüfung des Krankheitsverlaufes ergab, daß die oft schon in der 2. Krankheitswoche positive Reaktion meist auf hartnäckigen bzw. komplizierten weiteren Verlauf hinweist, während das Negativbleiben prognostisch günstig ist.

Es werden fortlaufend alle einschlägigen Fälle unserer Abteilung, sowie alle Privatfälle serologisch untersucht. Im ganzen sind seit Beginn dieser Untersuchungen bis heute aus unserem Material weit über 1500 Fälle untersucht worden. Auf diesen genau beobachteten und weiter verfolgten Fällen fußen unsere Erfahrungen.

Da die Seroreaktion an unserem Material unter Beachtung des Umstandes, daß nur in tiefere Gewebspartien eingedrungene Gonokokken die Reaktion in positivem Sinne beeinflussen, fast $100^0/_0$ richtige Resultate ergibt, so besitzen wir tatsächlich ein verläßliches Mittel, die Ätiologie einer entzündlichen Erkrankung des weiblichen Genitales festzustellen. Wir sagen fast $100^0/_0$ nur deshalb, weil es in einer herausgegriffenen Reihe von über 200 Fällen beispielsweise einmal wohl vorgekommen ist, daß die Serodiagnose dem sichergestellten klinischen Befund nicht gleichsinnig war. Das sind Zufälligkeiten im serologischen Betrieb, die nicht immer zu vermeiden sind, die aber wegen ihrer großen Seltenheit praktisch kaum in Betracht kommen. Man kann diese Fehlresultate vernachlässigen und mit ruhigem Gewissen, bei entsprechend vorsichtiger, genauer und richtiger Untersuchungstechnik die richtigen Diagnosen mit $100^0/_0$ veranschlagen.

Bei den entzündlichen Erkrankungen des Weibes ist, wie schon des öfteren hervorgehoben — in einem geringen Prozentsatz, ungefähr höchstens 10 — Tuberkulose die Ursache; in den übrigen Fällen Gonorrhöe oder eine Wundkeimerkrankung, wobei praktisch nur Staphylokokken, Streptokokken und Kolibacillen als Infektionserreger in Betracht kommen. Bei positiver Seroreaktion kann es sich also nur um eine in tiefere Gewebspartien eingedrungene Gonorrhöe handeln oder um eine Gonorrhöe mit Mitbeteiligung von Staphylokokken, Streptokokken und Colibacillen, also um eine sog. Gonorrhöemischinfektion. Bei negativem Ausfall der Seroreaktion kann es sich dann bloß um eine Wundkeiminfektion handeln oder aber um eine Gonorrhöe der oberflächlichsten Schleimhautpartien. Die seltenen Fälle von Tuberkulose wollen wir ganz ausschalten; sie reagieren bei der Komplementfixation auf Gonorrhöe auch negativ. Wir werden demnach durch die Seroreaktion über die Natur des Leidens unterrichtet, können somit in der Wahl der Behandlung ursächlich vorgehen. Wir werden also die therapeutische Immunisierung nicht mehr in vielen Fällen aufs Geratewohl oder bloß unspezifisch, sondern auf die in Betracht kommenden Krankheitserreger abgestimmt durchführen. Wir machen es heute vom Ausfall der Seroreaktion abhängig, ob wir einen Fall mit Gonokokkenvaccine, die nur Gonokokken enthält, mit „Vollmischvaccine", die nebst Gonokokken noch Staphylokokken, Streptokokken und Kolibacillen aufweist, oder aber mit „Mischvaccine" behandeln, die nur aus Staphylokokken, Streptokokken und Kolibacillen besteht.

Doch besagt uns die Seroreaktion noch mehr. Nach allem bisher Beobachteten scheint sie auch für eine Differentialdiagnose zwischen Gonokokken einerseits, Meningokokken und Diplococcus catarrhalis andererseits, verwertbar zu sein. Wir haben bisher 5 Fälle beobachten können, wo bei tiefem Sitz der Infektion (Adnexschwellung) im Cervixsekret bei wiederholter Entnahme Kokken nachweisbar waren, die alle auffälligen morphologischen und färberischen Merkmale der Gonokokken aufwiesen. Die wiederholt vorgenommene Seroreaktion aber ergab immer ein negatives Resultat. Nur aus diesem Grunde standen wir von der Diagnose Gonorrhöe ab. Das Kulturverfahren war hier aus äußeren Gründen nicht möglich. Der weitere Verlauf bestätigte vollinhaltlich die nicht gonorrhoische Natur des Leidens. Es kann sich also hier nur um Meningokokken oder um den Diplococcus catarrhalis gehandelt haben, die, wie zur Genüge bekannt, morphologisch vom Gonokokkus wegen der mit ihm so gut wie ganz gleichen Größe, Gestalt und Färbbarkeit, gar nicht bzw. nur sehr schwer zu unterscheiden sind. Wir sind demnach, wie es scheint, in der Lage, bei Diplokokken vom Typus des Gonokokkus durch die Seroreaktion die gonorrhoische Natur des Leidens zu bestätigen, oder aber auszuschließen. Sie ersetzt uns bis zu einem gewissen Grade das nicht immer durchzuführende Züchtungsverfahren.

Wie uns ziemlich häufige Befunde lehren, gibt es bei der Seroreaktion auf Gonorrhöe, wie oben schon erwähnt, Fälle, die bakteriologisch positiv, serologisch aber negativ sind. Abgesehen von Gonorrhöen im Beginne der Erkrankung, wenn die Seroreaktion, die erst nach ungefähr 2—3 Wochen in Erscheinung tritt, noch nicht positiv ist, gibt es Fälle von weiblichem Tripper, die nach unserer Erfahrung auch bei längerem Bestand nicht positiv werden. Die genaue Verfolgung und Beobachtung dieser Fälle zeigte uns, daß die Reaktion hier nur deshalb negativ ist und bleibt, weil die Gonokokken als reine Rasenbildner verharren und sich in ihrem Wachstum lediglich auf die Oberfläche der Schleimhaut beschränken, ohne in die Tiefe einzudringen, somit ihre Stoffwechselprodukte nicht in so reichlichem Maße aus der wenig durchbluteten Schleimhaut in die Körpersäfte übergehen um die Seroreaktion im positiven Sinne zu beeinflussen. Ein wichtiges und das Verständnis dieser Fälle förderndes Analogon hierzu haben wir in der Reaktionswirkung der Gonokokkenvaccine. Wir haben dies schon vorher erörtert.

Diese Beobachtung des Nichtreagierens oberflächlich sitzender gonorrhoischer Erkrankungen auf Gonokokkenvaccine entspricht der so gut wie von fast allen Autoren gemachten Wahrnehmung, daß die sog. „offenen" Gonorrhöen von der Vaccinebehandlung unbeeinflußt bleiben. Wir haben seit längerem wiederholt die Beobachtung gemacht, daß die auf Vaccine nicht reagierenden offenen Gonorrhöen immer oberflächliche Gonorrhöen waren, daß aber dort, wo trotz der Verbindung mit der Außenwelt die Gonokokken tiefere Schichten erreicht hatten, eine Wirkung der Gonokokkenvaccine immer nachweisbar war. Daraus ergibt sich für uns die Schlußfolgerung, daß die Benennung der „offenen" Gonorrhöe in diesem Zusammenhange bei der Frau abzulehnen ist. Das Maßgebende und Wesentliche ist nicht die unvermittelte Verbindung mit der Außenwelt, das „Offen"sein der Gonorrhöe, sondern das Verhältnis der Gonokokken zur Schleimhautoberfläche bzw. zu den tieferen Gewebsschichten.

Nur die auf die Oberfläche beschränkte Erkrankung reagiert nicht auf Vaccine, gleichgiltig ob sie mit der Außenwelt in Verbindung steht oder nicht. Es reagiert demnach nicht eine reine unkomplizierte Urethritis, eine auf die Schleimhaut des Ausführungsganges der BARTHOLINIschen Drüsen beschränkte Gonorrhöe; es reagiert nicht eine unkomplizierte Cervicitis und auch Endometritis, so lange die Gonokokken nur der oberflächlichen Schleimhaut anhaften, ohne tiefer einzudringen. Wohl aber antworten auf Vaccine alle tiefer ins Gewebe eingedrungenen Gonokokken, wie wir sie auch bei Urethritiden, Cervicitiden u. dgl. finden und zwar in solchen Fällen, wo die Erkrankung die subepitheliale Gewebsschichte erreicht, so bei periurethritischen Infiltraten, so weit sie gonorrhoischer Natur sind, ebenso bei Infiltration des Gewebes, in welchem die erkrankten großen und kleinen Vestibulardrüsen eingebettet sind, wenn diese Infiltration gonorrhoisch ist; ferner wenn bei der Cervicitis die Gonokokken so weit ins Gewebe eingedrungen sind, daß sie tief in die Schleimhaut oder in das noch gefäßreichere tiefere Gewebe gelangen. Bei der Endometritis gonorrhoica scheint nach unseren Beobachtungen bei Beschränkung der Erkrankung auf die oberflächliche Schleimhaut, auf die sog. Funktionalis, keine positive Seroreaktion aufzutreten, wohl aber bei Übergreifen des Prozesses auf die Basalis, die mit der Uterussubstanz, sowie mit den größeren Gefäßen und Lymphräumen schon in innigerer Beziehung steht. Je höher die Gonorrhöe aufgestiegen ist, desto unwahrscheinlicher das Beschränktbleiben auf die Schleimhautoberfläche. Denn schon in der Cervix sind die Ausläufer der Schleimhaut so innig mit der Muskulatur verflochten, daß eine reichliche Aufnahme der Gonokokkenstoffwechselprodukte in die Körpersäfte schwer vermeidbar erscheint. Dieser innige Kontakt der Schleimhaut infolge ihres weitverzweigten Eindringens in die Muskulatur ist im Eileiter schon derartig, daß die Aufnahme von Stoffwechselprodukten der Gonokokken in den Kreislauf gegeben erscheint. Klinisch zeigen sich diese Unterschiede des Eindringens in die Tiefe nicht immer, aber meistenteils durch Ausbleiben oder Vorhandensein einer Schwellung. Bei oberflächlichem Sitz der Erkrankung im chronischen Stadium erscheint beispielsweise die Urethra dem Tastgefühl kaum verändert. Dringt die Entzündung tief, so tasten wir die Urethra als dickes, oft hartwandiges Rohr. Eine oberflächlich beschränkte Cervicitis zeigt reichlich eitrig-schleimige Absonderung, bei tiefem Sitz der Erkrankung außer der Absonderung auch eine deutliche Schwellung und Volumszunahme der Portio. Eine oberflächliche, rasch vorübergehende Endometritis gonorrhoica zeigt im chronischen Stadium keine Schwellung der Gebärmutter, während bei tiefersitzenden Prozessen eine deutliche Volumszunahme des Organs nachweisbar ist. Ein Beschränktbleiben der Gonorrhöe auf der oberflächlichsten Eileiterschleimhaut dürfte nicht allzu häufig sein. Meistenteils wird eine Endosalpingitis auch auf die übrige Eileiterwandung übergreifen. Auf alle Fälle sind wir gar nicht in der Lage, eine Erkrankung der Tube ohne palpatorische Schwellung und Volumszunahme festzustellen. Bei nachweisbarer Salpingitis gonorrhoica war die Seroreaktion auch immer positiv. Andererseits möchten wir nicht bezweifeln, daß es eine Endosalpingitis gibt, bei der die Keime sich auf die Schleimhautoberfläche beschränken, ohne in die tieferen Schichten des Eileiters vorzudringen und daß solche Fälle, trotz bestehender Tubenerkrankung seronegativ reagieren. Dies sind unsere Beobachtung nach Fälle, die palpatorisch normale Gebärmutteranhänge aufweisen, die bei einer zufälligen Operation die isolierte Schleimhauterkrankung ergeben, bei unveränderter Tubenwandung oder bei verschlossener Lichtung ohne sonstige Wandveränderungen, wie wir dies auf S. 103 erwähnen (Endosalpingitis adhaesiva lenta).

Wir haben also nur zwischen oberflächlicher und tieferer Lokalisation der Gonorrhöe zu unterscheiden; bei auf der Oberfläche beschränkter Lokalisation gibt die Gonokokkenvaccine keine, bei in die Tiefe gedrungener Erkrankung eine deutliche Reaktion. Es ist also dieses Verhalten der Vaccinewirkung ganz analog der Auswirkung der Seroreaktion.

Es haben die Beobachtungen am Material unserer Abteilung (KUNEWÄLDER und SCHWARZ) das Resultat ergeben, daß die Seroreaktion bei Arthritis gonorrhoica 100% positive Resultate zeigt. Dies besagt uns, daß eine Gonorrhöe, die in tiefen, mit dem Säftekreislauf im innigsten Kontakt stehenden Geweben sitzt, seropositiv ist. Salpingitiden ergeben 98% richtige Resultate; wieder ein Beweis, daß tiefsitzende Gonokokken unbedingt die Seroreaktion positiv beeinflussen. Denn die Fehlergebnisse von 2% können ohne weiteres vernachlässigt werden. Man darf bei der biologischen Methode daraus keine weitgehenden Schlüsse ziehen, um so mehr, als auch der Umstand zu berücksichtigen ist, daß die Salpingitiden mit positivem Gonokokkenbefund ungeschmälerte 100% richtige Resultate ergaben, während sich die Fehlresultate nur unter den bloß klinisch, nicht auch bakteriologisch als Gonorrhöe festgestellten Eileiterentzündungen finden, wo also eine Fehldiagnose von vornherein nicht ganz ausgeschlossen erscheint. Von weittragender Bedeutung sind aber die 10% Fehlresultate d. h. negativen Resultate dort, wo wir infolge des positiven bakteriologischen Befundes oder infolge der unzweifelhaften klinischen Merkmale eine Gonorrhöe annehmen mußten. Es sind dies die 10%, die auch, wie oben gesagt, in der Literatur immer wieder die Ergebnisse trüben. Es fanden sich nämlich in Fällen von sicherer gonorrhoischer Cervicitis, Bartholinitis u. ä. 10% negative Seroreaktionen. Durch den klinischen Befund, der keine Schwellung und Infiltration der ergriffenen Organe zeigte, und den weiteren Verlauf dieser Fälle sind wir eben in der Lage, die Seronegativität dieser Fälle dadurch zu erklären, daß es sich hier um nur oberflächlich sitzende Gonokokken handelte. Wegen der fehlenden innigeren Beziehung dieser Gonokokken mit den Körpersäften und dem Kreislauf gehen die Gonokokkenprodukte nicht genügend in das Blut über. Es verbleibt somit trotz in den Geschlechtsorganen befindlicher Gonokokken die Seroreaktion negativ. Diese Fälle von positivem bakteriologischem Befund und negativer Seroreaktion sind es, die als Fehlresultate gewertet, an der Verläßlichkeit der Seroreaktion auf Gonorrhöe zweifeln ließen und die in fast allen bisherigen Statistiken der Seroreaktion bei der weiblichen Gonorrhöe die auf 100 fehlenden Prozente ausmachten.

Beim Untersuchen des Serums schwangerer Frauen auf die Komplementablenkungsreaktion auf Gonorrhöe ergibt sich ein auffallend großer Prozentsatz von positiven Resultaten. Über Schwangerenmaterial haben wir bisher keine allzureichliche Erfahrung sammeln können. Immerhin macht es auf uns den Eindruck, daß es sich um eine wichtige, prinzipielle Beobachtung handelt. Wir glauben nämlich, daß viele Fälle, die als oberflächliche Schleimhautgonorrhöen im nichtschwangeren Zustande der Frau seronegativ waren, in der Schwangerschaft, ohne daß die Gonokokken tiefere Partien erreicht hätten, nur aus der Tatsache der hinzugetretenen Gravidität seropositiv werden. Wir würden uns diesen Wechsel der Seroreaktion damit erklären, daß die auf der Schleimhaut oberflächlich sitzenden Gonokokken, wie oben erörtert, außerhalb der Schwangerschaft infolge der geringeren Durchblutung und Durchfeuchtung der Schleimhaut, ihre Produkte nur wenig oder gar nicht in die Körpersäfte abliefern, in der Schwangerschaft aber sich die Verhältnisse insofern ändern, als infolge der Schleimhautdurchblutung und Durchfeuchtung durch die Schwangerschaftsveränderung der Gewebe die Abgabe von Stoffwechselprodukten der Gonokokken in den allgemeinen Säftekreislauf gefördert und erleichtert wird. Es werden demnach die Wechselbeziehungen der Gonokokkenprodukte mit den Körpersäften in der Schwangerschaft auch bei oberflächlichem Sitz der Gonokokken so lebhafte und ausgiebige, wie sie im nichtschwangeren Zustande nur aus tieferen Lokalisationen der Infektionskeime infolge der Nähe größerer Gefäßbezirke und Lymphräume möglich sind. Weitere Untersuchungen bleiben dieser Feststellung vorbehalten. Ebenso müssen weitere Beobachtungen zeigen, ob nicht vielleicht während der menstruellen Hyperämie und Durchblutung der Gewebe sonst seronegative Schleimhautoberflächengonorrhöen infolge der starken Durchblutung während der Menstruation seropositiv werden.

Überlegen wir die Ergebnisse der Seroreaktion und der Vaccinetherapie in bezug auf ihre Übereinstimmung in den Fällen oberflächlicher und tieferer Lokalisation der Gonokokken, so finden wir darin ungezwungen auch einen Wegweiser für die einzuschlagende Behandlung. Die Vaccine wirkt so gut wie ausschließlich bei tiefem Sitz der Gonokokken. Oberflächlich sitzende Erkrankungen reagieren auf Vaccine nicht und bleiben von Vaccine auch therapeutisch unbeeinflußt. Tiefer im Gewebe gelagerte Keime, wozu auch die Metastasen gehören, stehen in innigster Wechselbeziehung mit Blut und Lymphe, können somit von der Vaccine beeinflußt werden und beeinflussen ihrerseits die Seroreaktion. Daraus ergibt es sich, daß bei tiefsitzenden Gonorrhöen die Vaccinebehandlung angezeigt ist; sie werden durch Vaccine beeinflußt und geheilt, während lokale Maßnahmen diese Gonokokkenherde nicht erreichen werden. Oberflächliche Schleimhauterkrankungen sind dagegen durch Vaccine nicht zu beeinflussen, müssen vielmehr lokal behandelt werden. Deshalb muß für gewöhnlich eine chronische weibliche Gonorrhöe, bei der die Gonokokken meist sowohl oberflächlich als gleichzeitig auch in tieferen Gewebsschichten sitzen, sowohl lokal als auch mit Vaccine behandelt werden. Jedenfalls machen wir heute die Behandlungsart in den meisten Fällen von der Serodiagnose abhängig, indem wir oberflächliche Gonorrhöen mit negativer Seroreaktion vorerst meist nur lokal behandeln, unter Kontrolle, ob und wann die Seroreaktion positiv wird. In diesem Falle setzen wir sofort mit der Vaccinetherapie ein. Im allgemeinen ist also, wie aus diesen Ergebnissen auch theoretisch bewiesen erscheint, bei der gewöhnlichen chronischen weiblichen Gonorrhöe weder die lokale Therapie allein, noch allein die Vaccinetherapie in der Lage, die Erkrankung zur restlosen Ausheilung zu bringen. Meist gewährleistet nur die Kombination beider

Methoden eine erfolgreiche Therapie. Nicht die Unzulänglichkeit der einen Behandlungsart macht die andere unentbehrlich, sondern die Eigentümlichkeit des Gonokokkus, sowohl in die Tiefe einzudringen, als auch an der Oberfläche zu verweilen, von wo er dann, wenn er einmal in die Tiefe gedrungen ist, immer wieder Nachschübe in die tieferen Gewebspartien entsendet. Die Ergebnisse der Seroreaktion und Vaccinetherapie lehren uns aber auch, daß bei der nur oberflächlichen Lokalisation der Gonokokken die lokale Therapie erforderlich ist und auch genügt, um diese Gonorrhöen auszuheilen. Die Vaccinetherapie dagegen vermag die oberflächliche Lokalisation der Gonorrhöe nicht zu beeinflussen; sie ist in diesen Fällen vielleicht zwecklos. Ob die Vaccinetherapie hier in einigen Fällen vielleicht vorbeugend von Wichtigkeit wäre, möchten wir heute mit Sicherheit noch nicht entscheiden. Es wäre denkbar und einige Fälle scheinen darauf hinzuweisen, daß eine ständige Immunisierung der Gewebe durch die Vaccine sowohl einem Aufsteigen als auch einem Fortschreiten in die Tiefe hinderlich ist, oder dieselbe wenigstens im Entstehen hemmt oder abschneidet. Wir sahen wiederholt während der Vaccinetherapie aufflackernde, früher nicht bestandene Salpingitiden in allerkürzester Zeit, in wenigen Tagen, restlos wieder verschwinden, so rasch, daß wir eine Beeinflussung durch die verabfolgte Vaccine annehmen zu müssen glaubten.

Ob die Gonokokken in tiefere Gewebspartien eingedrungen sind, kann uns bisweilen der klinische Befund, niemals aber die bakteriologische Untersuchung angeben. Diese Feststellung ist aber, wie gezeigt, von Wichtigkeit, weil wir uns danach erst den Behandlungsplan zurechtlegen können. Diese Feststellung vermag uns nur die Seroreaktion verläßlich zu geben. Wir wissen, daß bei positivem Ausfall derselben der Gonokokkus entweder in tiefere Gewebspartien eingedrungen ist, mindestens subepithelial, oder gar schon Metastasen gesetzt hat. In beiden Fällen wissen wir erfahrungsgemäß, daß eine verläßliche Heilung nur mittels Gonokokkenvaccine zu erreichen ist. Es weist uns also der Ausfall der Komplementbindungsreaktion den therapeutisch einzuschlagenden Weg.

Hervorzuheben ist noch, daß die Seroreaktion, wie schon oben erwähnt, durch Gonokokkenvaccineverabfolgung positiv wird, auch ohne daß eine Gonorrhöe überhaupt oder eine tiefere Lokalisation derselben bestünde. Zu beachten ist aber, daß die infolge Vaccineverabfolgung hervorgerufene positive Reaktion nicht so lange anhält wie bei bestehender gonorrhoischer Erkrankung, sondern in verhältnismäßig kurzer Zeit wieder verschwindet. Wie lange nach überstandener Gonorrhöe die Seroreaktion positiv bleibt, konnten unsere Beobachtungen noch nicht feststellen. Es scheint hier ziemlich große individuelle Verschiedenheit zu herrschen. Die Lösung dieser Frage ist deshalb von Wichtigkeit, weil davon die Möglichkeit des Heilungsnachweises der chronischen Gonorrhöe beim Weibe abhängen wird. Doch muß man diese Wichtigkeit nicht überschätzen wegen der wiederholt hervorgehobenen Tatsache, daß eine Gonorrhöe durch Beschränkung der Erkrankung auf die Schleimhautoberfläche auch bei negativer Seroreaktion bestehen kann. Es wäre also denkbar, daß man bei Kontrolle einer seropositiv reagierenden Gonorrhöe durch die Seroreaktion nach Ausheilung der tieferen Lokalisationen bzw. der bestehenden Metastasen eine Frau für gesund erklärt, da die Seroreaktion negativ geworden ist. Die Frau aber könnte trotzdem noch krank sein, indem die eingeleitete Behandlung die tiefe Lokalisation ausgeheilt, die Schleimhautoberflächengonorrhöe aber bei ungenügender lokaler Behandlung unbeeinflußt und ungeheilt gelassen hat.

Vor operativen Eingriffen wird uns die Seroreaktion von ganz besonderem Nutzen sein. Gerade in dem Stadium, wo eine Operation in Frage kommt, lassen sich Gonokokken recht selten oder kaum nachweisen. Hier wird uns die Seroreaktion anzeigen, ob es sich um eine Gonorrhöe oder um eine Wundkeimerkrankung handelt. Die Erfahrung, daß in zweifelhaften Fällen von Adnextumoren dem Ausfall der Seroreaktion unbedingt Glauben zu schenken ist, haben wir zur Genüge gemacht. Sowohl der weitere Verlauf der Erkrankung, das Verfolgen derselben, als auch der Augenschein bei Operationen haben uns dazu verholfen. Und die Erkenntnis vor einer streng angezeigten Adnexoperation, ob es sich um eine gonorrhoische oder Wundkeiminfektion handelt, ist sehr wichtig. Sie wird unsere Entschlüsse, ob die Operation überhaupt vorzunehmen ist oder nicht, ob und inwieweit bei der Operation organerhaltend vorzugehen ist, ganz wesentlich beeinflussen. Darauf kommen wir bei Besprechung der Behandlung noch zurück.

Die wichtigsten derzeitigen Ergebnisse als vorläufige Nutzanwendung der Seroreaktion wollen wir kurz zusammenfassen.

Negative Seroreaktion kann entweder das Fehlen jeglicher gonorrhoischer Erkrankung anzeigen, oder aber nur das Fehlen eines tieferen Sitzes einer bestehenden Gonorrhöe. Auf der Schleimhautoberfläche kann sie trotz des negativen Ergebnisses bestehen. Es kann also eine Frau trotz des negativen serologischen Ergebnisses infektiös sein.

Positive Seroreaktion besagt uns das Vorhandensein von gonorrhoischen Herden in tieferen Gewebsschichten oder metastatischer Herde. Sie besagt uns aber nicht, ob auch eine oberflächliche Schleimhautgonorrhöe besteht. Allerdings kann zugleich auch eine oberflächliche Schleimhautgonorrhöe vorhanden sein. Es kann also eine seropositive Patientin infektiös sein, braucht es aber nicht zu sein, denn infektiös ist sie durch die Schleimhautgonorrhöe, die sich in der Seroreaktion nicht äußert. Andererseits kann sie seropositiv sein, ohne zu infizieren, da die tiefgelegenen Herde, die die Seropositivität anzeigen, vom Genitalschlauch abgeschlossen sein können.

Dann wird uns die Seroreaktion bei den chronischen Entzündungen des weiblichen Genitales die Ursache des Leidens anzeigen, somit angeben, ob wir, wenn Vaccine angezeigt ist, mit Gonokokkenvaccine, Vollmischvaccine oder Mischvaccine behandeln sollen.

Ferner dürfte uns die Seroreaktion auf Gonorrhöe bei der Differentialdiagnose zwischen Gonokokken einerseits, Meningokokken oder dem Diplococcus catarrhalis anderseits behilflich sein.

Weiters zeigt uns die Seroreaktion an, ob die Heilung nur durch lokale Maßnahmen zu erzielen, oder ob auch Gonokokkenvaccine zu verabfolgen ist.

Schließlich ist uns die Seroreaktion vor operativen Eingriffen von großem Nutzen, indem sie uns die gonorrhoische Natur bestehender Schwellungen aufzuschließen hilft.

Das Verhalten der Seroreaktion nach erfolgter Heilung können wir an unserem Material nur schwer erheben und zwar hauptsächlich deswegen, weil wir bisher fast durchwegs über vaccinierte Fälle verfügten. Erst vor kurzem begannen wir als Ergebnis unserer serologischen Untersuchungen seronegative, also oberflächlich sitzende Gonorrhöen, nur lokal zu behandeln. In der Literatur aber findet sich die Angabe, daß die Seroreaktion nach der Ausheilung des Trippers noch 6 Wochen positiv bleibt. Ein längeres Anhalten der positiven Reaktion soll das Vorhandensein noch aktiver Gonokokkenherde anzeigen (RUBINSTEIN und GAURAN).

Die Vaccinetherapie verursacht an und für sich eine positive Seroreaktion und zwar 12 Tage nach der ersten Verabfolgung. Nach RUBINSTEIN und GAURAN hält diese positive Reaktion noch 4—6 Wochen nach der letzten Injektion an. Dies stimmt mit unseren bisherigen Erfahrungen nicht ganz überein. Das Nachklingen der positiven Reaktion scheint in unseren Fällen länger als 6 Wochen anzuhalten. Es dürfte dies damit zusammenhängen, daß unsere Fälle, bei denen es sich ausschließlich um hartnäckige, komplizierte weibliche Gonorrhöen handelt, viel längere Zeit hindurch und viel höher konzentrierte Vaccine bekommen, als die Männer RUBINSTEINs und GAURANs.

Eine *Immunität gegen Gonokokken* scheint es bei Menschen nicht zu geben, wenigstens nicht in der Art, wie wir die Immunität gegen bestimmte Keime als eine dem ganzen Organismus innewohnende Eigenschaft verstehen. Kommen die Trippererreger auf die ihnen zusagenden Schleimhäute, so haften sie, vermehren sich dort und erzeugen, wie angenommen wird, mit Sicherheit eine typische Entzündung. Diese Tatsache ist nun insofern befremdend, als es experimentell genügend sichergestellt ist, daß alle Tiere für Gonokokken vollständig unempfindlich sind. Es gelingt wohl, wie schon angedeutet, durch Einverleibung von Gonokokkenaufschwemmungen die Tiere zu schädigen, ja auch zu töten; doch beruht dies nur auf Toxinwirkung. Die Gonokokken haften beim Tier nirgends, auf keiner Schleimhaut, sie vermehren sich nicht und erzeugen keine Entzündungen, sie gehen vielmehr rasch zugrunde. Ebenso unempfänglich sind wieder einige Schleimhäute des Menschen, doch beruht diese Unempfänglichkeit hier sicherlich nicht auf einer speziellen, wenigstens nicht allgemeinen Immunität, sondern auf Strukturverhältnissen und anatomischem Bau, höchstens auf bestimmte Einstellung des Stoffwechsels, der wieder vielleicht auf die anatomische Struktur einen Einfluß ausübt. So sehen wir beispielsweise, daß die Scheidenschleimhaut bei der geschlechtsreifen Frau für Gonokokken unempfänglich ist. Dieselbe Schleimhaut aber erkrankt ohne weiteres an Gonorrhöe während der Schwangerschaft, sowie bei fehlender oder darniederliegender Eierstocksfunktion, so nach Kastration, bei Unterfunktion der Eierstöcke, demnach auch bei Infantilismus, bei hypoplastischen Zuständen, sowie nach dem Klimakterium, nach Erlöschen der Eierstockstätigkeit. Immer und leicht angreifbar für Gonokokken sind die zarten Schleimhäute der Urethra, der Ausführungsgänge der kleinen und großen Vestibulardrüsen, die Gänge der Urethral- und Vulvakrypten, die Schleimhaut der Cervix, der Gebärmutter und der Eileiter, die Epithelien des Bauchfelles, sowie vornehmlich die zarte Bindehaut der Augen. Ganz besonders sind diese Schleimhäute im Kindesalter empfänglich. Beim Kinde ist auch die Scheidenschleimhauterkrankung häufig; ist doch ihr Epithel in diesem Alter zart und die Eierstockstätigkeit noch nicht im vollen Gange.

Da es also eine Immunität gegen Gonokokken beim Tiere gibt und auch beim Menschen einige Schleimhäute unter gewissen Bedingungen gegen den Tripper unempfindlich sind, so ist die Annahme wohl berechtigt, daß es auch beim Menschen Individuen geben wird, die vielleicht andauernd, vielleicht nur zeitlich umgrenzt, gegen den Gonokokkus aus Eigenem geschützt sind.

Einen Fall, wo wenigstens eine lokale Immunität angenommen werden muß haben wir 1917 beobachtet (Wien. klin. Wschr. 1919/17). Er sei hier wiedergegeben: Die 26 jährige Frau kam mit der Bitte, sie genau zu untersuchen, ob sie wirklich gesund sei; sie fühle sich ganz wohl, habe nicht die geringsten Beschwerden, doch leide ihr Mann an einem Ausfluß. Sie sei zwei Jahre verheiratet. Ein geschlechtlicher Verkehr finde selten statt, weil der Mann an der Front sei. Während seiner Urlaube aber werde ohne jede Schutzmittel und häufig verkehrt, und zwar in ganz normaler Weise. Der letzte Verkehr hatte beim letzten Urlaub ihres Mannes vor vier Wochen stattgefunden. Die genaue Untersuchung des Genitales ergab vollständig normale Verhältnisse, und zwar derart frei von den geringsten entzündlichen oder katarrhalischen Erscheinungen, daß kein verdächtiges Sekret da war, um mikroskopisch untersucht zu werden. Wir konnten damals ruhigen Gewissens der Frau die Versicherung geben, daß sie vollkommen in Ordnung sei. Sie bot auch sonst nichts Abnormes. Das Genitale zeigte ein durch einen Einriß lazeriertes Hymen, normale Schleimhaut des Vestibulums, nicht tastbare Bartholinische Drüsen, keine Rötung der Mündung ihres Ausführungsganges. Das Auspressen der Urethra ergab nicht das geringste Sekret; die Scheide war normal rauh, mittelweit, mäßig feucht, die Portio glatt, Uterus in normaler beweglicher Anteversioflexion, Parametrien frei. Die Ovarien gut und als normal groß durchzutasten, nicht druckempfindlich. Die Besichtigung der Scheide und Portio ergab keine Besonderheiten; am äußeren Muttermund eine kleine Menge glashellen Schleimes. Die Frau war seit ihrem 14. Lebensjahr normal menstruiert; sie war nie ernstlich krank, hat als Virgo geheiratet. Trotzdem der Coitus normal und ohne jede Schutzvorkehrung ausgeführt wird, kam sie nicht in die Hoffnung. Da bei der Untersuchung zwölf Tage nach der letzten Menstruation verstrichen waren, bedeuteten wir ihr, sich vorsichtshalber noch einmal ansehen zu lassen, und zwar knapp nach Abklingen der Menstruation. Bei der zweiten Untersuchung zur angeratenen Zeit war der klinische Befund der gleiche. Diesmal entnahmen wir, trotzdem die Sekrete vollständig normales Aussehen aufwiesen, Proben zur mikroskopischen Untersuchung, und zwar aus Urethra, aus dem Vestibulum, dem Fornix vaginae und aus der Cervix nach Entfernung des vorderen Schleimpfropfes. Das Sekret der Urethra und der tieferen Cervixpartien erwies sich als bakterienfrei; im Vestibulumpräparat fanden sich nebst verschiedenen grampositiven Kokken massenhaft grampositive Stäbchen. Leukocyten nur ganz vereinzelt, Epithelzellen ziemlich reichlich in allen Präparaten. Nach dieser Untersuchung sahen wir die Frau erst sechs Wochen später mit ihrem Manne zugleich. Wir wollten dessen persönliche Untersuchung vornehmen. Die Besichtigung des Mannes ergab das Bestehen eines gelbgrünlichen Ausflusses; beim leisesten Druck entlehrte sich aus der Harnröhre in größerer Menge ein etwas dicklicher Eiter; die sofort angeschlossene mikroskopische Untersuchung zeigte massenhaft Leukocyten und typische Gonokokken in Reinkultur, hauptsächlich intracellulär, aber auch extracellulär gelagert. Die Untersuchung der Frau ergab klinisch den gleichen normalen Befund, wie oben beschrieben; irgendwelche Reizerscheinungen fehlten gänzlich; ein eitriges Sekret war aus den Hohlräumen nicht zu gewinnen; vielleicht war die Durchfeuchtung des Introitus eine stärkere. Wir entnahmen Sekret aus der Urethra, aus dem Vestibulum, aus dem Fornix und aus der Cervix. Im Urethral-, Vestibulum- und Fornixsekret waren nebst den bei der früheren Untersuchung erwähnten Kokken bezw. Stäbchen vereinzelte Leukocyten und intracelluläre Gonokokken, ganz vereinzelt auch extracelluläre, gramnegative Diplokokken von Gonokokkenform nachweisbar. Das Sekret aus der tieferen Cervix erwies sich wiederum als steril. Das vom Manne überimpfte Sekret ging auf gewöhnlichen Nährböden nicht auf; auf Serumagar gingen nach 24 Stunden reichlich Gonokokkenkolonien auf, die mikroskopisch als solche festgestellt wurden. Die Kulturversuche der Sekrete der Frau bestätigten den mikroskopischen Befund: aus Vestibulum und Urethra wuchsen auf gewöhnlichen Nährböden Stäbchen und Kokken; auf Serumagar waren typische Gonokokken nachweisbar. Aus dem Fornix wurden kulturell sowohl die Stäbchen als auch die Gonokokken nachgewiesen; das tiefere Cervixsekret erwies sich steril. In Anbetracht des Befundes empfahlen wir trotz Fehlens klinischer Erscheinungen eine energische Behandlung, da die Möglichkeit nicht von der Hand zu weisen war, daß der klinische Befund sich ändern und die derzeit latente Gonorrhöe doch zu Erscheinugen führen könnte. Wir bestellten die Patientin für einige Tage später. Sie kam, wie empfohlen, knapp nach den Menses. Zu erheben war derselbe Befund wie oben: klinisch Fehlen auch der geringfügigsten Symptome; mikroskopisch im Vestibulum Gonokokken nachweisbar (Kulturen wurden allerdings nicht wieder angelegt). Letzter Coitus nachts vorher. Da jede lokale Erscheinung fehlte, beschränkten wir uns auf Gonokokkenvakzineinjektionen; wir führten weder eine lokale Behandlung durch, noch empfahlen wir Scheidenspülungen. Nur äußerliche indifferente Waschungen. Wir verabfolgten in kurzen Zwischenräumen (drei bis sechs Tage) Gonokokkenvaccine. Keine einzige Injektion zeigte irgendwelche Reaktion, weder lokal an der Injektionsstelle, noch eine allgemeine oder eine Herdreaktion. Der

3*

lokale Befund änderte sich während der ganzen Beobachtungszeit, über drei Monate, nicht. So lange der Mann hier auf Urlaub war, waren Gonokokken im Vestibularsekret nachweisbar. Klinische Erscheinungen traten niemals auf, weder beim Vorhandensein noch beim Fehlen der Gonokokken. Auch später sahen wir die Frau wiederholt und jahrelang immer wieder. Sie blieb und ist heute noch völlig gesund.

Eine allgemeine Immunität gegen Gonokokken scheint es aber nicht zu geben. Die als Immunität gedeuteten Fälle (HAMMER, JULLIEN, LOCHTE, WELLANDER) beruhen auf unprüfbaren Angaben der Patienten und können auch durch die Annahme des Obwaltens eines günstigen Zufalls, wie rasche Abspülung der Gonokokken durch den Urinstrahl vor Haftung derselben u. ä. (BUMM), erklärt werden. Eher denkbar wäre eine Immunität lokaler Natur, sei es infolge der Widerstandsfähigkeit der in Betracht kommenden Epithelien, sei es infolge eines spezifischen Chemismus. Die Gonorrhöe hinterläßt nicht einmal nach der Erkrankung eine länger andauernde Immunität. Es ist ja bekannt, daß unmittelbar nach einer Heilung eine erneute Infektion stattfinden kann, ja es kann eine frische Infektion der äußeren Schleimhäute neuerlich auftreten, während in den Adnexen ruhende Gonokokken einer früheren Infektion vorhanden sind. Daß der Körper Schutzstoffe gegen die Gonorrhöe aufbringt und dieselben die Gonokokken schädigen, darüber besteht wohl gar kein Zweifel; dies beweisen auch die wohl nicht anzuzweifelnden und nach unserer Überzeugung und Erfahrung recht häufigen Selbstheilungen von Trippererkrankungen.

In der *Vaccinebehandlung der Gonorrhöe* tun wir nichts anderes, als diese natürlichen immunisatorischen Kräfte nachahmen.

Wenn Krankheitserreger ein Organ oder eine Organgruppe befallen und am Gewebe haften bleiben, so erzeugen sie sowohl im befallenen Gewebe, als meistenteils auch im übrigen Organismus eigenartige Veränderungen. Die örtlich sichtbaren Veränderungen — Rötung, Hitze, Schwellung, — sind Krankheitserscheinungen, zugleich Abwehrvorgänge. Auch die fern vom Orte der Ansiedlung der Keime auftretenden Erscheinungen, Änderung der Blutzusammensetzung, Veränderungen im Serum, Vorgänge in anderen Zellen, im reticulo-endothelialen System, Fieber u. a. sind Abwehrvorgänge, oft zugleich auch Krankheitserscheinungen. Ob alle Krankheitssymptome auch Heilungsvorgänge sind (MUCH), mag dahingestellt bleiben; die Mehrzahl ist es sicher. Als Ausgangspunkt der Abwehrvorgänge, der Immunität, wird jede Zelle, jedes Organ als befähigt angesehen, wenn sie nur vom entsprechenden Reiz getroffen werden. Vornehmlich in Betracht kommen aber neben Stoffen, die im Serum und im Plasma gelöst vorkommen und neben den zelligen Elementen des Blutes, hauptsächlich die Leukocyten als Spender von Fermenten, vielleicht auch den Blutplättchen (Plakine) entstammende Elemente. Von beweglichen Zellen sind es hauptsächlich die weißen Blutzellen, von festen Zellen und Elementen

vor allem die Endothelien der Blutgefäße, die vornehmlich die abgestimmten Immunitätskräfte bilden und abgeben sollen, dann wie schon
erwähnt, die Reticuloendothelien der Milz, der Lymphdrüsen und des
Knochenmarkes, die Bindegewebszellen, das Unterhautzellengewebe
und ganz besonders die Haut, der in neuerer Zeit als Immunitätsorgan
mit Recht eine große Rolle zugesprochen wird. Somit ist der in den
Körper eingedrungene Gonokokkus wohl Krankheitserreger, gleichzeitig aber bewirkt er sowohl örtlich als auch in ferneren Gebieten die
Bildung von Abwehrkräften, die auf seine Vernichtung hinarbeiten.
Dies zeigt sich örtlich durch die Entzündung. Durch vermehrten Blut-
und Lymphzufluß wird der Stoffwechsel angeregt und erhöht, weiße
Blutzellen und durch das Gewebe austretende Flüssigkeit übernehmen
den Abbau der Krankheitserreger, besorgen deren Abtransport und die
Zufuhr neuen Materials zum Wiederaufbau. Auch fern vom Einwande-
rungsort spielen sich, wie erwähnt, Abwehrvorgänge ab, die in den aus-
geprägten Fällen sich auch bei der Gonorrhöe deutlich in Fieber, Gliederschmerzen, vorübergehenden Gelenksschwellungen (Toxinwirkung),
Kopfschmerzen, Krankheitsgefühl, Abgeschlagenheit, Apetitlosigkeit
u. ä. äußern.

Wir können in der Therapie wohl nichts besseres tun, als der Natur
ihre Heilungsvorgänge ablauschen, sie nachahmen und dort, wo es
nottut, sie in ihren Bestrebungen unterstützen. Wissen wir doch, daß in
manchen unserer Ansicht nach recht zahlreichen Fällen die natürlichen
Heilvorgänge, insoferne dieselben nicht gestört werden, ausreichen,
um völlige und andauernde Heilung zu erzielen. Daß die Gonorrhöe
verhältnismäßig doch häufig, wenn sie sich selbst überlassen bleibt,
nicht ausheilt, vielmehr chronisch und latent wird, mag darin seine
Ursache haben, daß eine gegenseitige Anpassung zwischen menschlichem
Gewebe und Trippererregern zustande gekommen ist, so daß der Gonokokkus im Körper lebensfähig bestehen kann, ohne eine nennenswerte
Gewebsreaktion auszulösen.

Unsere Heilungsmaßnahmen werden also nichts anderes anstreben,
als die natürlichen Abwehrprozesse des Organismus nachzuahmen und anzuregen, die Schutzstoffbildung zu steigern. Da die Abwehrkräfte durch
die Krankheitserreger selbst mobilisiert werden, die durch die Krankheits-
invasion eingedrungenen Keime dies aber nicht hier in dem Maße zuwege
bringen, daß es dadurch zur restlosen Heilung kommt, so müssen wir
diese Mobilisierung dadurch verstärken, daß wir künstlich noch Krankheitserreger in den Körper einführen. Wir müssen also nach dieser
Überlegung diese Heilungserfolge mit der Vaccinebehandlung erzielen.
Sie bedeutet nichts anderes als die Verabfolgung von Krankheitserregern, die dadurch, daß sie abgetötet sind, oder aber dadurch, daß
sie in Gewebe eingeführt werden, die sie nicht krank machen können,

ihrer Pathogenität beraubt sind; die Fähigkeit aber, die Schutzstoffbildung anzuregen, ist ihnen erhalten geblieben.

Im akuten Stadium der Erkrankung brauchen wir die Anregung
der Schutzstoffbildung nicht. Die Gonokokken, die die Krankheit
hervorrufen, veranlassen gleichzeitig auch die Schutzstoffbildung.
Allerdings vermögen wir die Auswirkung der Abwehrkräfte durch Verabfolgung von Vaccine im akuten Stadium zu steigern; doch ist unseres
Erachtens dieses Vorgehen nicht zweckmäßig. Wissen wir doch über
die feineren Vorgänge bei der Krankheitsabwehr viel zu wenig, um
sicher zu sein, durch dieses Eingreifen die biologischen Vorgänge nicht
zu stören und durch Steigerung der Reaktionsvorgänge — durch die
Vaccine erhöhen wir im akuten Stadium die normale Reaktion auf die
Krankheit ganz bedeutend: Fieberanstieg, Schmerzen, Ausfluß usw.
— nicht Schaden zu stiften. Im akuten Stadium warten wir also erst
ab, wie weit der Körper selbst imstande sein wird, die Krankheit abzuwehren, mit den eindringenden Keimen fertig zu werden. Erst wenn
wir sehen, daß der Organismus wohl den ersten Ansturm abschwächen
kann, daß die Krankheitserreger aber ihr Zerstörungswerk fortsetzen,
ohne daß der Organismus in der Lage wäre dieselben ganz zu bewältigen,
die Erkrankung also chronisch zu werden beginnt, dann sollen und
müssen wir einschreiten. Das Chronischwerden der Erkrankung ist
ein Beweis dafür, daß die jeweiligen Abwehrkräfte nicht hinreichen,
um die Infektionserreger völlig unschädlich zu machen und zu entfernen.

Doch gibt es mehrfache Ausnahmen. Beginnt die Gonorrhöe ohne
stürmische Erscheinungen — und bei der Frau ist der Krankheitsbeginn in Form einer subakuten oder auch chronischen, von der
Patientin kaum oder gar nicht wahrgenommenen Erkrankung, nichts
seltenes. Das Fehlen stürmischer Erscheinungen zeigt uns wohl die
mangelhafte Abwehrkraft des Organismus an, oder die zu geringe Giftigkeit der Keime, die keine genügende Abwehr auslösen können, — dann
sollen wir natürlich auch im Beginn der Erkrankung gleich Vaccine
geben, um eben die zu geringe Abwehr zu steigern.

Die Einteilung in offene und geschlossene Gonorrhöe in Anlehnung
an die Tuberkulose halten wir, wie oben schon auseinandergesetzt,
bei der Frau nicht für richtig. Unter offener Gonorrhöe verstehen wir
das Ergriffensein von Organen und Organteilen, die mit der Außenwelt
in unmittelbarer Verbindung stehen, zum Unterschied von der geschlossenen Gonorrhöe. Zur ersteren rechnet man die Urethritis, Vulvitis, Kolpitis, Cervicitis, zur geschlossenen Gonorrhöe die Erkrankung
der Beckenorgane, auch einen BARTHOLINIschen Absceß u. ä. Es wird
nämlich immer wieder behauptet, nur zum Teil mit Recht, daß bei
offener Gonorrhöe die Vaccine völlig unwirksam sei. Nach unserer
Erfahrung aber kommt es bei der Vaccinewirksamkeit auf diesen Unter-

schied gar nicht an. Nicht die Verbindung mit der Außenwelt ist das
Wesentliche, sondern der Ansiedlungsort der Gonokokken im Gewebe.
Die Vaccine ist unwirksam, wenn die Gonokokken sich auf die Schleimhautoberfläche beschränken. So lange sie als Rasenbildner nur die
Oberfläche der Schleimhautepithelien besetzt haben, ist es eine Gonorrhöe, die mit der Außenwelt direkt in Verbindung steht, auf die die
Vaccine wirkungslos ist. In dem Moment, wo die Gonokokken in das
subepitheliale Gewebe eingedrungen sind und die Gewebsteile erreichen,
die mit Blut- und Lymphcapillaren in innigerer Beziehung stehen als
die Schleimhautoberfläche, sind sie der Vaccinewirkung zugänglich.
Dies entspricht unserer Erfahrung. Eine reine Urethritis ohne Beteiligung des paraurethralen Gewebes reagiert auf Vaccine nicht. Eine
Urethritis mit Schwellung und Infiltration des paraurethralen Gewebes
aber reagiert ganz deutlich. Ebenso ist es mit der Cervicitis und nach
unserer Überzeugung mit allen übrigen Lokalisationen des Gonokokkus: reine Schleimhautoberflächenrasen reagieren auf Vaccine
nicht, tiefer ins Gewebe eingedrungene Gonokokken aber bewirken
eine ausgesprochene Vaccinereaktion. Dies wurde übrigens schon ausführlich bei Besprechung der Seroreaktion erörtert.

Eine Statistik über die Vaccinebehandlung und deren Erfolge aufzustellen ist mit großen Schwierigkeiten verbunden, weil mit den behandelten Fällen auch immer die Zahl solcher zunimmt, die aus den verschiedensten Gründen aus der Reihe der zu beurteilenden Fälle ausgeschaltet werden muß. Es gibt vielerlei Gründe, die zum vorzeitigen
Abschluß einer Behandlung zwingen, Gründe, die in den allermeisten
Fällen nicht ärztlicher Natur sind. Ohne also hier schon den Beweis zu
erbringen — wir werden darauf noch zurückkommen — möchten wir
betreffs der Erfolge nur feststellen, daß die Heilungen bei Behandlung
der Gonorrhöe nach den üblichen Methoden unter Ausschluß der Gonokokkenvaccine oder aber bei ungenügender, demnach unwirksamer
Vaccineverabfolgung ungefähr 40—70% ausmachen, während durch
die genaue Impfbehandlung ein weit höherer Prozentsatz von sicheren
und andauernden Heilungen zu erreichen ist, ein Prozentsatz, der von
100 nicht sehr weit entfernt ist. Als richtige Folge sehen wir an unserem
Material recht häufiges Auftreten von Empfängnis nach jahrelanger,
durch die Erkrankung verursachter Sterilität. Ebenso sehen wir sehr
häufig jahrelang mit schweren Krankheitsanfällen wiederkehrende
Adnexschwellungen nach durchgeführter Vaccinebehandlung restlos
und dauernd ausheilen. In ganz gleicher Weise sehen wir nach spezifischer Cervixbehandlung die Frauen jahrelang plagende Ausflüsse
schwinden, als Beweis dafür, daß der Ausfluß nichts anderes war als eine
gonorrhoische Cervicitis, die erst der Vaccinetherapie gewichen ist.
Auch bei kritischester Wertung solcher Fälle gewinnt man immer wieder
die feste Überzeugung mit der Gonokokkenvaccine Heilungserfolge

zu erzielen, die anderen, unspezifischen therapeutischen Bestrebungen nicht beschieden sind. Gegner der Vaccinebehandlung kann eigentlich nur ein Nichtkenner derselben sein, oder, was dasselbe ist, nur derjenige, der nicht eine richtig wirkende Vaccine in der Hand hatte. Und ganz wirkungslose Vaccine sind leider keine Seltenheit. Es gibt Vaccinen, die primär nichts wert sind. Dann gibt es solche, die nach monatelanger tadelloser Wirkung aus uns vorerst noch unbekannten Gründen plötzlich jede Wirksamkeit einbüßen. Dann gibt es Vaccinen, die im allgemeinen sehr gut wirken, wovon aber einzelne Packungen vollkommen versagen. Letzteres ist eine Tatsache, die auch von anderen Autoren hervorgehoben wird. Sie kommt nicht nur bei einzelnen Vaccinen vor, sondern wir konnten sie ohne Ausnahme bei allen jenen Präparaten nachweisen, die wir bis jetzt in Verwendung hatten. Diese Unsicherheit in der Wirksamkeit der Vaccine ist ein großes Übel, andererseits aber verständlich, da wir bis heute kein Kriterium besitzen, wonach wir der Vaccine außer bei ihrer Anwendung ansehen können, ob sie wirksam ist oder nicht. Im allgemeinen herrscht die Ansicht vor, daß, solange in der Vaccineflüssigkeit färbbare Gonokokkenleiber mikroskopisch nachweisbar sind, eine therapeutische Wirkung vorhanden sei. Doch ist dies keine Prüfungsart, die auf Erfahrungstatsachen beruht; ihre Berechtigung wird vielmehr nur daraus geschlossen, daß nach Verschwinden der Gonokokkenleiber infolge von Autolyse in der Vaccineflüssigkeit die Vaccine meist unwirksam wird. Dies sagt uns aber noch lange nicht, daß das normale morphologische Aussehen der Gonokokkenleiber in der Vaccineflüssigkeit deren Wirksamkeit beweist und gewährleistet. Wir konnten des öfteren bei völlig unwirksamer Vaccine im mikroskopischen Präparat Gonokokkenleiber nachweisen. Diese Unmöglichkeit der Auswertung einer Vaccine bringt es auch mit sich, daß das Datum, das man heute auf den Vaccinepakkungen aufgedruckt findet und welches angibt, bis wann das betreffende Präparat verwendbar, also wirksam ist, eigentlich weder eine empirische noch eine theoretische Berechtigung hat; wenigstens gilt dies von der Gonokokkenvaccine. So oft wir uns auch über die Erfassungsart dieses Datums erkundigten, erhielten wir niemals eine halbwegs überzeugende Antwort und die Erfahrung hat uns des öfteren gelehrt, daß auch vor dem angegebenen Datum, manchesmal schon viel früher, die Vaccine bereits wirkungslos war. Über die Zeit, während welcher die Gonokokkenvaccine noch wirksam bleibt, können wir keine Angaben machen, da wir die Wirkung von Vaccinen in ganz verschiedenen Zeitläuften schwinden sahen. Nur die eine Tatsache steht fest, daß je frischer die Vaccine, desto besser und stärker ihre Wirkung ist. Doch ist unter „frisch“ nicht die vor kurzem erfolgte Herstellung der Vaccine aus den Kulturen zu verstehen, sondern das Alter der Kulturen selbst bzw. das Alter der Gonokokkenstämme. Die Vaccine soll nicht aus wiederholt

weiterkultivierten Gonokokken bereitet sein, sondern es soll die Zeit
der Entnahme der Gonokokken aus dem Krankheitsherd nicht allzuweit
zurückliegen. Wir haben den sicheren Eindruck, daß ein häufiges
Überimpfen die therapeutische Wirksamkeit trotz guter Kultivierbar-
keit der Gonokokken beeinträchtigt. Auch genügt es nicht — und das
haben wir eben schon hervorgehoben —, daß die Gonokokken in der
Vaccine morphologisch nachweisbar sind. Lange bevor sich die Gonokokken auflösen, hört ihre therapeutische Wirksamkeit auf. Ist es doch
überhaupt fraglich, ob die morphologische Unversehrtheit der Gonokokken ein Erfordernis für eine wirksame Vaccine ist. Wir wissen ja
über das Wesen der Vaccine so wenig, daß es auch denkbar wäre, daß
auch die gelösten Gonokokkenleiber eine aktive Immunisierung bewirken können. Unserer Ansicht nach wäre zu fordern, daß nur die
erste, höchstens zweite Kultur nach der Entnahme aus dem Krankheitsherd zur Vaccinebereitung benützt werde. Da dies heute aber kaum
durchführbar ist, so verlangen wir als Mindestforderung, daß die Entnahme des ältesten Gonokokkenstammes, welcher zur Bereitung einer
polyvalenten Vaccine kommt, nicht länger als 4 Monate zurückliegen
dürfe. Da es sich um 12—18 Stämme handelt, so muß eine fortwährende
Erneuerung der Kulturen stattfinden; die länger als 4 Monate bestehenden müssen entfernt werden. Dies fordern wir um so mehr, als wir uns
des Eindruckes nicht erwehren können, daß ein alter, verdorbener
Stamm alle anderen mitverwendeten Stämme verderben und unwirksam machen kann. Ein weiteres wichtiges Erfordernis für eine gute
Vaccine ist ihre wirkliche Polyvalenz. Die einzelnen Stämme des Tripper-
erregers sind ganz verschieden giftig. Wir sahen schon oben, daß für den
Verlauf der Erkrankung die Virulenz des Krankheitserregers wichtig
ist. Die Verlaufsart der Gonorrhöe und ihrer Folgeerkrankungen bei
der Frau sind sehr deutlich abhängig von der momentanen konditionellen und von der ererbten, konstitutionellen Körperverfassung.
Nicht weniger wichtig ist aber für die Verlaufsart auch die Giftigkeit
und Eigentümlichkeit des Krankheitserregers. Da nun die große Überzahl der Gonorrhöen doch milde verläuft — man bedenke nur die große
Zahl von Spontanheilungen bzw. von Heilungen bei geringfügiger Behandlung — so ist die Wahrscheinlichkeit unter den zur Verarbeitung
kommenden Gonokokken-Stämme von stärkerer Giftigkeit zu erhalten,
eigentlich eine sehr geringe. Man sieht ja dem Einzelfall, wenn er auch
noch so sehr akut einsetzt, im Anfang nicht an, ob die Gonokokken
einem Stamme von virulentem, hartnäckigen Tripper entsprechen.
In einer Vaccine nur Keime von wenig virulenten Stämmen zu haben,
bedingt sicherlich einen therapeutischen Versager, da die Wirksamkeit
in einem Falle, wo es sich, wie immer bei der gynäkologischen chronischen
Gonorrhöe, um einen hartnäckigen Krankheitsverlauf handelt, gleich
Null sein wird. In Ermangelung der Möglichkeit, den Gonokokken bei

der Entnahme anzusehen, ob sie einem Stamme von hartnäckigem Krankheitsverlauf angehören, muß man, um die Wahrscheinlichkeit zu erhöhen auch stark wirkende Keime zu bekommen, eine große Anzahl verschiedener Stämme nehmen, mindestens 12, am besten zwischen 12 und 20.

Vergleicht man den Gonokokkus mit den meisten anderen Krankheitserregern, ganz besonders mit den für die sonstigen entzündlichen Erkrankungen des Weibes in Betracht kommenden Eitermikroorganismen, so fällt im allgemeinen seine verhältnismäßig geringe Virulenz auf. Es ist schon deshalb eigentlich naheliegend, daß man bei der Dosierung der Gonokokkenvaccine darauf Rücksicht zu nehmen hat. Wir sahen auch von der Einverleibung einer geringen Keimzahl, wie sie im Anfang der Impfbehandlung der Gonorrhöe verabfofgt wurde, keinen Erfolg. Abgesehen davon handelt es sich gerade bei der weiblichen chronischen Gonorrhöe um einen halb ruhenden Prozeß, der zu wenig aktiv ist, um im Körper eine genügende und wirksame Schutzstoffbildung anzuregen; und gerade hier genügen, wie die Erfahrung lehrt und wie es eigentlich verständlich ist, kleine Gaben von Gonokokkenleibern nicht. Wir müssten also mit einer größeren Anzahl von Keimen versuchen die fehlende Energie in der Schutzstoffbildung zu ersetzen. Wir beginnen die Vaccinebehandlung bei subcutaner bzw. intramuskulärer Verabfolgung mit ungefähr 300—500 Millionen Keime, um im Laufe der Behandlung auf 3000 bzw. 6000 Millionen hinaufzugehen. Wir haben den Eindruck, daß diese Dosierung die richtige ist, ohne bisher bei gut wirkender Vaccine die Notwendigkeit gehabt zu haben, diese Dosis jemals zu steigern. Diese Gaben verabfolgen wir bei subcutaner bzw. intramuskulärer Einverleibung. Intravenös geben wir die Gonokokkenvaccine so gut wie niemals, würden aber mit ungefähr 100 Millionen beginnen, wie wir es bei der Injektion in die Portiosubstanz tun und möchten hier gleich hervorheben, daß bei Portioinjektionen die Reaktion viel stärker und viel rascher auftritt als bei subcutaner Verabfolgung. Während nach der subcutanen Injektion der Temperaturanstieg recht selten vor 2—3 Stunden erfolgt, kann nach der Portioinjektion schon nach 10 Minuten bis zu einer halben Stunde ein starker Schüttelfrost mit entsprechend hohem Temperaturanstieg einsetzen. Auf diese Tatsache ist hauptsächlich bei ambulanter Verabfolgung der Vaccine Rücksicht zu nehmen, damit die Frauen nicht auf dem Wege vom Übelbefinden überrascht werden.

Wir vermögen heute noch keine Erklärung für die eigentümliche, rasche und eingreifende Wirkung der Vaccineverabfolgung in die Portiosubstanz zu geben. R. MÜLLER möchte sie als Nachbarwirkung ansprechen. Die Erfahrung lehrte, daß beim Manne eine sogenannte offene Gonorrhöe bei Eintritt einer Epididymitis sich oft schlagartig bessert. Diese rasche Ausheilung einer Urethritis zwingt nach MÜLLER zur Annahme, daß bei akuter Epididymitis besondere Heilfaktoren, und zwar oft im Übermaß entstehen, so daß sie neben der Entzündung des Nebenhodens auch die der Urethra günstig beeinflussen können. Oft wirkt eine einzige Milch-

oder Vaccineinjektion nach vorübergehender Herdreaktion schon auffallend günstig, sowohl auf die Epididymitis, als auch auf die Urethritis, und zwar in ganz kurzer Zeit. Betont muß werden, daß die Proteinkörpertherapie bezw. Vaccinebehandlung bei der Urethritis (vgl. das früher über offene Gonorrhöe gesagte), so gut wie wirkungslos ist. Die mitbestehende Epididymitis hat einen heilenden Einfluß auf die Urethritis, die Reiztherapie auf beides, aber nur bei mitbestehender Epididymitis, da sie bei unkomplizierter Urethritis wirkungslos ist. Eine Analogie der Beziehungen zwischen tieferem geschlossenen und oberflächlichem offenen Herd findet sich beispielsweise auch beim Ulcus molle. Bei unkompliziertem weichem Schanker ist die Proteintherapie so gut wie wirkungslos; von sehr guter Wirkung dagegen bei mitbestehendem Bubo. Ein entstehender Bubo bewirkt, hauptsächlich unter Proteinwirkung, oft eine auffallend günstige Wirkung auf den Ablauf des Ulcus molle. Als weiteres Beispiel dieser Wechselwirkung führt R. MÜLLER einen von H. THALER veröffentlichten Fall an. Bei einer durch mehrere Monate an Gonorrhöe des Gebärmutterhalses leidenden Frau, bei der nach einer nicht einfachen Entbindung ein Aufsteigen des Trippers zu erwarten war, blieb dieses aus, obwohl Gonokokken in besonders großer Menge sowohl im Cervixsekret, als auch im Fruchtwasser nachzuweisen waren; das Kind blieb gesund, zeigte keine Bindehautentzündung der Augen. THALER meint der gutartige Verlauf sei auf eine im Beginn der gonorrhoischen Erkrankung mitgemachte, vereiterte Bartholinitis zurückzuführen und hebt seine Erfahrung hervor, daß Frauen, die im Beginn gonorrhoischer Erkrankungen eine akute Entzündung der großen Vorhofdrüse mitmachen, im allgemeinen von aufsteigenden Prozessen verschont bleiben. Er äußert sich im Anschluß an diesen Fall, ob nicht günstig gesetzte, geschlossene gonorrhoische Infektionen in der Nähe der offenen Entzündungsherde von gutem, insbesondere präventivem Einfluß gegen ascendierende Entzündungen sein könnten. R. MÜLLER hat seinerzeit versucht, den Entzündungsprozeß einer Harnröhreninfektion durch Injektionen von Eigenserum in die Penishaut günstig zu beeinflussen; und tatsächlich war eine Verringerung der subjektiven und objektiven Entzündungserscheinungen festzustellen. Die Erklärung dieser Beziehungen ist um so schwieriger, als sich bei späteren Untersuchungen ergab, daß eine wirkliche Nachbarwirkung nicht im Spiele zu sein braucht. Es zeigten dieselbe Wirkung Injektionen mit einfacher physiologischer Kochsalzlösung und vor allem auch Injektionen, die an der korrespondierenden Stelle der anderen Körperhälfte ausgeführt worden waren. Die starke Wirkung unserer Injektionen in die Portiosubstanz versucht R. MÜLLER durch die Annahme zu erklären, daß durch die Ablagerung der Vaccine in die Gegend der örtlichen Antikörperbildung diese Antikörper rascher und stärker auf die Vaccine im Sinne eines Abbaues der wirksamen Körper einwirken.

Eine ähnliche Idee wie den Portioinjektionen liegt der Methode POINCLOUX zugrunde. Er empfiehlt zur Heilung beliebiger Erkrankungsherde der Gonorrhöe die örtliche Vaccinebehandlung der Eintrittspforte der Krankheit. So erzielte er beispielsweise die rasche Besserung einer akuten gonorrhoischen Arthritis des rechten Ellenbogens und rechten Sprunggelenkes nach zweimaliger Injektion von Gonokokkenvaccine in die SKENEschen Drüsen. So meint er auch, daß eine Brustdrüsenentzündung stillender Frauen durch Injektionen von Staphylokokkenvaccine in den Brustwarzenhof zu heilen wäre. Es liegt wohl hier ein anderer Gedankengang vor als bei den Portioinjektionen, vielleicht aber doch ein geringerer Unterschied, als es im ersten Augenblick scheinen mag. Die Portioinjektionen betreffen eigentlich auch die Eingangspforte. Andererseits vermag POINCLOUX sicherlich nicht zu entscheiden, wie weit seine Injektionen nützen, weil sie in die Eingangspforte gesetzt wurden, oder aber weil sie in das blutreiche Gewebe, das die Vaccine ebenso rasch wie bei der Portioverabfolgung in den übrigen Organismus abgibt, verabreicht wurden. Jedenfalls ist es von Interesse zu erfahren, daß POINCLOUX mit seinen Methoden sehr gute Resultate erzielte.

Ob die Zubereitung der Vaccine bzw. bestimmte Zusätze zu derselben, wie Urotropin, Yatren, Mirion, irgendeinen therapeutischen Einfluß haben, entzieht sich unserer Beurteilung. Ebensowenig möchten wir uns ein Urteil darüber anmaßen, ob hierdurch die Haltbarkeit der Vaccine erhöht wird.

Nach unserer Erfahrung vermag bloß eine Gonokokkenvaccine, die allen im Vorhergehenden auseinandergesetzten Anforderungen entspricht, als vollwertig zu gelten und nur eine solche Vaccine darf zur Beurteilung der Gonokokkenvaccinewirkung herangezogen werden. Und nur durch eine solche Vaccine sieht man unzweideutige Erfolge und gelangt zu der Überzeugung, daß die Gonokokkenimpfbehandlung heilend wirkt, und zwar spezifisch und nicht, wie es noch so oft heißt, nur als Proteinkörper oder als fiebererzeugendes Mittel. Einen zwingenden Beweis für die Spezifizität der Gonokokkenvaccine zu erbringen ist um so schwerer, als es sich ja in der Praxis vornehmlich um quantitative Unterschiede in der Wirkung gegenüber den unspezifischen Mitteln handelt. Wichtig ist aber diesbezüglich die Tatsache, daß bei unspezifischer Vaccinierung der Gonorrhöe, so weit unsere Erfahrung reicht, kaum je alle Reaktionen zusammen auftreten, während bei der Verabfolgung von Gonokokkenvaccine selten eine Reaktionsweise zu vermissen ist. Ganz deutlich äußert sich die allgemeine Reaktion häufig mit Einsetzen von Schüttelfrost, fast immer mit Fieber und deutlichem Krankheitsgefühl. Ebenso regelmäßig tritt die Herdreaktion auf derart, daß alle Krankheitserscheinungen im verstärkten Maße zu beobachten sind. Es zeigt sich eine Steigerung der Schmerzen bei Adnextumoren, eine Schwellung derselben, ein Heftigwerden des spezifischen eitrigen Ausflusses, ein stärkeres Hervortreten einer bestehenden Paraurethritis u. dgl. Auch die örtliche Reaktion, die Rötung und Schwellung im Stichkanal und seiner Umgebung vermissen wir bei der Gonokokkenvaccineverabfolgung so gut wie niemals. Sie ist nur nach den ersten Gonokokkenvaccineinjektionen deutlich nachweisbar, später aber nach der 4.—6. Injektion tritt sie gewöhnlich nicht mehr auf als Zeichen der durch die Vaccinegabe ausgelösten Hautimmunität. Dagegen werden die alten Einstiche nach den neuen Injektionen sehr häufig wieder schmerzhaft. Wir möchten dieser Lokalreaktion eine größere Bedeutung zusprechen und sie der Cutireaktion von BRUCK gleichstellen, finden aber, daß die Lokalreaktion regelmäßiger auftritt als die Cutireaktion mit den uns für die Cutireaktion zur Verfügung gestellten Präparaten. Letztere war nicht regelmäßig zu sehen, während wir die Stichreaktion bei Gonokokkenvaccineverabfolgung in sicher positiven Gonorrhöefällen so gut wie niemals vermissen.

Die Erfahrung hat gelehrt, daß auch bei bakteriologisch sichergestellter Gonorrhöe nicht immer eine Vaccinewirkung, eine Reaktion, zu erwarten ist. Man sieht, daß bei manchen Gonorrhöen die Vaccine völlig wirkungslos ist. Wie schon oben des näheren ausgeführt, ist die Vaccine dort, wo die Komplementablenkung bei sicher bestehender Gonorrhöe negativ ausfällt, ebenfalls wirkungslos. Wir vermissen bei der Vaccineverabfolgung eine Reaktion bei allen denjenigen bakteriologisch positiven Fällen, wo sich die Gonokokken auf die Schleimhautoberfläche beschränken, ohne in tiefere Gewebspartien unterhalb des Epithels zu gelangen. In diesen Fällen weist die Vaccine weder eine Reaktion noch eine Heilwirkung auf. Wir erklären uns diese Erfahrungstatsache damit, daß die durch die Vaccine mobilisierten Schutzstoffe, die in den Körpersäften und im Blute kreisen, diese weniger durchbluteten und im weniger starken Kontakt mit den Körpersäften sich befindenden Gewebspartien nur unvollkommen erreichen. Dort aber, wo die Gonokokken tiefer ins Gewebe eingedrungen sind, wie bei der Periurethritis, Peribartholinitis, Cervicitis mit Metritis colli, bei der Metritis corporis, dann bei den Erkrankungen der Adnexe, wobei der Prozeß an und für sich gleich in das Parenchym der Organe übergreift, verursacht die Vaccine sowohl Reaktion, als auch Heilwirkung; in diesen Fällen ist ein ausgiebiger Säfteaustausch zwischen den erkrankten Gewebsteilen und dem übrigen Körper gegeben; ebenso bei allen metastatischen Erkrankungen der Gonorrhöe.

Die Vaccinetherapie hat sich allmählich aus den Errungenschaften PASTEURS und seiner Schule entwickelt. Die Lehre PASTEURS und METSCHNIKOFFS hat WRIGHT angewandt und ausgebaut. Letzterer wurde der eigentliche Begründer der Vaccinetherapie, obschon seine Opsonintheorien und ihre Anwendung in der praktischen Vaccinetherapie heute fast gänzlich verlassen sind. In weiterer Folge wurde sie von verschiedenen Autoren weiter ausgebaut und modifiziert (BRUCK, MUCH). BRUCK hat wohl als erster in Deutschland die Vaccinetherapie gegen Gonorrhöe eingeführt. Der weitere Ausbau erfolgte dann allmählich, um heute auch noch nicht ganz vollendet zu sein (BUSCHKE, LANGER, NEUFELD, TULLOCK, TORREY).

Andere Infektionen.

Die Gonokokkeninfektion wurde ausführlich erörtert. Es gebührt ihr, schon wegen der Häufigkeit und Bedeutung für langwierige und tiefgreifende Gesundheitsschäden der Frau, unter den entzündlichen Erkrankungen besondere Beachtung. Sie ist aber auch noch deshalb von ganz großer Wichtigkeit, weil sie am allerbesten ausgebaut und bekannt ist. Ihre Diagnose ist heute mit beinahe voller Sicherheit zu stellen. Dadurch wird die Differentialdiagnose erleichtert, um so mehr, als wir kein Mittel haben, weder bakteriologisch noch serologisch, eine Wundkeiminfektion mit Sicherheit festzustellen. Wahrscheinlich deshalb nicht, weil die Wundkeime sich nicht als Rasenbildner auf der Schleimhautoberfläche aufhalten. Sind sie einmal in einen Substanzverlust, in eine Wunde eingedrungen, so schließt sich die Eingangspforte meistens ohne Geschwürsbildung, ohne oberflächliche Ansiedlung des Infektionserregers; und dieser ist dann meist gar nicht mehr zugänglich, nicht nachweisbar. Der Nachweis im Blut gelingt ja verhältnismäßig selten. Die Komplementbindungsreaktion auf Streptokokken, Staphylokokken und Kolibakterien ist noch nicht genügend ausgebaut. Von einer praktischen Verwendbarkeit derselben ist uns nichts bekannt. Somit führt uns erst die Ausschließung einer gonorrhoischen Infektion — und diese Ausschließung gelingt heute mit unseren diagnostischen Mitteln vollends — zur Feststellung, daß es sich im gegebenen Falle um keine Gonorrhöe handelt, sondern um eine Wundkeimerkrankung. Allerdings können wir eine tuberkulöse Natur der Erkrankung auch bei sicher auszuschließender Gonorrhöe nicht ausschalten. Tuberkulose ist aber viel seltener und wird uns weniger Ungelegenheiten verursachen als die bisherige Unmöglichkeit eine Gonorrhöe von einer Wundkeimerkrankung auseinander zu halten.

Wir erwähnten im Beginn unserer Ausführungen, daß die häufigste Invasionsart der Mikroorganismen bei der Gonorrhöe und den anderen entzündlichen Erkrankungen über die äußeren Geschlechtsorgane geht, gleichgültig ob die Krankheitserreger aus dem Darm, aus den Harnorganen, aus der Haut oder aus der Außenwelt hierher gelangen. Das Gemeinsame bei der Gonorrhöe und den Eitererregern ist eben das Befallenwerden der äußeren Organe und das nachträgliche Hinaufsteigen auf höher gelegene Gebiete des Genitales. Die Art der Ansiedlung ist aber eine verschiedene.

Es wurde schon wiederholt und des öfteren hervorgehoben, daß die Gonokokken ausgesprochene Schleimhautparasiten sind. Als solche befallen sie die ihnen zusagenden Schleimhäute und zwar mit Vorliebe diejenigen, die ein besonders zartes Epithel haben: Urethra, Ausführungsgänge der Vestibulardrüsen, Krypten, Paraurethralgänge, dann die Cervix, Uterus usw. Sie beschränken sich zuerst auf die Oberfläche der Schleimhaut und gehen vorerst selten in die Tiefe. Wahrscheinlich dürfte aber das Vordringen in tiefere Partien häufiger sein als angenommen wird. Wir gewinnen immer mehr den Eindruck, daß im ersten Ansturm tiefere Gewebsschichten sehr häufig erreicht werden. Die rasenbildenden Gonokokken gelangen durch die Kittsubstanz der einzelnen Epithelzellen (BUMM) in subepitheliale Schichten, erreichen sehr rasch die darunter liegenden Lymphräume, Lymphgefäße und Capillaren und kommen von hier aus in die Blut- und Lymphbahn, d. i. in die Körpersäfte. Wir sind der Meinung, daß die Gonorrhöe im Beginn der Erkrankung recht häufig eine Allgemeinerkrankung darstellt. Mit den in die Körpersäfte eingedrungenen Gonokokken wird aber der Organismus in den allermeisten Fällen sehr bald fertig. Die Schutzstoffe, die gegen die Eindringlinge in Bewegung gesetzt werden, zerstören dieselben rasch. Dort wo diese Zerstörung ausbleibt, kommt es entweder zur allgemeinen Infektion, zur Gonokokkensepsis, in häufigeren Fällen zu metastatischen Prozessen, Arthritiden, Herzerkrankungen usw. Daß die Gonorrhöe in der Überzahl der Fälle nur als lokale Erkrankung in Erscheinung tritt, hätte den Grund darin, daß die Gonokokken im Organismus sehr rasch zerstört werden. Von der speziellen Körperverfassung und konstitutionellen Abwehrfähigkeit des Körpers hängt es ab, wie rasch der Organismus mit den eingedrungenen Gonokokken fertig wird. Viel schwieriger vermag die Selbstheilungstendenz die als Rasen auf der Schleimhaut befindlichen Gonokokken auszuscheiden; doch auch mit diesen wird sie in einer ganzen Reihe von Fällen fertig, denn Selbstheilungen — auch dieser Form der Gonorrhöe — sind keine Seltenheit.

Die Weiterverbreitung der auf einen vorerst beschränkten Bezirk der Schleimhaut angesiedelten Gonokokken geschieht vornehmlich durch Wachstum der Rasen. Man kann fast immer genau die Kontinuität des Fortschreitens der Gonorrhöe, des Ergreifens weiterer Bezirke verfolgen, am besten bei Infektionen bei unverletztem Hymen. Es erkrankt hier das Vestibulum, die Harnröhre und alle mit Cylinderepithel ausgekleideten Gänge. Erst viel später oder gar nicht wird die Cervix ergriffen. Die schwer bzw. gar nicht affizierbare Scheide bildet einen leidlichen Schutzwall, wenn die Gonokokken nicht mechanisch hinaufbefördert werden. In die Capillarschicht, wo sie durch den Blutstrom überallhin ausgeschwemmt werden, somit zu Metastasen führen können, gelangen sie erst durch subepitheliale Ausbreitung. WERTHEIM und andere Autoren haben Gonokokken in den tieferen Gewebspartien nachgewiesen und daselbst verfolgt. Auch klinisch ist diese Ausbreitung nachweisbar und zwar dort, wo das der Schleimhaut angrenzende Gewebe verdickt ist, infiltriert erscheint — Paraurethritis, Metritis colli, Metritis corporis u. ä. — Zur Ausbreitung und Infiltratbildung auf dem Wege der größeren Lymphräume und Blutgefäße in Form von Parametritiden, Beckenbindegewebsphlegmonen u. ä. führen die Gonokokken nicht. Dies ist ein Vorrecht der Wundkeime.

Anders verhalten sich aber bei ihrer Invasion die Eitererreger. Während die Gonokokken, wie ja sattsam bekannt, das intakte Epithel besiedeln und zur Erzeugung der Krankheit keines Substanzverlustes, keiner Wunde bedürfen, vermögen die Eitererreger, wenigstens die Strepto- und Staphylokokken, eine intakte Schleimhaut oder intakte Hautpartien nicht krank zu machen. Sie brauchen mindestens einen Substanzverlust oder eine Wunde, einen Haarfollikel o. ä., um in das Gewebe eindringen zu können. Doch braucht die Eindringungsstelle nicht sichtbar zu bleiben. Wissen wir doch zur Genüge, daß Puerperalprozesse sich recht häufig bei vollkommen intakten und reinen äußeren Geschlechtsorganen vorfinden. Bei der Invasion waren Wunden und Substanzdefekte vorhanden, doch heilten diese nach Eindringen der Keime rasch aus, ohne daß die Bakterien hier Spuren hinterlassen hätten. Die weitere Verbreitung dieser Mikroorganismen ist je nach den Umständen verschieden. Sie können gleich in den Lymphbahnen und im Bindegewebe zur Infiltration und Exsudatbildung führen, sie können aber auch, in selteneren Fällen bei schwerer Sepsis, ohne Lokalisation an dem umliegenden Gewebe, in die Blutbahn gelangen. Hauptsächlich bei den leichteren Infektionen aber ist es wohl die Regel, daß es vorerst zu einer Lymphangitis kommt, zu einer Erkrankung des Bindegewebes, zu einer Parametritis. Von da aus kann sich der Prozeß, was uns hier weiter nicht interessiert, weiter ausbreiten; die Adnexe, Tuben und Ovarien, können ebenso gut vom Uterus aus erreicht werden als auch vom Blut- oder Lymphstrom.

Sind die Substanzverluste, durch die die Mikroorganismen in den Körper eindringen, ausgebreiteter und günstiger für die Ansiedlung lokalisiert, so kann es selbstverständlich auch zu einer Schleimhauterkrankung bzw. auch Hauterkrankung durch Ansiedlung der Mikroorganismen an der Oberfläche kommen. Sind ja Ulcera puerperalia zur Genüge bekannt, sowie im nicht puerperalen Zustand unspezifische Geschwüre, die sich nach Pyodermien oder auch ohne diese entwickeln können. Man könnte meinen, daß die Geschwüre einen Nachweis der die Infektion verursachenden Keime zulassen; das ist aber leider nur selten der Fall. Auf Haut- und Schleimhautdefekten werden die Krankheitserreger so rasch von anderen zum großen Teil parasitären Keimen überwuchert, daß ein Nachweis der primären Infektionserreger in den seltensten Fällen gelingt.

Die Unterschiede in der Invasionsart und Verbreitungsweise zwischen Gonokokken und Eitererregern sind deshalb wichtig, weil sie uns bei der Differentialdiagnose wertvolle Anhaltspunkte gewähren. Eine ausgesprochene Infiltratbildung des Beckenbindegewebes, eine Parametritis, spricht im allgemeinen gegen eine gonorrhoische Infektion und für eine Eitererregerinfektion.

Im akuten Stadium werden wir, hauptsächlich bei Gonorrhöe, die Gonokokken wohl nachweisen können; weniger leicht oder gar nicht den die Krankheit verursachenden Eitererreger. Denn verursacht ein Eitererreger die akute Vulvitis, so wird es schwer fallen, aus dem Bakteriengemisch, das sich in solchen Fällen im Eiter vorfindet, den krankmachenden Mikroorganismus herauszufinden. Er wird auch hier nicht zu trennen sein von den saprophytisch und nur zufällig mitvorhandenen anderen Bakterien. Immerhin wird man gerade im akuten Stadium alles daran setzen, bakteriologisch die Krankheitsursache festzulegen; man trachte auch die Bakterien in diesem Stadium zu züchten und die

Stämme aufzubewahren, um gegebenenfalls Material zur Anfertigung einer Vaccine zu haben.

Über die verschiedene Invasionsart der Mikroorganismen bei der Gonorrhöe bezw. bei den sogenannten septischen Erkrankungen des weiblichen Genitales und schließlich bei der Tuberkulose, kann vielleicht die Lagerung der Plasmazellen einen Fingerzeig geben. Gelegentlich diesbezüglicher Untersuchungen kommt JOACHIMOVITS zu für diese Feststellung sehr interessanten Befunden. „Bei der chronischen Form der Eileitergonorrhöe mit nicht allzuweit vorgeschrittener Zerstörung fanden sich ziemlich regelmäßig subepitheliale Infiltrate im geringen Abstand vom Epithel, welche in den verdickten Zotten sehr häufig axial angeordnet sind. Die Infiltrate folgen wohl zum Teil dem Lauf der kleinen Gefäße, die Zellen liegen um Capillarschlingen des subepithelialen Gewebes gelagert, sind aber in diesen Zeitstadien wohl ebenso häufig ohne erkennbaren engeren Zusammenhang mit den Gefäßen zu sehen; die Zellager und Zellnester liegen mit einer bemerkenswerten Regelmäßigkeit parallel zur inneren epithelbedeckten Fläche der Tuben bzw. des Tubensackes. Geht das Infiltrat in die Tiefe, so erfolgt dies konzentrisch fortschreitend, der konzentrischen Anordnung der Ringmuskulatur entsprechend; gegen die Tiefe der Muskulatur nehmen die Infiltrate immer mehr ab und verschwinden schließlich vollkommen; es überwiegen in tieferen Lagen einfache runde Zellinfiltrationen. Die subepithelialen Infiltratnester liegen häufiger so, daß sie der Längsrichtung des Organes zu folgen scheinen. Die mehr fleckenförmige und Tiefendurchsetzung der ganzen Wand bei der Puerperalsepsis und das gleichfalls verstreute und keineswegs an die Oberfläche gebundene Vorkommen dieser Elemente bei der Tuberkulose unterscheidet das histologische Bild der weiblichen Gonorrhöe von den gennanten Erkrankungen in einem verwendbaren Grade.“ Wenn sich diese Anordnungsverschiedenheit der Plasmazellen wirklich regelmäßig wiederfindet und keinen Zufallsbefund darstellt, glauben wir, daß dies nicht nur darauf hinweist, daß die Anordnung mit Oberflächenausbreitung des Gonokokkus im Zusammenhang steht, sondern daß die Anordnung der Plasmazellen uns auch anzeigt, in welcher Art die Krankheitserreger das einzelne Gewebe überfallen und wie sich Zellelemente überall dort der Invasion entgegenstellen, wo der Überfall erfolgt und der anfänglichen Ansiedlungsart entsprechen: bei der Gonokokkeninvasion, wo ja die Mikroorganismen vom Oberflächenrasen durch das Epithel in die Tiefe durchsickern und auf diese Weise tiefere Partien ergreifen, müssen sie in streifiger Anordnung subepithelial gelagert sein. Bei den septischen Infektionen, wo die Bakterien mehr dem Lymphstrome und den Lymphspalten und Gefäßen folgen, finden sie sich auch tatsächlich mehr fleckenförmig, die ganze Wand in die Tiefe durchsetzend; bei der Tuberkulose dagegen mehr verstreut und keineswegs an die Oberfläche gebunden, da die Tuberkelbacillen hämatogen in das Gewebe eindringen.

Die praktisch für die entzündlichen Erkrankungen der weiblichen Geschlechtsorgane allein ins Gewicht fallenden Mikroorganismen der Wundkeimerkrankungen sind die *Streptokokken, Staphylokokken* und das *Bacterium coli.*

Die Häufigkeit der einzelnen Krankheitserreger als Krankheitsursache ist nach dem Material so verschieden, daß halbwegs gültige Regeln nicht gegeben werden können. In unserem Material, das allerdings ein ausgesprochenes Vorherrschen der Gonorrhöen aufweist, finden sich bei chronischen Adnexen 63% gonorrhoischen Ursprungs, 37% Nichtgonorrhöen. Die Möglichkeit, unser nichtgonorrhoisches Material nach der Ätiologie bakteriologisch zu unterscheiden, besitzen wir nicht. Wir haben infolge der erfolgreichen konservativen Behandlung nicht nur eine verhältnismäßig geringe Operationsfrequenz entzündlicher Erkrankungen, sondern vor allem ein Material, welches uns nach der Operation bakteriologisch nichts mehr besagen kann. Sind es doch in der Überzahl vorbehandelte, deswegen nicht mehr infektiöse Fälle, die wir der Operation zuführen. Und diese Fälle beinhalten immer, wenn eitriges Sekret überhaupt noch vorhanden ist, sterilen Tuben- oder Abszeßinhalt. Aus der genauen Statistik von Schottmüller und Barfurth ist das Verhältnis der Ätiologie von Wundkeimerkrankungen mit Ausschluß der Gonorrhöe auf beiläufig 8 Streptokokken zusammen mit anderen Keimen, zu 2 Bacterium coli, zu 1 Staphylokokken zu errechnen. Die Streptokokken spielen somit auch hier die Hauptrolle wie auch bei der puerperalen Infektion.

Über das Wesen und den Zusammenhang der einzelnen *Streptokokken* zu einander besteht noch keine Einigkeit. Manche Erscheinungen, so z. B. die Komplementablenkung, lassen darauf schließen, daß es sich um im Wesen verschiedene Arten handelt, andere Erscheinungen wieder, wie die Beobachtung vom Übergehen einer Art in die andere, lassen eine nahe Verwandtschaft mutmaßen. Die in der Gynäkologie hauptsächlich in Betracht kommenden Streptokokken sind die hier kurz anzuführenden.

Der Streptococcus longus pyogenes haemolyticus. Er bildet, wie sein Name besagt, lange Ketten. Die einzelnen Kokken sind selten kugelig, meist längs oder quer oval, sie tragen weder Geißeln noch zeigen sie Sporenbildung. Das Einzelindividuum schwankt zwischen 0,6 und 1,5 μ. Einzelne besonders große Exemplare dürften Involutionsformen sein. Der Streptococcus longus pyogenes haemolyticus ist wie alle Streptokokken grampositiv. Sein optimaler Nährboden scheint 1%ige Peptonfleischwasserbouillon zu sein bei einer Bruttemperatur von 37°. Er ist fakultativ anaërob. Höherer Sauerstoffdruck schädigt den Streptokokkus in Lebensfähigkeit und Virulenz. Er wirkt hämolysierend. Oberflächenkulturen verlieren an Übertragbarkeit in ungefähr 4—6 Wochen, wahrscheinlich durch Sauerstoffwirkung. Viel widerstandsfähiger erweist er sich im Schleim, Eiter oder Staub eingetrocknet; derart konnte er über Monate hinaus erhalten werden (Lingelsheim). In Erysipelschuppen erwies er sich ebenfalls ziemlich widerstandsfähig und noch nach 3 Wochen nachweisbar (Nobel und Zilczer). Sicher abgetötet wird der Streptokokkus erst bei 70° und einstündiger Einwirkung bzw. bei 65° und zweistündiger Einwirkung. Kälte verträgt er außerordentlich gut. Bei einer Temperatur von — 9 bis — 12° stirbt der Streptokokkus in 24 Stunden nicht ab. Auch gegen Desinfektionsmittel ist er sehr resistent. Nach Rodewald wird seine Vermehrungsfähigkeit und Virulenz auf künstlichem Nährboden durch 0,1%iges Sublimat nach 15 Minuten bzw. zweistündiger Einwirkung aufgehoben, durch 3%ige Carbolsäure die Vermehrungsfähigkeit nach 7 Minuten, die Virulenz nach 1 Stunde; durch Trypaflavin in 0,5%iger Konzentration erst nach 2—3 tägiger Einwirkung.

Außer dem Streptococcus longus haemolyticus unterscheidet man noch einen gleichen anhaemolyticus, der sich vom ersteren nur durch die fehlende Hämolyse unterscheidet, aber ebenfalls sehr septisch ist. Der Streptococcus conglomeratus, der sehr kleine Kokken meist in dichten Haufen, daneben nur wenige kurze Ketten aufweist, hat eine geringe hämolytische Wirkung. Der Streptococcus longissimus ist durch lange Ketten charakterisiert, die sich durch mehrere Gesichtsfelder hinziehen und durch deutliche ovoide Form der einzelnen Kokken; hämolysierende Wirkung fehlt oder ist nur ganz gering. Er findet sich hauptsächlich in den Tonsillen (THALMANN). Der Streptococcus mitis bzw. viridans bildet Diplokokken in kurzen oder auch ganz langen Ketten und findet sich vornehmlich bei chronischer Endokarditis, Bindehautkatarrh, Bronchitis, bei Darmaffektionen usw. Den Streptococcus mucosus trifft man bei vielen eitrigen Prozessen, so bei eitriger Meningitis, bei croupöser Pneumonie, als Schmarotzer auf Schleimhäuten der oberen Luftwege und bei parametrischen Abscessen. Er bildet Diplokokken in kurzen Ketten mit 6—14 Gliedern und zeigt als auffallendes Charakteristicum eine Schleimhülle, die in gefärbten Präparaten meist sehr deutlich sichtbar ist. Die Kokken sind ungleichmäßig groß, fakultativ anaërob. Der Micrococcus ovalis bzw. faecalis oder Enterococcus ist vornehmlich Dünndarmbewohner, hat polymorphe Einzelkokken, Hämolyse fehlt. Er findet sich in der Schleimhaut des Mundes, Rachens usw. Der Streptococcus lacticus ist der Erreger der normalen Milchsäuregärung und findet sich in der Schleimhaut des Mundes, des Rachens, der Conjunctiva wie der Micrococcus ovalis. Der Streptococcus pneumoniae bzw. Lanceolatus oder Pneumokokkus bildet kleine, lanzettförmige Kokken als Diplokokken, kurze, 4—6 gliedrige Ketten. Er ist zwar grampositiv, entfärbt sich aber des öfteren, wenigstens teilweise. Charakteristisch ist die Kapselhülle, die die paarweise gelagerten Kokken gemeinsam umschließt. Der Pneumokokkus ist der Krankheitserreger der croupösen Pneumonie, der Otitis media, des Ulcus serpens corneae und findet sich ziemlich häufig in Pyosalpingen, ganz besonders bei puerperaler Sepsis, die bei Vorhandensein von Pneumokokken eine besonders hohe Sterblichkeit aufweist.

Die Art, wie der Streptokokkus den menschlichen Organismus befällt, ist eine ganz verschiedene von den vorher besprochenen Gonokokken. Von den auf der unversehrten Haut bzw. Schleimhaut befindlichen Streptokokken ist eine Infektion nicht zu befürchten. Im Tierversuch ist zwar der Durchtritt von Streptokokken vornehmlich durch das unversehrte Epithel beobachtet worden; in der Pathogenese aber ist diese Art der Invasion nicht bekannt. Erst Defekte in der Decksubstanz ergeben die Möglichkeit einer Infektion. Ob es beim Zusammentreffen vom Defekt und Streptokokkus zur Infektion überhaupt kommt, ob es zu einer geringfügigen lokalen Infiltration, zur lokalen Abscedierung oder zu schweren Phlegmonen bzw. zu einer allgemeinen Infektion, zur Sepsis kommt, hängt ebenso wie bei den Gonokokken sowohl von der Virulenz der Keime, als auch von der Erkrankungsbereitschaft des Organismus, von den vorhandenen Abwehrkräften u. dgl. mehr ab. Beim Zusammentreffen von Substanzdefekt und Streptokokkus kann es zur Vereiterung der Wunde kommen, es kann aber der Streptokokkus durch die Lymphräume in das tiefere Gewebe eindringen, ohne daß es zu einer nennenswerten Eiterung am Deckdefekt kommt. Die Wunde, die ganz geringfügig sein kann, verheilt rasch, so daß, wenn es zur Tiefeninfektion kommt, die Eintrittspforte der Streptokokken schon längst verheilt, also überhaupt unbemerkt geblieben sein kann. Beim Eindringen in den Organismus entwickeln sich die Kokken in den Lymphspalten, erreichen die Lymphbahn, verursachen Lymphangitis, Lymphadenitis oder breiten sich gleich im lockeren Bindegewebe aus, längs der Fascie bzw. in den bindegewebigen Hüllen der Muskeln und Sehnen, erzeugen Entzündungen, Abscesse und Phlegmonen durch eitrige Einschmelzung des Gewebes. Umgreifen sie Blutgefäße, vornehmlich Venen, so kommt es zur Durchwanderung der Gefäßwand, zur Thrombosierung der Gefäße. Von diesen Thromben aus gelangen die Streptokokken in die Blutbahn und erzeugen die verschiedenen Formen der allgemeinen Sepsis. Entwickeln sie sich aber beim Eindringen durch das Deckepithel entlang der Lymphspalten und Lymphgefäße der Haut, hauptsächlich im Stratum reticulare, so daß die Lokalisation eine oberflächliche bleibt, so verursachen sie, wie bekannt, das Erysipel. Es gibt aber Erysipele, die auch durch Staphylokokken verursacht sind. Die Hautaffektionen, die man bei allgemeiner Sepsis findet, wie pustulöse Ausschläge, das Erythema multiforme, Purpura u. dgl. sind nicht als Kontinuitätsinfektionen, sondern als metastatische Ablagerungen anzusehen.

Die Invasion der Streptokokken im weiblichen Genitale erfolgt ebenfalls nur von Wunden, von Haut- bzw. Schleimhautdefekten aus. Die beste Gelegenheit ergibt selbstverständlich das Puerperium, woselbst in der Gebärmutter und Cervix flächenhafte Wunden bestehen und auch die Scheide und Vulva infolge größerer und kleinerer Einrisse eine ganze Menge von Defekten in der Haut und Schleimhaut aufweisen. Der Keimimport findet hier meistens von außen her statt. Ganz ähnliche Verhältnisse liegen beim Abortus vor, hauptsächlich beim künstlichen, bzw. nach Fehlgeburten, wo eingegriffen wurde. Doch auch außerhalb der Schwangerschaft und des Puerperiums ist durch andere Substanzverluste, durch kleinste Wunden und Epitheldefekte, oder bei anderweitiger Geschwürsbildung, Gelegenheit zum Eindringen der Streptokokken, ganz besonders nach therapeutischen oder operativen Eingriffen, vornehmlich bei auch nur kleinen Rissen in der Cervix. Von solchen größeren oder kleineren Wunden dringen die Streptokokken in die Lymphbahnen des paravaginalen bzw. parauterinen Gewebes in die Tiefe. Durch Infiltrierung des Parametriums kommt es zur Exsudatbildung, zu phlegmonösen Prozessen, zur eitrigen Einschmelzung, dann durch Befallen der reichlich vorhandenen Venen zur häufig sehr raschen Ausbreitung des Prozesses nach allen Richtungen, zur Metastasenbildung, zur allgemeinen Sepsis.

Im Tierversuch gelingt gegen die Streptokokkeninfektion sowohl die passive als auch die aktive Immunisierung. Die Wirksamkeit der passiven Immunisierung wird von manchen bestritten, von anderen gelobt. Wir selbst haben von der Serumbehandlung der Streptokokkensepsis zweifellose Erfolge gesehen (Wien. klin. Wschr. 1911, Nr 38); Bedingung ist selbstverständlich, wie bei jeder Serumbehandlung, die zeitliche Verabfolgung in genügender Menge. Wir geben das Streptokokkenserum des österreichischen serotherapeutischen Instituts in Mengen von 100 ccm pro dosi. Daß es bei der Streptokokkenserumbehandlung Mißerfolge gibt, ist eigentlich bei der Vielfältigkeit der Streptokokken selbstverständlich. Wir wissen doch nicht, ob das Serum ein Produkt gerade des krankheitsverursachenden Streptokokkus, einer verwandten oder gar einer ganz fremden Art ist. Die vorbeugende aktive Immunisierung durch Vaccinebehandlung ist nicht sehr erfolgversprechend, vor allem deshalb, weil es eine länger dauernde Immunität nach Streptokokkenerkrankungen auch im Tierversuch nicht zu geben scheint. Über prophylaktische Streptokokkenvaccineverabfolgung fehlt uns die persönliche Erfahrung. Wir verwenden, wie wiederholt hervorgehoben, bei gynäkologischen entzündlichen Erkrankungen wohl Vaccine; da aber diese Erkrankungen meist durch Mischinfektionen verursacht sind, so geben wir nicht reine Streptokokkenvaccine, sondern zugleich mit anderen Krankheitserregern gemischte Vaccine: Streptokokken, Staphylokokken, Gonokokken und Kolibacillen als sog. Vollmischvaccine, oder aber nur Streptokokken, Staphylokokken und Kolibacillen, als Mischvaccine.

Staphylokokken ist eigentlich ein Sammelname, worunter wir runde Kokken verstehen, die auf künstlichen Nährböden, häufig mit Farbstoffbildung, leicht wachsen, fast überall vorkommen, auffallend gleichmäßig in Form und Größe sind und deren typische Lagerung die haufenförmige ist. Ihr Hauptansiedlungsgebiet ist beim Menschen wohl die äußere Haut. Der Staphylokokkus ist zum Unterschied vom Gonokokkus, ähnlich wie der Streptokokkus, ein ausgesprochener Wundkeim insoferne, als er durch die unverletzte Haut kaum in dieselbe eindringt, sondern mindestens die Haarfollikeln als Eintrittspforte benützt, sonst für gewöhnlich durch Risse in die tieferen Hautpartien eindringt und dort zu den sog. Pyodermien bis zum Furunkel Veranlassung gibt. Sogar ein echtes Erysipel kann er verursachen (G. JOCHMANN). Der Staphylokokkus dringt auch als Erreger phlegmonöser Entzündungen in die Tiefe, besonders als Erzeuger der Brustdrüsenentzündung. Auch Exsudate der serösen Körperhöhlen kann er hervorrufen, ebenso im Gefäßsystem bei Endokarditis und Phlebitis. Bekannt ist seine Rolle beim Menschen als häufiger Erreger der Osteomyelitis, der Mittelohrenentzündung, ja auch von Allgemeinerkrankungen wie Staphylokokkensepsis und Staphylokokkenpyämie. Puerperale Erkrankungen werden ungefähr in $20^0/_0$ der Fälle durch ihn hervorgerufen (SCHOTTMÜLLER). Von Wichtigkeit, speziell für die Erkrankung der Adnexe der Frau, ist die Tatsache, daß der Staphylokokkus in Krankheitsherden latent jahrzehntelang bleiben kann (VERNEUL, GARREE, SCHNITZLER).

Es gibt eine sehr große Anzahl von Staphylokokkenarten. Die für Menschen wichtigsten pathogenen Formen sind der Staphylococcus pyogenes aureus und der Staphylococcus pyogenes albus, die sich von einander weder biologisch noch in der Pathogenität unterscheiden, sondern nur durch die Farbe des von ihnen gebildeten Pigmentes. Wichtig für die gynäkologischen Fragen ist das Vorkommen einer Anzahl gramnegativer Staphylokokken, so des Staphylococcus parvulus und des anaeroben Staphylococcus aërogenes (SCHOTTMÜLLER), der als gramunbeständig um so leichter Veranlassung zu einer Verwechslung mit dem Gonokokkus geben kann, als er sich in der Richtung des Teilungsspaltes anordnet, es mithin zur Tetragenesanordnung kommt, die der Anordnung des Gonokokkus nicht ganz unähnlich ist. Er kommt sehr häufig in der Scheide gesunder Frauen vor (ROSEWSKY). Er soll sich aber auch bei Endometritiden, Salpingitiden, ja bei eitriger Peritonitis und Sepsis, sowie bei Thrombophlebitis vorfinden. Die Anzahl der Staphylokokkenarten ist eine recht beträchtliche, wir möchten aber als für die gynäkologische Betrachtung besonders wichtig den Staphylococcus aureus, den Staphylococcus albus und den Staphylococcus aërogenes (SCHOTTMÜLLER) ansprechen. Der Staphylococcus aureus und Staphylococcus albus sind ausgesprochen grampositiv.

Das Temperaturoptimum liegt bei 24—38⁰. In Bouillon wächst er reichlich, ebenso in Agar und zwar so reichlich, daß eine ganze 20stündige Schrägagarkultur 20—30 Milliarden sichtbare Staphylokokken enthält. Auch im Serum und Ascites wächst er gut, ebenso im Speichel, im Fruchtwasser und im alkalischen Harn. In saurem Harn wächst er schlecht.

Über die Wirkung der Staphylokokken ist hervorzuheben, daß ihre Toxine bzw. das keimfreie Filtrat von Staphylokokkenbouillonkultur leukocytenzerstörend, dann auflösend und verklumpend auf rote

Blutkörperchen wirkt, schließlich infiltratbildend auf Haut und Unterhautzellgewebe. Das Agens, welches die Zerstörung der weißen Blutkörperchen bewirkt, nennt man Leukozidin, das die Erythrocyten lösende und sie verklumpende Hämotoxin und Aglomerin, das Unterhautzellgewebsgift Hauttoxin. Letzteres macht sich auch beim Menschen sehr wirksam bemerkbar, indem es bei Einreibung auch keimfreier Filtrate auf die gereizte Haut Ekzeme hervorruft.

Eine Trennung zwischen den pathogenen und den nicht pathogenen Staphylokokken scheint auf dem Wege der Agglutination möglich zu sein (Kolle und Otto).

Es ist eine bekannte Angabe, für die jeder hauptsächlich in gynäkologischen Fällen eigene Belege haben dürfte, daß durch länger dauernde Eiterungen Amyloidentartung innerer Organe hervorgerufen wird. Für Staphylokokkeneiterungen finden sich solche Belege experimenteller Natur von Davidson, Lubarsch, Krassowitzky u. a.

Der Staphylokokkus ist ziemlich hitzeunbeständig. Er erliegt bei 80° in 1—2 Sekunden. Dagegen verträgt er Kälte scheinbar unbegrenzt. Es ist wenigstens keine niedrige Temperatur bekannt, durch welche er in kurzer Zeit mit Sicherheit abgetötet wird. Auch mehrfaches Einfrieren bei minus 30° konnte den Staphylokokkus nicht abtöten. Auch gegen Eintrocknung ist er sehr widerstandsfähig. Verstäubt stirbt er erst nach 28 Tagen. In Kulturen bleibt er ohne Übertragung wochen- und monatelang wachstumsfähig.

Parenterale Einverleibung virulenter oder auch toter Staphylokokken in den Organismus verursacht stets massenhafte Leukocytenzuwanderung und lebhafte Phagocytose. Schon nach einer halben Stunde lassen sich in weiße Blutkörperchen eingeschlossene Staphylokokken nachweisen; nach 5 Stunden scheint der Höhepunkt erreicht zu sein. Die Phagocytose dürfte um so lebhafter auftreten, je weniger virulent der Stamm ist (Pröscher, Rubritius).

Die Vaccinebehandlung mit Staphylokokken wurde, wie bekannt, von A. Wright eingeführt. Ihre Verwendung ist als harmlos anerkannt. Ihre Dosierung ist nicht einheitlich. Sie schwankt von 50 bis zu 500 Millionen Keime in Intervallen von 3 Tagen bis zu 1—2 Wochen. Es gibt verschiedene Staphylokokkenvaccinepräparate, z. B. Staphar, Opsonogen, Leukogen, Staphylosan usw. Wir selbst verwenden die Staphylokokken als Beigabe in die Mischvaccine und Vollmischvaccine in einer Menge von 1000 Millionen auf 1 ccm.

Das *Bacterium coli*, 1886 von Escherich entdeckt, stellt ein kurzes, plumpes Stäbchen dar, von 2—5 μ Länge und 0,4—0,6 μ Breite. Es ist stets gramnegativ und bildet nie Sporen. Es hat Eigenbewegung und trägt Geißeln. Das Temperaturoptimum für Kulturen beträgt 37°, doch ist das Bacterium coli in jeder Beziehung anspruchslos. Es wächst aërob besser als anaërob. Traubenzuckerzusatz unterstützt das Wachstum. Es verflüssigt niemals den Nährboden. Eingetretene Verflüssigung ist ein Beweis dafür, daß es sich nicht um Bacterium coli handelt. Besonders charakteristisch sind die oberflächlichen Kolonien in der Gelatineplatte, flach ausgebreitete, bläulich-weiße, durchscheinende Formen mit unregelmäßig weinblattartig gelapptem Rand, wachsen in weiteren Stadien zu üppigeren, besonders am Rande weniger durchscheinenden weißlichen, oft ziemlich großen Siedlungen von gelblichem Farbenton. Auf der Blutagarplatte kann man hämolytische von nichthämolytischen Kolibacillen unterscheiden, doch läßt sich eine Beziehung zwischen Hämolyse und Pathogenität nicht feststellen. Die Agglutination ist zur Unterscheidung von Koliarten kaum zu verwenden, um so weniger, als das Serum Gesunder sehr häufig Kolikeime agglutiniert. Das Bacterium coli ist sehr widerstandsfähig. Es ließ sich ein in steriles Wasser verimpfter Kolistamm noch nach $6^3/_4$ Jahren weiterzüchten (BUSSON). Es verträgt Temperaturen von über 60⁰ und läßt sich unter geeigneten Umständen mindestens 7 Jahre lang unverändert erhalten. Seine Verbreitung ist eine ziemlich große. Bei Gesunden findet es sich außerhalb des Darmes, wo es ja einen normalen Bewohner bildet, besonders auf der Haut und zwar am ehesten in der Umgebung der Afteröffnung, in Mund- und Nasenhöhle, an den Fingern und in der Scheide.

Die Tatsache seiner Pathogenität ist bekannt. Allerdings ist die Häufigkeit der durch ihn verursachten Erkrankungen insoferne etwas einzuschränken, als die agonale und postmortale Einwanderung der Kolibacillen in die Organe zu berücksichtigen ist. Im übrigen finden sie sich häufig als Krankheitsursache bei Peritonitis, besonders Gallenblasenerkrankungen, Erkrankungen des Harnapparates, örtlichen Eiterungen von Rippenfellentzündungen, Hirnhautentzündungen und Wochenbettfieber. Auch septische Erkrankungen verursacht das Bacterium coli nicht selten durch Überwanderung ins Blut. Die Kolisepsis ist häufiger als angenommen wird. Ihre Folge Erkrankungen der Harnwege, der Galle und des Wochenbettes.

Vaccine wird bei Kolierkrankungen heute schon ziemlich allgemein gegeben. Die Dosierung ist wie bei der ganzen Vaccinebehandlung sehr schwankend, da einheitliche Auffassungen darüber nicht bestehen. Wir selbst sahen wiederholt sehr gute Ergebnisse der Vaccinetherapie bei hartnäckigen Cystitiden, Pyelitiden und Kolivulvitiden. Wir verwenden polyvalente Vaccine oder aber solche mit Autovaccine vermischt. Da das Bacterium coli bei Mischinfektionen entzündlicher Erkrankungen des Weibes, hauptsächlich der Adnexe, vorgefunden wird, so geben wir in unsere Vollmischvaccine bzw. Mischvaccine Kolibakterien in der Menge von 1000 Millionen Keime in 1 ccm.

Spezieller Teil.

Die große Mehrzahl der das weibliche Genitale befallenden entzündlichen Erkrankungen nehmen den Weg von der Vulva, oft noch von weiter draußen, von der äußeren Haut oder vom uropoetischen System, vom Darm aus, um aufsteigend dann die einzelnen Bezirke der Beckenorgane zu befallen. Das ist der gewöhnliche Infektionsweg. Dem viel selteneren Vorgang der Metastasierung auf das Genitale von anderen entzündlichen Herden im Körper kommt nicht die Wichtigkeit zu, wie den aufsteigenden Erkrankungsformen.

Die äußeren Geschlechtsorgane.

Je nach der Art der krankmachenden Keime und je nach den örtlichen Verhältnissen wird sich die Entzündung der äußeren Geschlechtsorgane, die sog. *Vulvitis*, verschiedentlich darbieten. Eine Form, durch welche die richtige Natur des Leidens sehr leicht überdeckt sein kann, ist das Ödem der Vulva. Selbstverständlich ist dasselbe nur ein Symptom und zwar ein Symptom verschiedener Erkrankungen. Handelt es sich um Stauungszustände allgemeiner Natur, wie hauptsächlich Herz- und Nierenstörungen, so findet man es meist doppelseitig. Einseitiges Ödem muß immer als Merkmal eines örtlichen, in der Überzahl der Fälle äußeren Prozesses gewertet werden, mit Ausnahme von tiefen Thrombophlebitiden, die sich dann nach außen nur durch Stauungsödem der einen Seite zeigen. Sehr häufig versteckt sich hinter einem einseitigen Ödem ein kleines, oft leicht zu übersehendes Geschwür, noch häufiger ein in der Tiefe des Bindegewebes der Schamlippen gelegener Absceß, der infolge des Ödems auch beim Suchen nach demselben, leicht übersehen wird. Diese tiefen Furunkeln bzw. tiefen Phlegmonen, kommen bald zur Einschmelzung, wobei sich sehr häufig mehrere Fistelöffnungen, sei es in der Schleimhaut, sei es mehr gegen das Perineum zu, bilden. Die Erreger solcher tiefer Abscesse sind überwiegend Staphylokokken, seltener Streptokokken. Recht häufig findet man Reste oder noch bestehende Follikulitiden der näheren oder entfernteren Hautpartien, der Gesäßgegend oder Oberschenkel. Diese Pyodermien sind für uns deshalb von großer Wichtigkeit, weil sich daraus recht häufig aufsteigende Prozesse schleichend herausbilden. Es wird immer wieder darauf hingewiesen, daß es eigentlich verwunderlich sei, daß es bei der reichlichen Flora, die sich in der Vulva aufhält, verhältnismäßig doch selten zu einer Entzündung, zu einer Vulvitis kommt. Dasselbe müßte man von der Hautoberfläche überhaupt ebenfalls behaupten und sich wundern, daß nicht jeder Mensch ständig an Furunkulose leidet. Es sind — und das ist ja heute wohl allgemein anerkannt — im Krankheitsgeschehen mehr Momente maßgebend als nur der Krankheitserreger. Auch bei der Vulvitis ist nebst den stets vorhandenen Keimen eine Krankheitsbereitschaft des Ansiedlungsbodens, der Haut und Schleimhaut, notwendig, oder aber ein ganz besonderes äußerliches Moment. Entweder führt eine wiederholte und dauernde Verletzung der Haut- und Schleimhautdecke zur Ansiedlung der vorhandenen Krankheitskeime, oder aber die hinzukommenden Bakterien sind derart giftig und lebensfähig oder für die örtlichen Verhältnisse so neu, daß sie die Krankheit trotz der natürlichen Abwehrkräfte hervorbringen. Auch die chemische Veränderung der die Vulva benetzenden Sekrete spielt eine Rolle. Wissen wir doch z. B., daß ein zuckerhältiger Harn Vulvitiden ganz besonders begünstigt, daß ein durch eine Harnfistel die Geschlechtsteile ständig benetzender Harn zu langwierigen und tiefgreifenden Entzündungsprozessen führen kann.

Bei den Entzündungsprozessen der Vulva kommt es zur Lockerung des Epithels, zur Infiltration des Papillarkörpers, zu einer stärkeren Sekretion der Talgdrüsen und zu einer kleinzelligen Infiltration des Coriums.

Als Infektionskeime der Vulvitis spielen die Streptokokken und Staphylokokken die Hauptrolle, hauptsächlich wenn der Prozeß, wie oben gezeigt, sich aus Pyodermien entwickelt, Darmbakterien verschiedenster Art, wenn er sich Darmerkrankungen anschließt, Streptokokken, Staphylokokken und hauptsächlich Kolibacillen, wenn eine Erkrankung des uropoetischen Systems zu einer Entzündung der Schamspalte führt. Die Keime, die sich am äußeren Genitale aufhalten, die demnach bei einer Vulvitis gefunden werden, sind derart zahlreich, daß ihre Aufzählung zwecklos wäre, um so mehr, als die bakteriologische Ursache der akuten und chronischen Vulvitiden sehr wenig erforscht ist. Ein großes Kontingent der Vulvitiden, hauptsächlich der jungen Mädchen, liefert der Gonokokkus. Doch gerade bei der Gonorrhöe ist darauf hinzuweisen, daß nicht jede Erkrankung die gemeiniglich als Vulvitis gilt, pathologisch-anatomisch immer als solche zu werten ist. Sehr oft, ganz besonders wie gesagt bei der Gonorrhöe, finden wir keine diffuse Erkrankung der Vulva, sondern die Entzündung beschränkt sich auf die Ausführungsgänge der Vulvadrüsen, auf die Innenräume der Krypten, auf die Urethra. Durch die Entzündung des dem erkrankten Epithel anliegenden Gewebes kommt es dann zu einer Schwellung der Umgebung der erkrankten Drüsengänge, was sehr häufig eine diffuse Vulvitis vortäuscht. Es ist dies für die Behandlung sehr wichtig, da hier allgemeine Maßnahmen weniger zum Ziele führen als die Behandlung der einzelnen erkrankten Gänge und Kanäle.

Wir haben in den meisten Fällen nur eine geringe Möglichkeit, das Übergreifen eines entzündlichen Prozesses vom Darm auf die Vulva nachzuweisen. Bakteriologisch wenigstens gelingt dies kaum. Wir können durch die Krankheitsgeschichte solche Zusammenhänge mutmaßen, meist aber nicht beweisen. Leichter ist es schon bei Pyodermien, wenn Hauterkrankungen oder Reste davon in der Nähe der Vulva noch nachweisbar sind. Hier spielt hauptsächlich der Staphylokokkus, wohl auch der Streptokokkus eine Rolle.

Es gibt bei der Frau eine ganze Reihe von einfachen Vulvitiden bis zu schweren intertriginösen Prozessen, die als Beweis dafür, daß es sich um Harninfektionen handelt, mit einfacher interner Urotropinbehandlung raschest zur Ausheilung gelangen. Überhaupt ist die Erkrankung der Vulva und des übrigen Genitales von der Blase aus eine recht häufige Erscheinung. Es sind dies Erkrankungen, die vorerst ohne greifbare Ursache plötzlich auftreten, manchmal durch die starken äußeren Reizerscheinungen der Vulva den Eindruck einer akuten Gonorrhöe machen. Die mikroskopische Sekretuntersuchung ergibt aber keine Gonokokken, die Sekretuntersuchung der Vulvaabgänge führt zu keinem greifbaren Ergebnisse wegen der vielartigen vorhandenen Keime. Untersucht man aber keimfrei entnommenen Harn, so finden sich in demselben Kolibacillen in Reinkultur, recht häufig aber auch in Gesellschaft von Strepto- und Staphylokokken. Es kann eine wirkliche Cystitis und Pyelitis bestehen. Sehr häufig handelt es sich bloß um Bakteriurien. Die primäre Erkrankung der Harnwege ist hier kaum je in der Blase gelegen. Es kommt wohl vor, daß eine akute Cystitis zu einer Vulvitis führt. Im allgemeinen aber dürfte eine längere Ausscheidung von pathologischem Harn notwendig sein, um unter gegebenen Umständen eine Vulvitis zu erzeugen. Es handelt sich bei dieser Infektion der äußeren Geschlechtsorgane durch das uropoetische System beim Weibe sehr oft um aus der zartesten Kindheit (KERMAUNER) mitgeschleppte, allerdings recht häufig übersehene, latente Pyelitiden. Daß die Ätiologie der Vulvitis im keimhältigen Harn gelegen ist, beweist die Erfolglosigkeit der lokalen Behandlung dieser Entzündungsformen der äußeren Geschlechtsorgane. Bringt man durch Behandlung die Vulvitis zur Besserung, so tritt nach Aussetzen der örtlichen Therapie sofort wieder eine Verschlechterung ein, da ja das ursächliche Moment weiter besteht. Dafür heilt die erfolgreiche Blasen- bzw. Nierenbeckenbehandlung in derartigen Fällen gleichzeitig auch die Vulvitis, ohne daß besondere lokale Maßnahmen notwendig wären.

Schon aus dem Bisherigen geht hervor, daß ein Erfolg der Behandlung nur dann wahrscheinlich ist, wenn man bei Vulvitiden ursächlich vorgeht. Ist die Infektion vom Darm ausgegangen, so wird eine Ausheilung der Darmerkrankung unerläßlich sein, gegebenenfalls durch Umstimmung der Darmflora. Eine Pyodermie ist als solche zu behandeln.

An wirklicher Gonorrhöe erkrankt die Vulva selbst, d. i, die Haut- und Schleimhaut der großen und kleinen Schamlippen mit ihrem mehrschichtigen Pflasterepithel, wie die Scheide, nur in den Altersphasen des Weibes, in welchen die Eierstocktätigkeit fehlt oder gemindert ist, also im Kindesalter, während der Schwangerschaft, nach den Wechseljahren, dann nach operativer oder Röntgenkastration und bei Infantilismus. Die gonorrhoische Vulvitis unterscheidet sich von einer solchen anderen bakteriologischen Ursprungs nicht wesentlich. Die charakteristischen Merkmale einer diffusen Vulvitis sind: geschwollene Schleimhaut mit Eiterüberzug, membranöse Auflagerungen, Erosionen, unscheinbar kleine bis zu großen serpiginösen Geschwüren, Schwellung der Lymphdrüsen in der Leistenbeuge. Wenn sich auch die gonorrhoische Vulvitis von anderen makroskopisch nicht sehr stark unterscheidet, so doch durch die genaue Beobachtung und durch den Verlauf. Die gonorrhoischen Vulvitiden sind mehr als alle anderen dadurch gekennzeichnet, daß sich bei genauem Zusehen doch hauptsächlich die verschiedenen Ausführungsgänge der größeren und kleineren Vulvadrüsen und Krypten und die Urethra als erkrankt erweisen, weniger die übrige Schleimhaut. Vulvitiden, die durch Eitererreger, wie hauptsächlich Strepto- und Staphylokokken bedingt sind, heilen rascher aus als die gonorrhoischen. Allerdings sind auch die Kolivulvitiden langwierig, hauptsächlich deshalb, weil die ursächliche Erkrankung der Harnwege lange Zeit anhält.

Vieles was als Vulvitis bezeichnet wird, ist häufig nichts anderes als Erkrankungen des Drüsenapparates in der Umgebung des Scheideneinganges. So ist die sog. Vulvitis follicularis nichts anderes als eine Erkrankung der Ausführungsgänge der Vestibulardrüsen, die sich als kleine, zentral gerötete, etwas erhabene Körnchen präsentieren. Bei der Gonorrhöe spielen die Erkrankungen des Scheideneingang-Drüsenapparates, wie gezeigt, eine große Rolle, sowohl in therapeutischer als auch prognostischer Hinsicht. Die Behandlung dieser erkrankten Drüsen — eigentlich handelt es sich in der Mehrzahl ja nur um eine Erkrankung des Ausführungsganges —, erfordert einer geduldige Kleinarbeit. Prognostisch ist sie deshalb von Bedeutung, weil ihre restlose Abheilung unbedingtes Erfordernis zur Ausheilung der Gonorrhöe überhaupt darstellt. Gonokokkenherde, die hier bestehen bleiben, können das ganze Genitale immer wieder krank und jede Heilungsbestrebung illusorisch machen. Vor Jahren wurde auf die Wichtigkeit des Praeputium clitoridis als Gonokokkenherd aufmerksam gemacht (CLODI und SCHOPPER). Wir konnten hier, trotzdem wir darauf achteten, so gut wie niemals mit Sicherheit Gonokokken nachweisen, außer in den Fällen, wo der Eiter weit weg verschmiert war.

Die sog. *Bartholinitis* ist häufig nichts anderes als eine Erkrankung des Ausführungsganges der Glandula vestibularis major. Durch die Schwellung, manchmal auch durch einen wirklichen Verschluß des stark gewundenen und schmalen Ausführungsganges, kommt es zu einer Sekretretention in der Drüse selbst, zu einer cystischen Erweiterung derselben, dann zu einer nachträglichen Infektion des Drüseninhaltes und zur Bildung eines Pseudoabscesses, der die Neigung hat, manchmal durch die Schleimhaut, manchmal aber auch durch die Haut der großen Schamlippen durchzubrechen. Man findet die Bartholinitis öfters bei Gonorrhöe. Keinesfalls ist aber eine Bartholinitis ein sicheres Zeichen für den Tripper des Weibes. Nach dem, was wir sahen, ist eine ganz beträchtliche Anzahl von sog. Bartholinitiden nicht gonorrhoischer Natur. Die Ansicht, daß Bartholinitiden eine Art Immunität gegen das Ascendieren der Gonorrhöe abgeben (H. THALER), können wir nicht teilen. Wir sahen zu häufig Adnexe mit Bartholinitis vergesellschaftet. Da aber die Bartholinitis so gut wie immer schon gewohnheitsmäßig als Gonorrhöe angesprochen wird, so ist es sehr gut möglich, daß in denjenigen Fällen, wo ein Ascendieren der Entzündung ausbleibt, es sich nicht um gonorrhoische Bartholinitiden, sondern um durch andere Mikroorganismen bedingte, gehandelt haben mag. Eine Ascension bei hauptsächlich durch Strepto- und Staphylokokken bedingten entzündlichen Erkrankungen kommt selbstverständlich vor, doch nicht in der Häufigkeit wie bei der Gonorrhöe.

Die gonorrhoische *Urethritis* des Weibes hat dieselben charakteristischen Merkmale wie die Urethritis anterior des Mannes. Sie beginnt mit einer vorerst rein serösen Sekretion. Im Sekret finden sich im Beginne äußerst spärlich Leukocyten, zahlreiche Epithelien und hauptsächlich extracelluläre Gonokokken, die den Epithelzellen aufgelagert sind, bei geschwollener und schmerzhafter Harnröhre. Ende des 2. oder Anfang des 3. Tages wird das Sekret durch Auswanderung von Leukocyten rein eitrig. Im mikroskopischen Präparat findet man jetzt die Gonokokken schon meist intracellulär, natürlich auch außerhalb der Eiterzellen. In diesem Stadium schwillt bei schweren Prozessen die Schleimhaut mächtig an, man tastet die Urethra oft durch die Scheide als ziemlich harten, kleinfingerdicken schmerzhaften Wulst. Da diese Konsistenz und Größenvermehrung nicht allein durch Schwellung der Schleimhaut bedingt sein kann, so ist wohl anzunehmen, daß bei den schweren Urethritiden auch das unterhab der Schleimhaut gelegene Gewebe entweder nur kollateral oder aber direkt durch Einwanderung der Gonokokken erkrankt. Schon in den allernächsten Tagen nimmt die Schwellung der Urethra ziemlich rasch ab. Diese sieht Ende der 2. oder in der 3. Woche schon fast normal aus, wobei die Erkrankung in das chronische Stadium übergeht. Nach 6 bis 10 Wochen, aber auch viel früher, kann die weibliche Urethritis vollkommen abgeklungen sein (BUMM). Das „chronische" Stadium braucht sich, wie bei jeder Lokalisation der weiblichen Gonorrhöe, nicht immer aus einem akuten zu entwickeln. Wir finden bei der Frau außerordentlich häufig eine chronische Gonorrhöe bzw. eine chronische Urethritis, ohne daß sich anamnestisch auch bei vollkommen glaubwürdigen Aussagen ein akutes Stadium nachweisen ließe.

Nicht jede Urethritis, weder die akute noch die chronische, ist gonorrhoischer Natur. Wir selbst hatten wiederholt Gelegenheit akute und chronische Urethritiden zu sehen, bei denen auch bei längerer Beobachtung niemals Gonokokken festzustellen waren. Als Ursache des Harnröhrenkatarrhs bzw. Entzündung ließen sich hier Kolibacillen oder Staphylokokken nachweisen. Wegen des Vorkommens auch nicht gonorrhoischer Urethritiden ist zur Diagnosestellung die mikroskopische Untersuchung des Urethralsekretes unerläßlich.

Die Sekretentnahme erfolgt, hauptsächlich in chronischen Fällen, wo das Sekret nicht in Massen ausströmt derart, daß man durch die, Scheide die Urethra von oben gegen ihre Mündung zu ausstreicht und den hervortretenden Tropfen mit einem stäbchenförmigen Instrument oder mit einer Platinöse oder kleinem Spatel zur Untersuchung entnimmt und auf einen Objektträger dünn ausstreicht. Es ist üblich, die Frauen zu veranlassen vor der Sekretentnahme den Harn längere Zeit zurückzuhalten, damit das Sekret durch den Harn nicht weggeschwemmt werde. Wir ziehen es vor, die Harnröhre gereinigt zu untersuchen, womöglich nach dem Urinieren. Wir streichen die Urethra aus, entfernen aber den ersten Tropfen durch ein Wattebäuschchen und nehmen erst das nächstfolgende Sekret zur Untersuchung. Dadurch haben wir den Vorteil, daß das entnommene Sekret mikroorganismenärmer ist. In die äußere Urethralmündung wandern fortwährend Keime aus der Vulva, der umgebenden Haut und der Außenwelt ein, so daß sich im ersten Tropfen fast immer dieselbe Bakterienflora vorfindet wie in der Vulva. Das Sekret der gereinigten Urethra wird im Mikroskop meistenteils beweisende Bilder zeigen. Entweder finden wir Gonokokken oder andere den Katarrh verursachende Keime; und meistens — und dies ist der Vorteil dieses Vorgehens — in Reinkultur. Des öfteren aber findet man im Sekret keine Mikroorganismen. Sind trotz Fehlens von Bakterien Leukocyten im Präparat, so suche man weiter nach dem Krankheitserreger. Finden sich im Ausstrich nur Epithelien, so dürfte die Bakterienfreiheit nicht nur vorgetäuscht sein. Nicht jedes aus der Urethra ausgepreßte Sekret, auch wenn es manchmal beim Auspressen sehr reichlich hervorquillt, muß krankhaft sein. In nicht wenigen Fällen gewinnt man reichlich dickliches, rahmartiges Sekret, welches mikroskopisch nur aus Epithelzellen besteht. Hauptsächlich bei unberührten Geschlechtsorganen von jüngeren Mädchen findet man diese Desquamationsprodukte sehr häufig und reichlich. Auch aus den Paraurethralgängen und aus den Paraurethralkrypten gewinnt man oft derartiges Sekret, welches natürlich vollkommen belanglos ist und das Produkt der Abschuppung eines normalen Genitales darstellt.

Ein Aufsteigen einer gonorrhoischen Harnröhrenerkrankung auf die Blase ist im akuten Stadium recht häufig. Die Erscheinungen in der Urethra stehen aber im Vordergrund, so daß die Blasenerkrankung, die meist sehr rasch zurückgeht, sehr oft übersehen wird. Im chronischen Stadium bleibt, nicht als spezifische Erkrankung, meist eine Trigonitis zurück. Die Erkrankung des Nierenbeckens, die Pyelitis gonorrhoica, ist selten. Findet man Diplokokken von der Form und Färbbarkeit des Gonokokkus, so überzeuge man sich in der Kultur, daß es

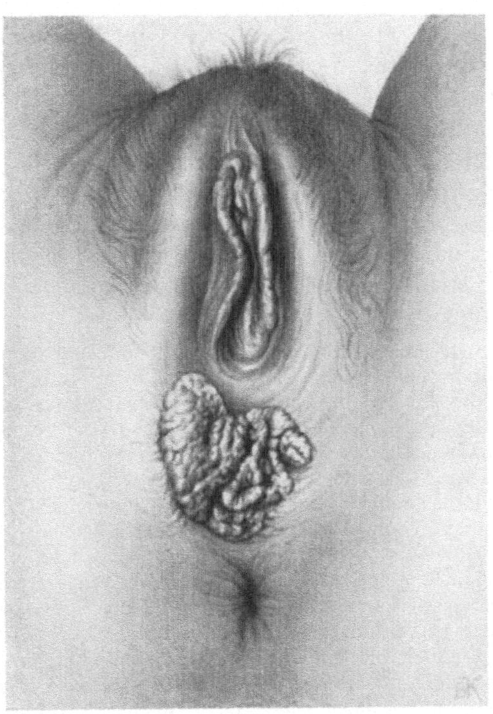

Abb. 3. Condylomata acuminata bei einem Mädchen bei erhaltenem Hymen und ganz gesunden Geschlechtsorganen und Mastdarm.

sich um solche handelt, denn diesbezügliche Fehldiagnosen und Verwechslungen mit dem Micrococcus catarrhalis sind sehr leicht möglich.

Die Differentialdiagnose zwischen gonorrhoischer und anderer bakterieller Provenienz der Vulvitis, Urethritis, Cystitis und Pyelitis ist nur mikrobiologisch zu stellen.

Zu den entzündlichen Erkrankungen des äußeren Genitales gehören auch die spitzen Kondylome, die *Condylomata acuminata.* Man unterscheidet zwei Formen, die schmal aufsitzenden papillären blumenkohl- oder hahnenkammähnlichen, die meist blaurötlich sind, dann breit aufsitzende, gelb oder weißgrau gefärbte, trockene und warzenartige Kondylome (G. A. WAGNER). Die Ursache der spitzen Kondylome ist heute eigentlich noch gänzlich ungeklärt. Ihr häufiges Vorkommen bei Gonorrhöe weist wohl auf einen ursächlichen Zusammenhang mit dem Gonokokkus hin. Daß sie nur das Produkt einer länger dauernden chronischen Reizung der Haut durch darüber fließendes Sekret seien, will uns nicht recht wahrscheinlich vorkommen. Im Verhältnis zur Häufigkeit verschiedenster Ausflüsse sind die Feigwarzen doch zu selten, um ätiologisch damit zusammenzuhängen. Durch die gelungenen Überpflanzungsversuche WAELSCHs scheint die Übertragbarkeit der spitzen Kondylome durch Kontakt erwiesen zu sein. Inwieferne dieses Kontagium mit der Gonorrhöe zusammenhängt, bleibt noch zu erforschen.

Ein Fall, den wir vor kurzem zu beobachten Gelegenheit hatten, spricht für die Übertragbarkeit durch einen eigenen Übertragungsstoff. Hier war weder eine Gonorrhöe noch ein anderer Ausfluß vorhanden; nicht die geringste Vermehrung der Ausscheidungen ließ sich weder objektiv noch anamnestisch nachweisen. Der Sitz der spitzen Kondylome und das Aussehen des übrigen Genitales sprachen für eine reine Kontaktübertragung.

Prot. Nr. 183/28 Hermine F. 18 Jahre alt, ledig, Familienanamnese ohne Belang, auch das Kindesalter ohne Besonderheiten. Seit zwei bis drei Monaten spürt Patientin zwischen den Beinen eine feuchte Geschwulst. Mit 13 Jahren erste Menstruation immer reichlich, vierwöchig. Letzte Periode vor drei Wochen. Mittelgroß, mäßig gut genährt, am Hals, an der Brust, am Rücken und an den Armbeugen ein chronisches Ekzem, das seit dem zweiten Lebensjahre bestehen soll. Am Perineum, genau zwischen Scheideneingang und After, eine ungefähr klein-pflaumengroße, für Condylomata acuminata typische papilläre Geschwulst. Der übrige Damm zwischen Geschwulst und Scheideneingang einerseits und Afteröffnung andererseits vollkommen rein und ohne Besonderheiten. Hymen seminularis für den Finger nicht passierbar, intakt. Äußeres Genitale vollkommen rein, weder gerötet noch anderswie verändert, Urethramündung blaß, aus derselben kein Sekret ausdrückbar. Auch die Mündungen der kleinen und großen Vestibulardrüsen weder gerötet noch anderswie verändert. Die rectale Untersuchung ergibt einen kleinen Uterus in normaler Lage und Beweglichkeit, Parametrien weich. Adnexe normal. Auch die Besichtigung des Afters ergibt denselben blaß, unverändert. Bei der rectalen Untersuchung weder eine vermehrte Schleimabsonderung, noch irgend etwas Abnormes zu sehen oder zu tasten. Das Papillom wird in typischer Weise exkochleiert und sein Grund verschorft. Glatte Heilung.

Einen Fall von Condylomen des zweiten Typus, von einem auffallend langwierigen chronischen Verlauf, ohne daß die histologische Untersuchung trotz des langen Bestandes und der flächenhaften Ausdehnung irgendeinen Anhaltspunkt für bösartige Veränderung ergeben hätte, zeigt folgende Beobachtung:

Prot. Nr. 195/28 Leopoldine R. 49 Jahre alt, verheiratet. Außer Masern keine Kinderkrankheiten. Mit 17 Jahren eine schwere Angina, mit 35 Jahren Lungenspitzenkatarrh, fünf Monate bettlägerig; zwei Jahre darauf Nierensteine. Erste Periode mit 17 Jahren, alle vier bis fünf Wochen, vier bis acht Tage dauernd, stark und schmerzhaft. Nach der ersten Entbindung (1908) sechs Monate lang Blutungen, alle acht bis vierzehn Tage. Menstruation immer sehr stark, letzte vor vierzehn Tagen. Seit dreizehn Jahren starker gelber Ausfluß, der sich trotz Behandlung nie besserte. Seit zehn Jahren leidet Patientin an Kondylomen und steht seither bei einem Privatarzt in fast ständiger Behandlung. Zeitweise Stechen

beim Urinieren und häufiger Urindrang. Seit der Ehe starke Kreuzschmerzen
und Schmerzen im Unterleib beiderseits, rechts mehr als links. Drei Entbindungen
(1908, 1910, 1912), zwei Abortus, einer vor achtzehn Jahren, einer vor zehn Jahren.
Nach dem ersten Abortus Fieber bis zu 41°. Mittelgroße, mittelstarke Frau, ohne
besonderen Organbefund. Der ganze rechte Abschnitt des äußeren Genitales
ist eingenommen von einer flachen Geschwulstmasse, die sich aus einzelnen hirse-
korn- bis erbsengroßen flachen Erhebungen zusammensetzt, die meistenteils
epidermisiert, zum Teil verhornt sind, zum Teil aber noch rosarot erscheinen
und sich sammetartig anfühlen. Diese papillären Excrescenzen reichen bis zum
After hinunter, am Damm vereinzelt sitzend, während sie sich auf der rechten
Schamlippe als kompakte Masse vorfinden. Am oberen Drittel des kleinen Labiums
eine zweite Geschwulst. Am Damm finden sich einige wenige Wucherungen mit
einem dünnen Stiel, die ganz das Aussehen von spitzen Kondylomen haben,
während die übrigen papillären Excrescenzen mehr dunkelrotbraun verfärbt sind und
flacher und breitbasig aufsitzen. Die Excrescenzen sitzen eng aneinander, auf der
großen Schamlippe spärlicher, gegen den Damm hauptsächlich der Episiotomienarbe
aufgelagert. Der Introitus klaffend, Portio tiefstehend, beiderseits stark laceriert.
Uterus beweglich, Parametrien und Adnexe frei. Wassermannreaktion und Komplementablenkung auf Gonorrhöe negativ. Zur Behebung der Laceration wird
beiderseits eine typische Emmetnaht ausgeführt. Zur Behebung des Dammrisses
die typische Kolpoperineorrhaphie. Hierauf wird das rechte kleine Labium im ganzen
ausgeschnitten, wobei auch der rechte Teil des Praeputium clitoridis mitgenommen
werden muß. Nach Vernähung dieser Wunde, wonach der Hauptteil der Kondylome
entfernt erscheint, werden noch einzelne Excrescenzen am rechten großen Labium
und am Perineum teils ausgeschnitten, teils mittels des scharfen Löffels entfernt
und die Basis verschorft. Heilung. Ausfluß und die sonstigen angegebenen
Beschwerden nach der Operation andauernd geschwunden.

Die Vulvitis, wie sie als nicht obligates, aber recht häufiges Anfangs-
symptom aufsteigender Entzündungen der weiblichen Geschlechtsorgane zur Beobachtung kommt, ist, wie im obigen dargetan, entweder
durch Gonokokken, oder aber durch Eitererreger, meist Streptokokken,
Staphylokokken und Kolibacillen verursacht. Es gibt noch reichlich
andere Ursachen von Entzündungen der äußeren Geschlechtsorgane,
dieselben kommen aber mehr differentialdiagnostisch als ätiologisch
für die hier zu erörternden entzündlichen Erkrankungen in Betracht.
Sie sind zur Wertung der Erkrankung von solcher Wichtigkeit, daß sie
auch in diesem Zusammenhang nicht übergangen werden können.

Sehr leicht kann der *Soor* der Vulva mit einer gewöhnlichen Vulvitis verwechselt werden, da der Aufmerksamkeit des Beobachters das
Typische der Erkrankung beim allgemeinen Ödem und bei den ausgebreiteten Entzündungserscheinungen entgehen kann. Charakteristisch
ist bei Soor der reiskorn- bis linsengroße, weißliche oder weißlichgraue
Belag, der leicht gerötetem, sonst aber so gut wie unverändertem Grund
aufliegt. Die Symptome sind nicht charakteristisch. Sie kommen
bei jeder Vulvareizung vor und bestehen in Juckreiz und Brennen;
diese beiden subjektiven Symptome können auch fehlen. Die fast nie
fehlende Krankheitserscheinung ist der Ausfluß. Mikroskopisch ist
die Diagnose leicht zu stellen. Man findet die typischen Pilzfäden von

Oidium bzw von Monilia albicans. Der Soor kommt mit Vorliebe bei Kindern und bei Schwangeren vor.

Sehr leicht kann die *Vulvitis aphthosa*, die sich durch plötzliches Hervorschießen von Bläschen auszeichnet, übersehen werden. Die Bläschen platzen nach 2—3 Tagen und entleeren ein gelblich-blutiges Sekret. Sie können eine Eitererregervulvitis vortäuschen, um so mehr, als auch bei diffusen Vulvitiden, die durch Koli, Streptokokken oder Staphylokokken bedingt sind, kleine Substanzverluste bzw. unspezifische Geschwürchen Reste von Bläschen vortäuschen.

Ebenso versteckt kann die eigentliche Ursache der Entzündung bei *Herpes der Vulva* liegen, wenn die entzündlichen Erscheinungen die Bläscheneruption verdecken. Die Bläschen können sowohl auf der Schleimhaut als auch auf der Haut der Vulva auftreten in einzelnen oder mehreren Gruppen mit oft stark geröteter Umgebung. Die anfangs wasserhellen Bläschen werden nach 1—2 Tagen gelblich und hinterlassen nach dem Platzen entweder einen kleinen Substanzverlust oder kleine Borken. Nach weiteren 4—5 Tagen tritt auch ohne Behandlung Heilung ein. Ganz besonders bei Befallensein der kleinen Schamlippen kann das Ödem ganz beträchtlich sein. Die Symptome bestehen, wie bei fast jeder entzündlichen Affektion der Vulva, in Brennen und Jucken.

Differentialdiagnostisch kommen weiter noch alle übrigen Haut- und Schleimhauterkrankungen mit dem Sitz an der Vulva in Betracht, so *Furunkeln*, die *Phlegmone* und alle *Geschwüre*, die auch sonst in der Haut vorkommen können.

Aus naheliegenden Gründen ist aber das Auseinanderhalten von weichem Schanker, chronisch erosiven circinären Vulvitiden (SCHERBER), dem Ulcus vulvae acutum (LIPSCHÜTZ), dem Ulcus chronicum vulvae und der Haut- und Schleimhauttuberkulose der Vulva von großer Wichtigkeit.

Die charakteristischen Merkmale des Geschwürs des *weichen Schankers* sind zur Genüge bekannt: hirsekorn-- bis handtellergroßer Haut- oder Schleimhautdefekt, meist an den großen und kleinen Schamlippen sitzend, öfters in der Umgebung der Harnröhre, an der hinteren Commissur, am After, mit Vorliebe auf Hämorrhoidalknoten, nicht selten an der äußeren Mündung des BARTHOLINIschen Drüsenganges, woselbst es nach Ausheilung ein Klaffen der Mündungsöffnung hinterläßt, schließlich typisches, gehäuftes Auftreten mit Abklatschgeschwüren. Der Substanzverlust reicht tief ins Gewebe, ist scharfrandig, an den Rändern unterminiert, kraterförmig, mit gelblich speckig belegter Geschwürsbasis. Hauptsächlich im Beginn sind die Geschwürsränder stark gerötet, geschwollen, etwas aufgeworfen. Differentialdiagnostisch wichtig ist demnach die kurze Inkubation des speckig, gelblich belegten, von einem roten Hof umgebenen, des öfteren unterminierten Geschwürs. Auch die Autoinokulation, dann die Multiplizität der Geschwüre, die schmerz-

hafte Lymphadenitis sind charakteristisch. Die Abgrenzung gegen
Lues ist nicht immer leicht, weil ein einwandfreies Ulcus molle dadurch
von Syphilis gefolgt sein kann, daß beide Krankheiten gleichzeitig er-
worben sind, oder aber die eine Infektion später hinzugekommen ist.
Außerdem können Ulcera molia eine latente alte Lues zum örtlichen
Aufflackern veranlassen, wobei neben typischen Geschwüren des weichen
Schankers luetische Efflorescenzen auftreten oder aber an der Stelle
abheilender Ulcera molia typische luetische Ausschläge sich entwickeln.
Auch Spätsyphilide können derart zur Entwicklung kommen (STÜMPKE).
Die Erscheinungen beim Ulcus molle sind wohl sehr charakteristisch.
Zur Sicherung der Diagnose wird aber der mikroskopische Nachweis
des Erregers meist nicht zu umgehen sein. Zur Darstellung des DUCREY-
UNNAschen Streptobacillus ist die Entfernung des dem Geschwür auf-
liegenden Sekretes erforderlich. Vom gereinigten Geschwürsboden
sind womöglich Gewebspartikelchen abzuschaben, am besten vom
Rand des Geschwürsbodens, ohne Blutbeimengung. Der dünne Ausstrich wird entweder mit LÖFFLERschem Methylenblau oder polychromem
Methylenblau, oder aber mit PAPPENHEIM Methylgrünpyronin gefärbt. Im letzteren Farbengemisch erscheinen die Bacillen leuchtend
rot, die Kerne der polynucleären Leukocyten blaugrün, die der mono-
nucleären und Lymphocyten rötlichblau. Im reinen Eiter finden sich
die Streptobacillen neben anderen Mikroorganismen, einige Bacillen
intracellulär. Der Einzelbacillus ist 1,5 μ lang, 0,4—0,5 μ breit, doch
in der Größe und Dicke sehr verschieden, Kurzstäbchen bis zu kokken-
artigen Formen. Die Bacillen sind gramnegativ. Bei starker Färbung
erscheinen sie oft schiffchenförmig, „en navette" der Franzosen, d. i.
mit abgerundeten Enden, wobei nur die Pole gefärbt sind; der zentrale
Teil erscheint ungefärbt, bloß seitlich von 2 feinen, schwach gefärbten
Linien begrenzt. Das Bild des Streptobacillus in festen Gewebsteilen,
das man bei etwas energischerer Abschabung leicht gewinnen kann,
ist von dem im Eiter beschriebenen etwas verschieden. Die Ketten
sind viel länger, 20—30gliedrig, charakteristischer dadurch, daß mehrere
Ketten parallel zu einander gelagert sind, „fischzugartig". Es finden
sich aber natürlich auch kurze, 10—15gliedrige, verschieden gelagerte,
manchmal überkreuzte Ketten (W. FREI).

Bei der *erosiven, circinären Vulvitis* (SCHERBER) finden sich Erosionen des Präputialsackes der Klitoris. Sie lassen sich längs der
Klitorisschenkel meist zu den großen Labien verfolgen und sind mit
starkem Ödem der großen und kleinen Schamlippen und mit multiplen,
wenn auch nicht obligaten Leistendrüsenschwellungen vergesellschaftet.
Oft finden sich in der Labialfurche hanfkorn- bis linsengroße, weißgelb
belegte kleine Geschwüre mit entzündetem scharfen Rand, umrahmt
von einer landkartenförmigen Erosion. In anderen Fällen finden sich
im Vestibulum bzw. an der Innenfläche der kleinen Schamlippen diese

circinären Erosionen bis in die Scheide übergehend (Vaginitis circinata erosiva), daselbst manchmal primär. Viel seltener finden sich gangränöse Formen dieser Geschwüre, die dann um das gangränöse Zentrum eine hochrot entzündete, geschwollene Umgebung aufweisen. Bei den rein erosiven Formen finden sich als ursächliche Keime kurze, vibrioförmige, grampositive Bacillen im Verein mit Spirochäten, in geringer Anzahl grampositive Kokken und nur vereinzelt fadenförmige Bacillen, die dem Typus der filiformen Nekrosebacillen entsprechen. Bei den mit Geschwürsbildung einhergehenden gangränösen Formen dagegen finden sich vor allem grampositive Bacillen vom Typus der vibrioförmigen, im allgemeinen aber von größerer Länge wie bei der Vulvitis erosiva und daneben fusiforme Bacillen, bei Überwiegen der langen vibrioförmigen Formen gegenüber den fusiformen Bacillen (SCHERBER). Die Feststellung dieser bakteriologischen Befunde ist deshalb von Wichtigkeit, weil die bei der Balanitis erosiva gangraenosa vorkommende Bakterienflora sich hier wiederfindet und die Übertragung der Erkrankung durch den geschlechtlichen Verkehr beweist (SCHERBER).

Das *Ulcus vulvae acutum* ist trotz seiner großen Seltenheit deshalb differentialdiagnostisch gegen die Vulvitis von Wichtigkeit, weil es bei seinem akuten Auftreten schwere Entzündungserscheinungen macht. Auch klinisch tritt es plötzlich mit einem Gefühl von Brennen, Hitze und Schmerzen mit Ausfluß auf. Das Allgemeinbefinden hängt von der Schwere der fieberhaften Erscheinungen ab, die manchmal ziemlich stark sind. In schweren Fällen, die plötzlich und mit schweren Erscheinungen auftreten, mit Schüttelfrost und hohen Temperaturen, entwickeln sich die Geschwüre sehr rasch und greifen schon innerhalb 2mal 24 Stunden auf tiefere Gewebsschichten über, führen nicht selten dort, wo die Gewebsschichte nicht allzu mächtig ist, wie an den kleinen Schamlippen, zum Durchbruch. Meist an der Innenfläche der kleinen Schamlippen finden sich Schleimhautlücken mit einem festsitzenden, schmutzig graugelben bis bläulichschwarzem, ziemlich festhaftenden Schorf bedeckt; die Umgebung des Geschwürs ist lebhaft gerötet. Die Lockerung des Schorfes beginnt am Rande des Geschwürs und schreitet rasch fort. Der zutagetretende Geschwürsgrund erweist sich nach Abfallen des Schorfes verschieden tief, eitrig belegt. Der Ablauf dieses Prozesses ist nach einigen Tagen bis längstens einer Woche beendet. Die Temperatur fällt noch früher, schon nach beginnender Lösung des Schorfes zur Norm zurück. Ebenso verschwinden ziemlich unvermittelt die Schmerzen und die Erscheinungen der örtlichen Entzündung. In einem Zeitraum von etwa 2 Wochen sind die Geschwüre vollkommen abgeheilt und der Krankheitsverlauf beendet. Häufiger aber spielt sich das Ganze unter viel milderen Formen ab. Die Temperatur kann ganz normal bleiben, auch die subjektiven Beschwerden können vollkommen fehlen und auch die lokalen Erscheinungen zeigen geringere

Entzündungsmerkmale. Es schießen ziemlich unvermittelt verschieden zahlreiche und auch verschieden große Geschwüre am Scheideneingang, an den kleinen und auch den großen Schamlippen auf. Diese Geschwüre sind ungleichmäßig tief, haben scharf begrenzte, oft zackige, meist steil abfallende, etwas unterminierte Ränder, eine weiche, grauweiße Basis, sind leicht eitrig belegt, auf Berührung außerordentlich schmerzhaft. Die Form ist verschieden, sie kann rundlich, länglich, unregelmäßig begrenzt, selbst spaltartig sein. Die Größe schwankt zwischen Linsen- und über Daumennagelgröße. Bei dieser Form des Ulcus vulvae „acutum" ist der Verlauf chronisch. Während der langsamen Abheilung des ersten Geschwürs bilden sich in der Umgebung mehrere kleinere. Erst nach Heilung des erstaufgeschossenen Geschwürs können sich weitere neue bilden, so daß der Krankheitsverlauf sehr in die Länge gezogen erscheint und 4—5 Wochen andauern kann. Die milliare Form des Ulcus vulvae acutum gelangt nie selbständig zur Ausbildung, sondern begleitet oft die eben erwähnte chronische Form. Es schießen plötzlich stecknadelkopfgroße Geschwürchen auf, die sich in einigen Stunden ausbilden, von einem geröteten Hof umgeben sind und ein etwas vertieftes Zentrum besitzen. Diese Geschwürchen bilden sich nicht weiter aus, sie sitzen meist auf den Rändern der großen Schamlippen, seltener an der Fläche der kleinen und auf der Haut des Perineums. Sie heilen in wenigen Tagen völlig ab. Es sind demnach die Entzündungserscheinungen abhängig von der Form der Geschwüre. Die stark akute erstbeschriebene Form kann manchmal schwere brandige Erscheinungen aufweisen durch Zerfall des zentralen Gewebes und sehr starker reaktiver Entzündung, so daß ein Ulcus vulvae acutum gangraenosum unterschieden werden kann. Im allgemeinen fehlt eine Mitbeteiligung der Leistendrüsen. Das Ulcus vulvae acutum tritt meist im jugendlichen Alter auf, zwischen 8 und 38 Jahren; bei ganz jungen Kindern unter 8 Jahren und bei Frauen im 4. Jahrzehnt findet man es sehr selten. Es tritt bei Jungfrauen ziemlich häufig auf. Innigere Beziehungen zwischen dem Auftreten der Erkrankung und der Menstruation bestehen nicht, dafür wird sie sehr leicht rückfällig; sie ist nicht ansteckend. Nach dem bakteriologischen Verhalten des Geschwürs, wie es von LIPSCHÜTZ, dem wir in den Ausführungen des Ulcus vulvae acutum überhaupt folgen, festgestellt wurde, ist die Ursache der Erkrankung der sog. Bacillus crassus LIPSCHÜTZ. SCHERBER ist es geglückt, den Identitätsnachweis mit dem DÖDERLEINschen Scheidenbacillus zu erbringen. Da der DÖDERLEINsche Bacillus ein regelmäßiger Bewohner der Scheide ist, von sonst bisher unbekannter pathogener Bedeutung, ist es schwer, die Rolle bzw. die Verhältnisse festzustellen, unter welchen die harmlosen DÖDERLEINschen Bacillen zu einem Ulcus vulvae acutum führen. LIPSCHÜTZ führt die Entstehung dieser Geschwürsform auf eine chronische latente Crassusinfektion zurück, vielleicht infolge einer „sprunghaften Variation" und führt als Analogie das Entstehen einer Erkrankung aus sonst apathogenen Zufallskeimen, wie die Selbstinfektion bei der Hautfurunculose, bei der Angina lacunaris, bei der Kolicystitis u. a. m. an.

Noch viel schwieriger ist die Entstehung des *Ulcus vulvae chronicum (Esthiomène)* zu erklären. Diese in unseren Breitegraden ziemlich seltene Erkrankung besteht aus an der Vulva bzw. an der Analgegend lokalisierten Geschwüren von äußerst schlechter Heilungsneigung. Die Ursache derselben ist unbekannt; als ursächliches Moment ist aber auf alle Fälle Lues, Tuberkulose, Ulcus molle, Gonorrhöe, Sporotrichosen, Aktinotrichosen und Carcinom auszuschließen. Am häufigsten findet es sich bei Prostituierten, mit häufiger Lokalisation auf der Klitoris, Urethra und der hinteren Commissur. Das Ulcus vulvae chronicum erscheint anfangs als schmieriggraues Geschwür, zunächst ganz oberflächlich gelegen, von äußerst langsamem Flächenwachstum, vorerst nicht in die Tiefe gehend. Der Rand ist leicht erhaben, die Untersuchung mit der Sonde zeigt eine leichte Unterminierung, jedoch mit der Neigung, sich immer wieder fest anzulegen und bindegewebig zu wuchern, weshalb Jadassohn es wegen seiner Callosität mit dem callösen Unterschenkelgeschwür vergleicht. Tiefenwachstum und Zerstörungen kommen nur bei langem Bestehen des Ulcus chronicum vor, kennen aber dann keine Grenzen, indem sie in die Nachbarorgane wie eine bösartige Geschwulst überall sich einfressen und zu ausgedehntesten Zerstörungen und Bloßlegungen von Mastdarm, Harnröhre und Blase führen können. Vielleicht ist dieses Eindringen in die Tiefe auf eine Sekundärinfektion zurückzuführen. Irgendeine ursächliche Beziehung von Keimen zum Ulcus vulvae chronicum ist nicht festzustellen. Die Keime, die auf den Geschwüren gefunden werden, sind wohl Sekundärinfektionen. Übrigens kommt das Ulcus chronicum differentialdiagnostisch nur in seinen Folgezuständen in Betracht. Beziehungen und Ähnlichkeit mit einer Vulvitis hat es kaum.

Weniger wichtig für die Differentialdiagnose der Vulvitis ist die *Tuberkulose* des äußeren Genitales, weil sie nur bei sekundären Infektionen ausgedehntere Entzündungserscheinungen verursacht. Im übrigen hat die Tuberkulose der Vulva dasselbe Aussehen wie diese Erkrankung an den übrigen Hautbezirken und Schleimhäuten. Ganz besonders der Lupus der Haut und Schleimhaut unterscheidet sich nicht von anderen Lokalisationen und ist an den eigentümlichen Merkmalen nicht zu verkennen. Einen ebenfalls ausgesprochen chronischen Verlauf zeigt die Form der Tuberkulose, die in elephantiastischer Hypertrophie des Unterhautzellgewebes in Erscheinung tritt, mit oberflächlichen Wucherungen und Zerfall. Daraus entstehen tiefe Geschwüre und Fisteln mit der Neigung in benachbarte Organe durchzubrechen, Ulcus rodens, ein Name, der nicht eine spezielle Erkrankung bedeutet, sondern das Fortschreitende und „Nagende" der Geschwüre, wie sie außer bei Tuberkulose, noch bei Lues und Carcinom vorkommen, kennzeichnen soll. Verhältnismäßig noch am häufigsten sieht man an der Vulva die geschwürige Form der miliaren Tuberkulose der Haut. Es sind dies Knötchen, die die Neigung haben, fortschreitend geschwürig zu zerfallen. Es entstehen daraus flache Geschwüre mit eigentümlichem zackigem, unterminiertem Rand, mit schmierigem, speckig belegtem Grund und der Neigung zu papillärer Wucherung. Am Rande des Geschwürs finden sich fast regelmäßig kleinste Knötchen (JESIONEK). Die tuberkulösen Geschwüre der Vulva sitzen mit Vorliebe vor allem an den großen, dann auch an den kleinen Labien, am Damm, an der Klitoris, können aber auch von der BARTHOLINIschen Drüse ausgehen. Die Lymphdrüsen können verhärtet sein, zeigen in sehr seltenen Fällen Fistelbildung.

Eine noch seltenere Erkrankung der Vulva ist das *Erythrasma*, eine Hauterkrankung, die durch das Mikrosporon minutissimum hervorgerufen wird. Es sind kupferrote, flächenhafte, niedere Erhabenheiten an den Labien, in den Falten neben der Vulva, sich bis auf den Schamberg ausdehnend. Die subjektiven Beschwerden bestehen nur in Jucken. Wie die meisten parasitären Dermatosen ist das Erythrasma sehr hartnäckig und hat die Neigung zu Rückfällen.

Die noch seltenere *Aktinomykose* der äußeren Genitalien ist in ihrer starken geschwulstartigen Ausbildung, die zu über Mannsfaustgröße anwachsen kann und die Neigung hat, sich hinauf längs der Scheide zu entwickeln, gekennzeichnet und durch die typischen Drüsen, durch die wulstförmige Entwicklung, durch ausgedehnte Fistelbildung, woraus Eiter, der von weißen Körnchen durchsetzt ist, ausfließt.

Das *Erysipel* der Vulva ist nicht zu verkennen. Es ist eine nicht gar zu seltene Erkrankung.

Die *Diphtherie der Vulva*, die selten als alleinige Erkrankung, meist vergesellschaftet mit Rachendiphtherie auftritt, zeigt festhaftende, gelbliche, fibrinöse Beläge, die von schweren Allgemeinerscheinungen begleitet sind. Wegen der Tiefe, in welcher sich die Beläge auf der Unterlage ausbreiten, kommt es leicht zu schweren narbigen Verwachsungen, die in ihren Folgezuständen nur operativ behoben werden können. Die bakteriologische Untersuchung sichert die Diagnose.

Bei pustulösen, runden, eitrigen Geschwüren, die aus Eiterbläschen hervorgehen, soll an *Vaccineinfektion* gedacht werden. Leicht ist die Diagnose nach vorausgegangener Impfung an anderen Körperstellen und Dissemination der Impfpusteln, schwieriger bei Infektion der Vulva durch das Vaccinevirus einer dritten Person. Die Impfpusteln und Geschwüre sind in Form und Aussehen nicht zu verkennen, so daß zur Diagnose eigentlich nur das Denken an die Möglichkeit ihres Vorkommens genügt (HOFMEIER, POLANO, STOLZ, JOACHIMOVITS). Pockenefflorescenzen der Vulva sind als eigene Erkrankung nicht bekannt, treten gleichzeitig mit Pockenausschlag am übrigen Körper auf, wodurch eine Schwierigkeit der Diagnose nicht besteht.

Differentialdiagnostisch den *Pruritus vulvae* heranzuziehen, ist umso schwieriger, als wir damit eine bestimmte Erkrankung nicht umschreiben können. Kratzeffekte und längere Zeit bestehendes Jucken führen selbstverständlich zu einer Dermatitis und zu einer Vulvitis, die aber nichts Charakteristisches hat, sondern nur sekundäre Erscheinungen und sekundäre Infektionen darstellt. Es ist der Pruritus ein Begriff, worunter eine ganze Reihe der verschiedensten Erkrankungen verstanden wird, Erkrankungen, die nur das Gemeinsame haben, die Empfindung des Juckens und den Effekt des Kratzens hervorzubringen. Es spielen da unentwirrbar hinein alle zufälligen Affektionen und Dermatosen, die mit Juckreiz einhergehen, wie der essentielle Pruritus (?) jede beginnende parasitäre Erkrankung, beginnende Leukoplakien, beginnende Kraurosis, ja wir sahen Carcinome der Vulva, die mit Pruritus begannen. Bei jedem Pruritus fahnde man aber vorerst nach den harmlosen Filzläusen, auch dort, wo man sie am wenigsten vermuten zu dürfen glaubt.

Die Scheide.

Die Scheide hat zum Teil eine Ähnlichkeit in der Erkrankungsanfälligkeit mit der Vulva. Durch ihren anatomischen Bau und infolge ihres Chemismus ist sie gegen Invasion von Keimen durch die unverletzte Epitheldecke ebenso geschützt wie die Vulva. Wir sahen, daß auch bei der Vulva die Keime vornehmlich das Cylinderepithel der Ausführungsgänge befallen, nicht das mehrschichtige Plattenepithel der Vulvaauskleidung. Nun hat die Scheide, wie bekannt, keine Drüsen und auch keine Drüsengänge. Bei ihr ist eine Infektion entweder durch das unverletzte Epithel oder aber auf dem Wege von Substanzverlusten möglich. Die Pathogenese der Scheideninfektion ist eigentlich noch wenig studiert. Wir wissen nicht, wie, warum und wann Keime das Deckepithel überwinden können, beispielsweise bei der Kolpitis emphysematosa u. dgl., wir wissen nur, daß die Gonokokken zum Beispiel das ausgereifte unverletzte Scheidenepithel in der Regel nicht überwinden, daß sie auf demselben nicht haften.

Auch im normalen Zustand, ohne Erkrankung, wandern fortwährend Keime aus der Umgebung der Scheide in dieselbe ein. Der *bakterielle Scheideninhalt* ist eigentlich hauptsächlich ein Ableger der Darmflora, denn auch die Keime, die von der Umgebung der Scheide in dieselbe von der Haut und von den Harnorganen einwandern, sind letzen Endes Abkömmlinge der Darmflora. Vor krankmachenden Bakterienansiedelungen wird die Scheide durch ihren normalen Chemismus, der wiederum durch die Biologie der normalen Scheidenepithelien bedingt ist, geschützt. Die einwandernden Keime werden, da sie in der normalen Scheide für sie ungünstige Lebensbedingungen vorfinden, raschest unschädlich gemacht, am Wachstum verhindert und ausgeschieden. Dieser normale Chemismus wird nach der heute vorherrschenden Meinung durch die Bildung einer ganz bestimmten Glykogenmenge erhalten, indem dieses wieder das Milchsäureoptimum des Scheideninhaltes bedingt. Dieser Chemismus und Säuregrad hat zur Folge, daß der Nährboden für die in der Scheide lebenden Döderleinschen Bacillen besonders günstig ist, diese sich also in diesem ihnen günstigen Nährboden derart vermehren, daß sie, wahrscheinlich durch ihre Stoffwechselprodukte, anderen Eindringlingen das Wachstum erschweren oder ganz unmöglich machen. Deshalb findet man in ganz normalen Scheiden, die mit der Außenwelt keine allzugroße Verbindung haben, den Döderleinschen Bacillus fast in Reinkultur. Eine Störung dieser normalen biologischen Verhältnisse kommt aber nicht allzuschwer zustande und zwar entweder endogen oder exogen. Eine endogene Ursache haben wir schon oben angedeutet d. i. die geminderte, geänderte oder fehlende Tätigkeit des Eierstockes. Wir finden eine weitere Ursache solcher Änderungen in chronischen außerhalb der Geschlechtsorgane liegenden Erkrankungen, so beispielsweise in der Tuberkulose, den verschiedenen primären und sekundären Anämien, Diabetes, Stuhlverstopfung, und allen schwächenden Allgemeinerkrankungen und Zuständen. Wieso diese Allgemeinzustände auf den Scheideninhalt einwirken, ist trotz mehrerer aufgestellter Theorien nicht geklärt. Auch die sog. Reinheitsgrade des Scheideninhaltes besagen uns nicht viel. Bekanntlich werden, je nach der bakteriellen Zusammensetzung des Scheideninhaltes, im allgemeinen 4 Reinheitsgrade unterschieden (MAUNU OF HEURLIN). Beim sog. ersten Reinheitsgrad finden sich Vaginalbacillen fast in Reinkultur, bei deutlich saurer Reaktion. Die Menge des Scheideninhaltes ist abhängig vom Stadium des Intermenstruum, indem knapp vor und nach der Menstruation der Scheideninhalt vermehrt ist. Er ist topfig, krümeliger Konsistenz. Im zweiten Reinheitsgrad finden sich neben den Vaginalbacillen spärliche anaërobe Bakterien, das Coma variabile und ganz spärliche anaërobe und aërobe Kokken. Dabei reagiert der Scheideninhalt noch stark sauer, ist vielleicht etwas dünnflüssiger, aber noch immer deutlich krümelig. Beim dritten Reinheitsgrad treten die Vaginalbacillen in ihrer Menge in den Hintergrund, dafür zeigt sich reichlich Coma variabile, reichlich Streptokokken und mäßig reichlich anaërobe Bakterien anderer Art. Verschwinden die Vaginalbacillen vollständig und finden sich vorherrschend Kokken in Unmenge und Bacillen der verschiedensten Art, so spricht man vom vierten Reinheitsgrad. Der dritte und vierte Reinheitsgrad finden sich bei alkalischer Reaktion und reichlichen Leukocyten. Das Aussehen des Scheideninhaltes ist hier deutlich eitrig, mehr-minder dünnflüssig. SCHRÖDER unterscheidet nur 3 Reinheitsgrade; er faßt den 3. und 4. Reinheitsgrad HEURLINs zusammen.

Im allgemeinen kann man sagen, daß ein klinisch normaler Scheideninhalt entweder fast Reinkulturen von Vaginalbacillen zeigt, oder aber jedenfalls den Vaginalbacillus in stark vorherrschender Menge und daß als krankhafte Scheideninhalte jene zu werten sind, welche bei reichlicheren Leukocyten und eitrigem Aussehen die Vaginalbacillen gar nicht oder nur in ganz geringer Anzahl aufweisen.

Bei klinisch erkrankter Scheide, bei Kolpitiden verschiedenster Herkunft, auch endogener Ursache, finden wir meist den 3. und 4. Reinheitsgrad, bei klinisch normalen Geschlechtsorganen die Reinheitsgrade 1 bzw. 2. Mehr sagt uns die Einteilung in Reinheitsgrade nicht. Doch auch hier gelten Einschränkungen. Ganz geringen Wert hat die Feststellung des Reinheitsgrades besonders bei der Gonorrhöe. Des öfteren mußten wir uns selbst überzeugen, daß normal aussehendes Sekret, recht häufig das rein glasig aussehende Cervixsekret, gonokokkenhaltig sein kann. Und gar nicht selten sieht man in solchen normal aussehenden Sekreten Reinkulturen von Döderleinbacillen, mitten darunter ohne andere wesentliche bakterielle Beimengungen sichere Gonokokken.

Die Kräfte, die wie oben erwähnt, zur Selbstreinigung der Scheide führen, sind wohl imstande, die gewöhnliche Invasion von Saprophyten abzuwehren. Sind aber die eindringenden Keime besonders giftig, so überwinden diese durch ihre Lebenskraft und Giftigkeit die Schwierigkeiten des ungeeigneten Nährbodens, vermehren sich in der Scheide trotz des ihnen im allgemeinen nicht zusagenden Chemismus, werden dort ansässig und übernehmen die Rolle des Krankheitserregers. Außer durch hohe Virulenz der eindringenden Keime kann die Ansiedlung von Außenkeimen auch durch örtliche Änderung des Scheidenchemismus ermöglicht werden. So ändert beispielsweise ein Fremdkörper, ein Pessar, die Scheidenbiologie; es ändert sich der Nährboden, es kommt zu einer wenn auch nur örtlichen Kolpitis. Man gewinnt zwar manchmal den Eindruck, als ob die Scheide durch die Einführung des Fremdkörpers infiziert worden wäre. Daß nicht die Infektion die Ursache der Kolpitis sein muß, sondern daß nur der Fremdkörper als solcher auf die Scheide einwirkt, beweisen die Fälle, wo die Einführung eines Pessars unter streng aseptischen Kautelen durchgeführt wird und es doch zu einer Kolpitis kommt.

Ein *Scheidenkatarrh*, eine Scheidenentzündung, kann also endogen oder exogen bedingt sein. Gewöhnlich aber wirken beide Momente zusammen, indem die exogene Infektion hauptsächlich nur dann in Erscheinung tritt, wenn endogen die Bedingungen dazu gegeben sind. Daß Manipulationen, seien dieselben im Zusammenhang mit sexuellen

Betätigungen oder mit der Toilette, wie Spülungen u. dgl. bei der dauernden Verschiebung der Scheidenreinheitsgrade eine wesentliche Rolle spielen sollten und die Ursache von Scheidenkatarrhen seien, will uns nicht recht einleuchten. Dies um so weniger, als man oft genug Gelegenheit hat, Frauen zu sehen, bei denen beiderlei angeblich schädliche Einwirkungen in starkem Ausmaße in Betracht kommen, ohne den geringsten Ausfluß zu verursachen.

Auf eine Ursache aber sei noch hingewiesen und zwar auf das Tragen von Okklusivpessaren. Hauptsächlich die fest abschließenden Metallpessare, seien dieselben aus Aluminium, Silber oder Gold, die viele Tage, meist wochenlang getragen werden, haben auch bei reinlichster und keimfreier Einführung nicht selten schwere Katarrhe, andere Schädigungen und auch aufsteigende Infektionen zur Folge. Man kann hier einwenden, daß das Tragen solcher Pessare eine so häufige Angelegenheit sei und die Schädigungen verhältnismäßig vielleicht gar nicht so oft vorkommen, so daß der ursächliche Zusammenhang fraglich erscheine. Ein statistisches Nachgehen der Sache ist aus naheliegenden Gründen nicht gut möglich. Unsere eigene Erfahrung zwingt uns aber doch zur Annahme, daß entzündliche Schädigungen des Genitales durch die starren Okklusivpessare viel zu häufig vorkommen, um nicht ursächlich von Bedeutung zu sein. Bei den beobachteten Fällen fällt auf, daß der Verlauf der Entzündungserscheinungen ein verschiedener ist. Es gibt eine Gruppe von Fällen, die wir auch an unserem eigenen Material beobachtet haben, wo während des Tragens eines solchen Pessars plötzlich entweder nur ein starker Ausfluß oder ein Ausfluß mit Schmerzen und Blasenbeschwerden auftritt. Diese Fälle können 1—2 Tage lang ziemlich stürmische Erscheinungen aufweisen, heilen aber sehr rasch vollkommen aus. Obschon man in manchem dieser Fälle gleich im Beginne eine Schwellung der Adnexe findet, ist nach Abflauen der Beschwerden gar nichts mehr davon nachzuweisen. Der Katarrh schwindet, die Hypersekretion der Cervix vergeht vollständig und die Adnexe sind normal durchzutasten. Die ganze Angelegenheit ist mit diesen kurzen, nur 2—3 Tage dauernden Beschwerden vollständig und für immer abgetan. Ganz anders hingegen ist der Verlauf der 2. Gruppe, die wir hauptsächlich bei Fällen beobachten konnten, die von anderer Seite Okklusivpessare angepaßt bekamen. In einer ganzen Reihe dieser Fälle handelte es sich um während des Okklusivpessartragens aufgetretene schwere entzündliche Erkrankungen des ganzen Genitales. Wir fassen den Unterschied der Verlaufsarten dieser zweierlei Gruppen von Fällen derart auf, daß es sich in der 1. Gruppe um einen vielleicht nur toxischen Reiz durch das im Okklusivpessar angesammelte Sekret handelte, während die 2. Gruppe Fälle beinhaltet, die entweder schon früher krank waren, ohne daß merkbare Erscheinungen vorhanden gewesen wären und wo das Tragen des Okkluxsivpessars nur ein Neuaufflackern des Krankheitsprosezses verursachte, oder aber um Fälle von sog. Selbstinfektion. Wir nehmen an, daß hier im unteren Anteil der Scheide vorhandene Keime beim Einführen des Okklusivpessars in dieselbe hinaufgestrichen wurden, oder aber, daß Keime, die ruhend im Gebärmutterhals vorhanden waren, ihre krankmachenden Eigenschaften durch die neuen Lebensbedingungen im angestauten Sekret wieder erlangt haben. Bei einer ganzen Anzahl dieser Fälle handelte es sich um nachweisbare Gonorrhöe, die durch das Pessar frisch entfacht wurde. Diese Pessarfälle gehören streng genommen nicht zur Kolpitis; es ist wohl vornehmlich eine sich in der Cervix abspielende Angelegenheit. Da es sich aber auch im Einzelfall kaum nachweisen läßt, ob die Keime von der Cervix oder von der Scheide stammen, so seien sie hier erwähnt, um so mehr, als eine streng durchgeführte Scheidung in der Ursache entzündlicher Erkrankungen zwischen Scheide und Cervix nicht allgemein durchführbar ist.

Vulva und Scheide sind allerdings ein großes Reservoir von Keimen, die hier als Saprophyten lebend jederzeit ihre krankmachenden Eigenschaften unter günstigen Umständen wieder erlangen, somit die Ursache der entzündlichen Erkrankungen des Genitales darstellen können.

Die Keime die hier hauptsächlich in Betracht kommen, sind Streptokokken, Staphylokokken, das Bacterium coli und der Gonokokkus. Wir wissen aber, daß außer den Gonokokken, die eine fast eigene Kokkenart sind, die anderen eigentlich nur Sammelbegriffe darstellen; immerhin sind sie auch als solche genug umschrieben. So unterscheidet man beispielsweise bei den Streptokokken, wie schon oben dargetan, den Streptococcus longus und brevis, je nach der Anzahl der Glieder seiner Ketten; den Streptococcus mucosus, einen Kapselkokkus mit deutlich schleimigen Kolonien; den Streptococcus viridans, der auf den Nährböden einen grünlichen Farbstoff bildet, den im Wochenbett öfters zu findenden Streptococcus putridus, den Streptococcus pyogenes. Eine sichere Möglichkeit, die Streptokokken nach ihrer Pathogenität zu unterscheiden, besteht derzeit nicht. Auch die Hämolyse, die von manchen Autoren differentialdiagnostisch hoch gewertet wurde, läßt im Stich. Auch von Staphylokokken unterscheiden wir eine ganze Reihe von Unterarten, so den pyogenes aureus, den albus, den aërogenes u. a. m. Außer dem Gonokokkus, dem Pneumokokkus und dem Bacterium coli, die früher genauer beschrieben wurden, finden sich regelmäßig oder wenigstens häufig der Coccus vaginalis, als mittelgroßer runder Kokkus wechselnder Größe, von 0,4—0,8 μ, meist regellos, seltener in Ketten oder Diploformen, von unbestimmtem Verhalten bei der Gramfärbung; der Coccus caudatus, grampositive Kokken verschiedener Größe, in Ketten angeordnet, bei denen der am Ende der Kette befindliche gewöhnlich sehr groß erscheint; der Micrococcus tetragenes, eigentlich ein Mittelding zwischen Staphylokokkus und Sarcine, grampositiv, nicht säurefest, in Vierverbänden; der Micrococcus gazogenes, ein gramnegativer, in Staphyloform angeordneter Gasbildner, der manchmal Siegelringform annimmt, die Sarcinen, in typischer Paketanordnung zusammenliegende grampositive Kokken, die als Luftkeime sich hauptsächlich auf der Vulva vorfinden. Die Zahl der in Vulva und Vagina vorkommenden Bacillen ist außerordentlich groß. Ihr Hauptrepräsentant ist der wiederholt erwähnte Bacillus vaginalis DÖDERLEIN, der in ganz normalen gesunden Scheiden von gesunden geschlechtsreifen Frauen fast in Reinkultur vorkommt. Es sind dies verschieden lange, bewegliche grampositive Stäbchen, die weder eine Kapsel noch Sporen aufweisen und auf Nährböden bei Vorhandensein von Traubenzucker reichlich Säure erzeugen. Man unterscheidet verschiedene Unterarten, so den Bacillus vaginalis ordinarius vulgaris, den Bacillus vaginalis vulgaris anaërophylus, den Bacillus vaginalis vulgaris minor. Die Gruppe des Ordinarius bilden dünne kurze Bacillen, die Vulgarisgruppe zeigt dickere mittellange Bacillen. Dann gibt es noch einen Bacillus vaginalis gazogenes, der wie der Name besagt, Gasbildner ist und den Bacillus vaginalis coccobacillus, der kurz und dick ist, so daß er leicht mit Kokken verwechselt werden kann. Das Komma variabile, der Kommabacillus-Menge, sind unregelmäßige kleine Bacillen in regelloser Anordnung, deutlich gekrümmt, meist grampositiv. Der Bacillus lactis aërogenes, der eine zarte Kapselbildung aufweist und kurze, gramnegative, den Kolibacillen ähnliche Bakterien. Der Bacillus thetoides stellt gramnegative Bacillen dar, stark polymorph, die bis zu ovalen schwachgefärbten Blasen verändert sein können. Der Bacillus bifidus communis, kurze unbewegliche grampositive Stäbchen, häufig von Hirschgeweihform. Der Proteus-Bacillus, kurze gramnegative Stäbchen, die sehr leicht mit einem Kokkus zu verwechseln sind, mit deutlichen Geißeln. Der Bacillus fusiformis, kleine gramnegative, unbewegliche schwache Stäbchen von Spindelform, manchmal kurze, gebogene Fäden darstellend. Nicht seltene Keime der Scheide und Vulva sind die Schimmelpilze: morphologisch ein Netzwerk von verschieden langen Fäden (Micelium), worunter sich Sporen von verschiedener Form befinden. In der Scheide kommen auch verschiedene Spirochäten vor. Relativ häufig werden in der Scheide auch Protozoen beobachtet; vor allem die Trichomonas vaginalis, einzellige Geißeltiere, die etwas größer sind als Leukocyten, verschiedengestaltig, bald oval bald birnenförmig oder kugelig. Der eine Teil des Zelleibes läuft spitz zu. Sie sind sowohl im feuchten Präparat nachzuweisen, als auch bei Eintrocknung im fixierten darstellbar. Außer den genannten Parasiten kommen in der Scheide selbstverständlich gelegentlich alle übrigen pathogenen Keime vor, so Meningokokken, Micrococcus catarrhalis, die oben schon des näheren erörtert wurden, dann

Tuberkelbacillen, Diphtherie- und Pseudodiphtheriebacillen, Bacillen des malignen Ödems, Gasbrandbacillen, Influenzabacillen, Luesspirochäten und viele andere.

Die verschiedenen Entzündungen der Scheide unterscheiden sich klinisch von einander recht wenig. Immerhin ist es schon therapeutisch wichtig, sie nach der Ursache zu trennen, weswegen wir kurz die einzelnen Arten der Kolpitis durchgehen wollen.

Daß die *Kolpitis gonorrhoica* bei sonst gesunden Frauen von normaler Konstitution im geschlechtsreifen Alter kaum je vorkommt, ist ja bekannt. Dort wo sie bei fehlender oder geminderter Eierstocksfunktion (kindliches Alter, Vorpubertät, Senium, Infantilismus und ähnliche Zustände, sowie Kastration) vorkommt, ist sie selbstverständlich immer mit Gonorrhöe des Vestibulums oder auch des Gebärmutterhalses kombiniert. Nur nach Totalexstirpation kann die Scheide das einzig erkrankte Organ darstellen. Wir wissen, daß im geschlechtsreifen Alter bei sonst konstitutionell und konditionell gesundem Genitale, die Gonokokken der Vaginalschleimhaut nichts antun können. Es gibt demnach im geschlechtsreifen Alter bei sonst tadellosem Genitale keine Kolpitis gonorrhoica. Nur im Kindesalter, in jeder Altersstufe vor der Pubertät, sowie nach Außerfunktiontreten der Eierstöcke, findet man gonorrhoische Kolpitiden. Eine Gonorrhöe der Scheide aber finden wir auch in der Schwangerschaft, sowie bei stärker ausgesprochenem Infantilismus. Auch hier können die Gonokokken sich am bzw. im Scheidenepithel ansiedeln. Diese Erfahrungstatsachen beweisen also, daß eine unter der normalen Tätigkeit des Eierstockes stehende Scheide gegen die Gonokokkeninfektion gefeit ist. Es kann die Cervix, die Vulva an Gonorrhöe erkranken, die dazwischen gelegene Scheide aber bleibt von einer Gonokokkeninvasion frei. Sie kann auch erkranken, aber nicht an Gonorrhöe. Bei einer schweren Gonorrhöe der Cervix und Vulva bleibt tatsächlich die Scheide selten frei, sie weist alle Symptome einer Kolpitis auf, nicht aber eine gonorrhoische Erkrankung. Diese Kolpitiden kommen dadurch zustande, daß die gonorrhoischen Ausscheidungen des Gebärmutterhalses den Scheideninhalt verändern und ihn zur Ansiedlung anderer Krankheitserreger geeignet machen. Folgerichtig wird bei fehlenden Ovarien eine Gonorrhöe der Scheide möglich sein und dies trifft auch zu. Wir konnten wiederholt bei fehlenden Eierstöcken eine Kolpitis gonorrhoica bei Frauen zwischen 30 und 40 Jahren nachweisen und zwar sowohl in Fällen reiner Kastration mit Erhaltung des Uterus, als auch in Fällen nach Totalexstirpation des Uterus und der Eierstöcke. Niemals aber sahen wir bei Fehlen der Gebärmutter und erhaltenen Ovarien eine gonorrhoische Kolpitis. Im Senium sahen wir wiederholt gonorrhoische Kolpitiden. Auffallend war hier, daß nicht nur Uterus und Cervix, sondern auch die Vulva verhältnismäßig frei von Entzündungserscheinungen waren. Dies erklären wir uns damit, daß die bei der Gonorrhöe der Vulva am meisten betroffenen Ausführungsgänge der Vestibulardrüsen im Alter nach der Menopause immer mehr veröden, somit einer gonorrhoischen Infektion unzugänglich werden.

Dies ist die fast allgemein anerkannte Auffassung von der Erkrankung der Scheide an Gonorrhöe. Auch eigene Beobachtung bestätigt dieses Verhalten. N. Z. IwANOW aber kommt infolge eigener Untersuchungen zu anderen Ergebnissen. Er findet sowohl bei akutem als auch bei chronischem Tripper eine akute bzw. chronische, spezifische Kolpitis. Zellinfiltration und Gonokokken lassen sich sowohl unter der Schleimhaut als auch in tieferen Gewebsschichten nachweisen. Diese gonorrhoische Kolpitis soll einerseits sehr unstet sein, andererseits außerordentlich hartnäckig. Sie ist nach IwANOW aber therapeutisch gut beeinflußbar. Sollten IwANOWs Feststellungen wirklich allgemein gültig sein und nicht vielleicht einer zufälligen Auslese von Fällen mit minderwertiger Ovarialfunktion entsprechen, dann wäre wohl die bisherige Auffassung der Kolpitis gonorrhoica zu überprüfen. Kommt eine gonorrhoische Erkrankung der Scheide tatsächlich so regelmäßig vor, — vielleicht handelt es sich um eine spezifische Kolpitis im akuten Stadium — so müßte sie als außerordentlich leicht und von selbst heilbar angesprochen werden, da sie bei der genauen Durchforschung der weiblichen chronischen Gonorrhöe sonst sicherlich den Autoren bis jetzt nicht entgangen wäre. Allerdings widerspräche dies IwANOWs Angabe der besonderen Hartnäckigkeit des Scheidentrippers.

Bei der Kolpitis gonorrhoica zeigt die Schleimhaut eine hochrote Färbung bei ausgeglichenen Falten und großer Druckempfindlichkeit. Auch hier ist im Beginne der Erkrankung, in den ersten Stunden und Tagen, das Sekret vorerst serös und wird dann erst im Verlauf von 3—4 Tagen rein eitrig. Der Papillarkörper ist entzündlich geschwellt. Das Epithel ist an den Invasionsstellen stark gelockert, die einzelnen Epithelzellen wie Pflastersteine aufgeworfen, die Epitheldecke selbst verdünnt. Gerade hier reichen die Gonokokken in die Tiefe, oft bis in das Bindegewebe. Sehr rasch verlieren sich die vorerst in Reinkultur darstellbaren Kokken immer mehr und werden von anderen Keimen verdrängt bzw überwuchert.

Die *Kolpitis simplex* haben wir eigentlich schon erwähnt. Jede Veränderung des Scheideninhaltes zum Pathologischen kann mit einer entzündlichen Veränderung der Scheidenwand vergesellschaftet sein, muß es aber nicht. Wir sagten schon früher, daß die Verschlechterung des Scheideninhaltes durch Änderung des normalen Chemismus entsteht und zwar entweder dadurch, daß durch den veränderten Chemismus andere Keime sich in der Scheide breitmachen, oder aber dadurch, daß die Invasion von hochvirulenten Außenkeimen erst zu einer

Änderung des Chemismus und zu einer Verschlechterung des Scheideninhaltes führt. Es ist eigentlich verwunderlich wie lange die Scheide äußeren Schädlichkeiten standhält und wie groß ihre Schutzktraft ist. Denn bei der geschlechtsreifen Frau sind die Gelegenheiten zu einem Keimimport oder zu einer Schädigung der Scheide durch chemische, thermische oder mechanische Beeinflussungen in großer Zahl gegeben. Man findet diese Reaktion der Scheide auf Schädigungen in ganz verschiedenen Graden, von einfacher Abschürfung der Deckzellen bis zur schweren örtlichen Entzündung. Die schweren Formen zeigen örtliche entzündliche Hyperämie, stark erweiterte Capillaren, Rundzelleninfiltration des Papillarkörpers, gegebenenfalls Defekte des Epithels. Der Ausfluß ist das Produkt der stärkeren Abschürfung, vereinigt mit der vermehrten Transsudation von Šerum und ausgewanderten Leukocyten. Will man die Ursache einer Kolpitis feststellen, so darf man sich niemals verleiten lassen aus den im Scheideninhalt nachgewiesenen Mikroorganismen ohne weiteres einen Schluß auf die Ursache der Kolpitis ziehen zu wollen. Findet man im Scheideninhalt Gonokokken, so beweist ihre Anwesenheit noch lange nicht, daß sie der Scheide entstammen. Sie können aus der Cervix heruntergelangen bzw. aus dem Vestibulum in die Scheide verschleppt sein. Findet man Streptokokken, Staphylokokken, Pneumokokken, Kolibacillen u. dgl. m., so sind das ja die gewöhnlichen Scheidenbewohner, die als Krankheitserreger nicht einmal durch das Überwiegen einer Art angesprochen werden können. Nur ein Nachweis von Mikroorganismen im Gewebe der kranken Scheide könnte ätiologisch von Wichtigkeit sein; und darüber fehlen ausgedehntere und irgend etwas beweisende Untersuchungen.

Jede Kolpitis hat fast denselben Ausfluß, so daß auch klinisch eine Differentialdiagnose nicht zu stellen ist. Bei jeder Kolpitis kann er weißlich oder mehr gelblich, oder gelb-grünlich sein. Die Farbe beweist uns gar nichts. Ein schaumiger Ausfluß soll für eine Kolpitis simplex und gegen eine Gonorrhöe sprechen. Wir können dieses differentialdiagnostische Merkmal nicht bestätigen. Wir fanden auch bei schaumigem Inhalt gelegentlich Gonokokken im Sekret, allerdings nahmen wir an, daß sie aus der Cervix stammten. KERMAUNER findet schaumigen Scheideninhalt fast ausschließlich bei Trichomonas.

Der Name *Kolpitis senilis* besagt uns nichts anderes, als daß die Kolpitis simplex oder die Kolpitis gonorrhoica im Senium aufgetreten ist, denn eine wirkliche Kolpitis gibt es als biologisches Vorkommnis im Senium nicht. Nach dem Klimakterium zeigt die Scheidenschleimhaut eine Verdünnung und sieht infolge von kleinen Blutaustritten häufig wie gesprenkelt aus, doch ist in normalen Fällen der Ausfluß nicht wesentlich vermehrt. Kommt es aus denselben früher erwähnten Ursachen zu einer Ansiedlung fremder Keime, so entsteht auch hier, wie bei jüngeren Frauen, eine ausgesprochene Scheidenentzündung.

Dem Erlöschen der Ovarialfunktion eine Kolpitis „climacterica" bzw. „senilis" zuzuschreiben, ist nicht berechtigt. Da viele, wohl die große Überzahl aller Frauen im Wechsel und darüber hinaus ganz normale, wenigstens nicht sicht- und merkbar veränderte Ausscheidung aufweisen, so geht es nicht an jeden Fluor in diesem Alter als ovariell bzw. durch das Alter bedingt anzusprechen. Daß die Eierstocksfunktion einen Einfluß auf den Chemismus der Scheide hat, darüber haben wir schon wiederholt gesprochen; dieser Einfluß macht sich im Klimakterium auch geltend, aber nicht dadurch, daß er eine Kolpitis senilis hervorbringt. Infolge des geänderten Chemismus steigert sich die Anfälligkeit der Scheide auf krankmachende Schädlichkeiten. Es entsteht demnach im Alter der erlöschenden oder erloschenen Eierstockstätigkeit eine größere Krankheitsbereitschaft der Scheide, nicht aber eine „Kolpitis senilis".

Über die eigentliche *Genese* der Kolpitiden wissen wir recht wenig. Wir wissen, daß viele bakteriell bedingt sind, viele auf andere Reize, mechanische, chemische, thermische, entstehen, letzten Endes aber auch diese durch eine sekundäre bakterielle Invasion bedingt sind. Wir wissen auch, oder besser gesagt wir nehmen an, daß einige Kolpitiden hormonal mitbedingt sind, andere wieder konstitutionelle, auch konditionelle Ursachen haben. Ätiologisch können wir die verschiedenen Kolpitiden nicht einteilen, weil wir gar nicht wissen, welche Mikroorganismen, außer den Gonokokken bei der Gonorrhöe, mit im Spiele sind und wie weit die bakterielle Ursache das Hauptmoment darstellt. Deshalb hat die Einteilung der Kolpitiden beispielsweise in Kolpitis maculosa, granularis u. dgl. wenig, weil nur beschreibenden Wert; wir wollen deshalb von dieser Einteilung ganz absehen. Die *Vaginitis mycotica* besagt uns wenigstens, daß hier Gebilde der Soorpilzgruppe als ätiologisches Moment in Frage kommen wie beim Soor der Vulva; es kommt aber die Kolpitis mycotica allein kaum je vor. Bei der *Kolpitis emphysematosa*, die recht selten zur Beobachtung kommt, bilden sich in den oberen Partien der Scheide hirsekorn- bis kirschkerngroße Bläschen, welche weiß-rötlich bis bläulich durchschimmern, wie man sich bei einem Stich überzeugt, etwas Gas (nach ZWEIFEL Trimethylamin) und eine gelbliche, leicht blutig gefärbte Flüssigkeit beinhalten. Die Scheide enthält hier ein schäumendes eitriges Sekret. Bakteriologisch wurden gasbildende Stäbchen nachgewiesen (EISENLOHR, LINDENTHAL und WALDSTEIN). Nur ganz selten wurde diese in kurzer Zeit selbst ausheilende Erkrankung bei Nichtschwangeren beobachtet (KERMAUNER, GOLDBERG).

Ebenso wie die Vulva, im Puerperium eine lokale Infektion aufweisen kann, finden sich *puerperale Geschwüre* auch in der Scheide, die ja während der Geburt mindestens ebenso viele Verletzungen, demnach Eingangspforten für die Infektionserreger aufweist, wie das äußere

Genitale. Diese Eingangspforten können Veranlassung geben entweder nur zu Ulcerationen der Schleimhaut, zu Wochenbettgeschwüren, oder aber auch zu Paravaginitiden, zu Infiltraten und Nekrosen im Scheidenrohr und dessen Umgebung.

Und ebenso können *anderweitige Ulcerationen* verschiedenen Ursprunges wie an der Vulva, auch in der Scheide vorkommen und zwar die *Ulcera tuberculosa*, alle *luetischen Geschwüre*, das *Ulcus acutum* und das *Ulcus chronicum*, das ebenso wie die Vulva auch die unteren Partien der Scheide erreichen kann. Das *Ulcus rotundum simplex* ist ein kreisrundes ungefähr 1 cm Durchmesser aufweisendes, meistens an der hinteren Scheidenwand sitzendes, nur in Einzahl vorhandenes steilrandiges Geschwür, dessen Grund von der freiliegenden Scheidenmuskulatur gebildet ist und sich bald mit Granulationen bedeckt. Seine Entstehung ist unklar; sie wird auf trophische Störungen zurückgeführt.

Der Gebärmutterhals.

Die entzündliche Erkrankung des Gebärmutterhalses, die *Cervicitis*, macht sich durch dreierlei Symptome bemerkbar. Schwellung bzw. Verdickung des Gebärmutterhalses, Veränderungen im Deckepithel des Scheidenteiles, veränderte Sekretion aus dem Cervicalkanal.

Bei einer akuten Entzündung findet sich Schwellung und Rötung des ganzen Scheidenteiles der Gebärmutter. Am äußeren Muttermund wird die geschwollene Cervixschleimhaut sichtbar, die Ausscheidung, die sonst glasig-schleimig ist, verändert sich zu einem mißfarbigen, gelblichen Eiter. Es finden sich alle Merkmale der akuten Entzündung, wie sie in allen anderen mit Schleimhaut bedeckten Organen vorhanden sind. Im subakuten Stadium geht die Schwellung wohl zurück, doch finden wir im chronischen Stadium noch lange Zeit den Scheidenteil verdickt. Der früher eitrige Ausfluß hellt sich immer mehr auf; er wird schließlich rein schleimig, ohne daß dies ein Beweis dafür wäre, daß er bakterienfrei bzw. das Infektionsstadium, gleichgültig welcher Herkunft, überwunden ist. Plötzliches Wiederauftreten eitriger Sekretion, nachdem der Cervixschleim schon glasig schleimig und klar war, sollte immer als Beweis dafür gelten, daß in der Cervix noch Infektionskeime vorhanden sind. Subjektive Beschwerden, außer der lästigen Ausscheidung, macht nur die akute Cervicitis. Sie verursacht ziehende Schmerzen, vor allem aber das Gefühl der Völle und des Unbehagens im Unterbauch. Sehr starke Schmerzen beweisen die Mitbeteiligung höherer Partien bzw. des Bindegewebes oder Bauchfelles.

Die Veränderung der normalen Plattenepitheldecke der Portio zu einer verschieden stark geröteten Schleimhautfläche, die entweder mit der Cervixschleimhaut zusammenhängend eine oder beide Muttermundlippen und den äußeren Muttermund in verschieden breitem Ausmaße, oder aber in anderen Fällen auch ohne Zusammenhang mit der Cervixschleimhaut vom äußeren Muttermund weiter entfernt inselförmig die Portio überzieht, nennt man *Erosion*. Die betroffene Oberfläche erscheint stark gerötet, glänzend, feucht und hebt sich von ihrer mehr rötlich blassen Umgebung deutlich ab. Die Schleimhautoberflächenveränderungen sind in den seltensten Fällen wahre Erosionen, d. h. in den seltensten Fällen fehlt das Deckepithel bei freiliegendem Papillarkörper, welcher dann in Granulationsgewebe übergeht und alle Anzeichen der Entzündung aufweist. Die wahre Erosion entspricht dem akuten Stadium einer Entzündung. In der Überzahl der zur Beobachtung gekommenen Fälle erweisen sich diese Schleimhautveränderungen als Umwandlung der Plattenepitheldecke in einschichtiges Cylinderepithel, welches Einsenkungen in die tieferen Epithelschichten entsendet. Man unterscheidet gewohnheitsmäßig, ohne daß der Unterschied etwas Wichtiges besagen würde, unter diesen falschen Erosionen (Erosio spuria) eine Erosio simplex, die eine gleichmäßig rauhe, samtartige Oberfläche hat und eine glanduläre follikuläre Erosion, vom Aussehen und Tastbefund ganz jungen Placentargewebes. Bei dieser Erosion findet sich eine starke Drüsenwucherung. Noch drüsenreicher ist die papilläre Erosion, die erhabene zerklüftete Wucherungen aufweist, an einen beginnenden Krebs erinnernd, ohne dessen harte Oberfläche zu zeigen. Ähnliche erhabene Stellen zeigt nicht selten auch das Lacerationsectropium, hauptsächlich dann, wenn ein infektiöser, mechanischer oder chemischer Reiz die bloßliegende evertierte Cervixschleimhaut trifft. Bei allen Erosionsarten, hauptsächlich aber bei der papillären und beim Lacerationsectropium, findet man im mikroskopischen Bilde inselförmig eingelagertes Plattenepithel, das um so leichter zu diagnostischen Irrtümern Veranlassung geben kann, als es, wie bei der Heilung der Erosion recht häufig, von Cylinderepithel überlagert erscheint.

Obschon die Histogenese der Erosion heute endgültig sichergestellt ist (R. MEYER), so wird ihre Wertigkeit verschieden gedeutet. Manche Autoren sehen in der Erosion immer die Folge einer Entzündung. Die Beobachtung lehrt uns aber unstreitig, daß es Erosionen in großer Anzahl gibt, die ihr Dasein ganz bestimmt nicht einer Entzündung verdanken, bei denen weder anamnestisch noch bei der Untersuchung sich irgendein Anzeichen einer überstandenen Entzündung nachweisen läßt. Diese Erosionen, die man auch bei Virgines findet, entsprechen so gut wie immer der Form einer Erosio simplex. FISCHEL fand bei 36% Neugeborenen Cylinderepithel als Deckepithel der Portio. Es ist sehr naheliegend anzunehmen, daß die Erosionen, die nicht entzündlicher Herkunft sind, mit diesen Erosionen im Kindesalter in Beziehung stehen. Diese Feststellung ist deshalb von sehr großer Wichtigkeit, weil diese Erosionen außer ganz geringfügiger Hypersekretion sonst gar keine Erscheinungen machen. Hier ist also die so beliebte

Behandlung von Erosionen mit allen möglichen Ätzmitteln nicht nur völlig zwecklos, sondern unserer Überzeugung nach auch schädlich, jedenfalls erfolglos, da die Behandlung wohl vorübergehend eine derbere Epithelisierung zur Folge hat, diese aber nicht von Dauer ist. Nach Aussetzen der Ätzungen pflegen diese Erosionen sehr bald wiederzukehren. Histologisch ist diese Erosionsart, die ihre Entstehung keiner Entzündung verdankt, nichts anderes als ein Vorgeschobensein des normalen Cylinderepithels des Halskanals.

Etwas ganz anderes ist die entzündliche Erosion. Wir sehen in ihr nur eine „vorgeschobene", bis auf die Portio reichende Cervicitis; im akuten Stadium demnach zerstörtes Deckepithel, Exsudat, reichlich schleimig eitriges Sekret, oft mit Blut vermengt; im weiteren Verlauf Granulationen, welche dann von der Cervix aus, also mit Cylinderepithel, bedeckt werden, Die epithelisierte Erosion bildet das subakute oder chronische Stadium der „vorgeschobenen" Cervicitis, also einer Entzündung, bei der die Infiltratbildung in den subepithelialen Schichten mehrminder fortbesteht und die gewucherten Drüsen eine starke Ausscheidung aufweisen. Das Sekret ist nicht allein vermehrtes Drüsenprodukt, beinhaltet vielmehr auch aus der durch die Bakterien bedingten Infiltration stammendes Exsudat und Transsudat. Gelangt die Entzündung zur wirklichen Ausheilung, dann schiebt sich das Plattenepithel vom äußeren Rand her unter dem Cylinderepithel vor, wobei des öfteren durch Überdeckung der Drüsen, Drüsenverschluß und Retentionscysten, durch Drüsenausfüllung solide Plattenepithelzapfen zustandekommen. Erstere bilden die bekannten Nabotheier, letztere geben des öfteren Veranlassung zu Verdacht auf Carcinombildung.

Der hier angedeutete Verlauf der Entzündung des Halsteiles der Gebärmutter entspricht sowohl einer Infektion mit Gonokokken, als auch durch andere Mikroorganismen. Wir haben bei der Invasionsart die Unterschiede von Gonokokken und Wundkeimen erwähnt und hervorgehoben, daß die Ausbreitung im parametranen Bindegewebe mehr letzteren entspricht, während der Gonokokkus sich meist auf die Schleimhaut beschränkt, wohl auch in die Tiefe dringt, aber doch mehr flächenhaft sich ausbreitet, ohne in den Bindegewebslagern exsudative Prozesse hervorzurufen. Schließt sich demnach einer Cervicitis eine Parametritis an, so kann daraus mit größter Wahrscheinlichkeit geschlossen werden, daß es sich um eine Wundkeiminfektion handelt, keinesfalls um eine reine Gonorrhöe. Ist ein Tripper vorhanden, so wird es sich bei Miterkrankung des Bindegewebes um eine Mischinfektion mit Strepto-, Staphylokokken oder Bacterium coli handeln.

Was wir über das akute Stadium der Erosion erwähnten, entspricht eigentlich der akuten Cervicitis, so daß diesbezüglich dem Gesagten nichts mehr hinzuzufügen ist. Die Cervicitis wäre demnach von der entzündlichen Erosion weder anatomisch, am allerwenigsten therapeutisch zu trennen. Die Cervicitis und die entzündliche Erosion ist ein- und dieselbe Erkrankung. Deshalb ist auch der Cervicalfluor vom „Erosionsfluor" nicht zu trennen; beide sind zum Teil Drüsensekret, zum Teil Exsudat und Transsudat. Es gibt also nach unserer Anschauung keine Behandlung der Erosion; diese heilt mit der Cervicitis aus. Behandelt man die Cervicitis, so bringt man damit auch die Erosion zur Ausheilung. Die isolierte Behandlung der Erosion ist immer unnötig und zwecklos. Denn, entweder ist die Erosion ein angeborener, belangloser Zustand, der überhaupt keiner Behandlung bedarf, oder eine „vorgeschobene" Cervicitis, die nur durch die Behandlung des erkrankten Cervicalkanals auszuheilen ist.

Die Gebärmutter und ihre Anhänge.

Die entzündliche Erkrankung der Cervix ist von der des Uteruskörpers, *der Endometritis und Metritis,* aus vielerlei Gründen verschieden. Der Scheidenteil der Gebärmutter gehört eigentlich in vieler Beziehung zur Scheide selbst. Eine Infektion der Cervixschleimhaut braucht noch lange nicht eine Erkrankung der Gebärmutterhöhle und der Gebärmutteranhänge zur Folge zu haben. Die Ausbreitungswege der Infektion bei einer Cervicitis sind andere als die bei einer Erkrankung der Korpusschleimhaut. Die Ausbreitungsart hängt allerdings, wie schon wiederholt hervorgehoben, nicht nur von den anatomischen Verhältnissen, sondern auch wesentlich von der Wachstumseigentümlichkeit des Infektionserregers ab. Immerhin führen die Infektionsbahnen bei der Cervicitis auf dem Wege der Lymph- und Blutgefäße in das lockere Bindegewebe der Parametrien, welche bei ganz bestimmten Infektionserregern miterkranken. Dann ist das Deckepithel des Cervicalkanals anders zu werten als dasjenige der Gebärmutterhöhle; der Cervicalkanal hat eine bleibende Schleimhaut, die den menstruellen Zyklus zweifelsohne wohl auch in irgendeiner Form mitmacht, aber nicht wie die Korpusschleimhaut in ihren oberflächlichen Schichten mehrweniger stark abgestoßen wird. Dadurch zeigt die Gebärmutterschleimhaut einen ganz anderen Infektionsverlauf und eine ganz andere Infektionsanfälligkeit als die Schleimhaut des Cervicalkanals. Die Lymph- und Blutgefäße des Uteruskörpers führen in das bindegewebsarme Ligamentum latum bzw. in den Bereich der Adnexe, woselbst auch wenig angreifbares Bindegewebe vorhanden ist. Es hat demnach eine über diese Wege weitergeleitete Ansteckung ganz andere Erkrankungsarten und Erkrankungsbezirke.

Die uns hier interessierenden Erkrankungen des Endometriums bzw. des Uteruskörpers sind wohl so gut wie immer bakterieller Natur, denn auch eine im ersten Augenblick anderweitig bedingte „Entzündung" wird letzten Endes hier wohl ausschließlich eine bakterielle.

Schließt sich dem Tragen eines Intrauterinstiftes oder einer intrauterinen anderweitigen Manipulation eine wirkliche Endometritis an, so war das Trauma nur ein Gelegenheitsmoment für die Ansiedlung von Krankheitskeimen. Entweder wurden diese durch den Fremdkörper, gegebenenfalls durch den Handgriff, unmittelbar eingeführt, oder aber erfolgte das Aufsteigen unabhängig davon und es fanden in der gereizten oder verletzten Schleimhaut die Krankheitserreger eine günstige Ansiedlungsmöglichkeit. Daß dem so ist, beweisen uns die streng aseptisch gesetzten Traumen. Unter strenger Wahrung der chirurgischen Regeln gesetzte Verletzungen im Uterusinnern heilen reaktionslos aus. Die Heilungsreaktionen dauern nur kurz, verlaufen ganz anders als diejenigen, die durch Keime verunreinigt werden und zu entzündlichen Erkrankungen führen.

Gelegenheit zur Infektion des Endometriums gibt es mehrfache, sichere Anhaltspunkte aber für ihr Zustandekommen besitzen wir nicht. Dies beweist der Umstand, daß es uns kaum gelingt durch vorbeugende Maßregeln bei Infektionsherden in den unteren Gebieten des Genitales ein Hinaufklettern der Krankheitskeime mit Sicherheit zu vermeiden. Trotz durchgeführter Vorsichtsmaßregeln kommt es häufig genug zu einem Aufsteigen dort, wo wir es uns vielleicht am wenigsten erwartet hätten. Zweifellos ist das Wochenbett — und es braucht nicht das Wochenbett nach einer Geburt am normalen Endtermin zu sein — eine sehr wichtige Gelegenheitsursache für die Erkrankung des Uteruskörpers. Wissen wir doch aus den weit zurückliegenden Untersuchungen STOLZs, daß die keimfreie puerperale Uterushöhle am 4., 5. und 6. Wochenbettstage von den Keimen, die in der Cervix und Scheide enthalten sind, erreicht werden. Da ja die Placentarstelle, abgesehen von kleinen oder größeren Cervixrissen, genügend wunde Stellen für eine Ansiedlung von Eitererregern aufweist, anderenteils auch genügend noch unversehrte Schleimhaut zur Ansiedlung von Gonokokken hat, so ist eine Erkrankung des Uterus zu dieser Zeit eigentlich verständlich. Kümmert man sich in allen Fällen von entzündlicher Erkrankung der weiblichen Geschlechtsorgane genau und erschöpfend um die Vorgeschichte, so wird man die allerersten Anfänge der Erkrankung recht häufig in die Zeit knapp nach einer vorzeitig oder rechtzeitig beendeten Schwangerschaft zurückverlegen müssen.

Ob die Menstruation ein so günstiger Zeitpunkt für Ascensionen und Infektionen ist, als allgemein angenommen wird, erscheint uns durchaus nicht sichergestellt. Wir konnten viel zu häufig gerade unvermutetes Aufsteigen von Keimen zu ganz anderen Zeiten des Zyklus feststellen. Die Zeit der menstruellen Blutung, hauptsächlich die antemenstruellen Tage, sind wohl ein Lieblingstermin von Rückfällen und Verschlechterungen. Es kann ein Aufflackern einer versteckten, ruhenden Infektion eine Ascension oder eine Neuinfektion vortäuschen.

Daß durch ärztliche Eingriffe, hauptsächlich Sondierungen, Cervix-dehnungen, intracervicale bzw. intrauterine unzweckmäßige Behandlung, durch Intrauterinpessare u. dgl. m. schwere und schwerste septische und gonorrhoische Infektionen der Uterushöhle gesetzt werden können, darüber besteht kein Zweifel. Nicht so gefährlich aber möchten wir eine einfache gynäkologische Untersuchung werten, soferne sie nicht durch Ungeschicklichkeit und Unerfahrenheit ein wirkliches Trauma bedeutet. Der Zufall spielt auch hier, wie im ärztlichen Handeln gar zu häufig, eine große Rolle. Es bleibt uns ein uns vor vielen Jahren widerfahrener Fall unauslöschlich in Erinnerung. Wegen eines schweren, akut eingesetzten Ausflusses, Beschwerden beim Urinieren, kleinen Temperatursteigerungen und allgemeinen Krankheitsgefühl werden wir zu einer ganz jungen Frau gerufen. Schon die Besichtigung der äußeren Geschlechtsteile und die Entnahme des eitrigen Sekrets, welches den großen Schamlippen anhaftete, ohne Entfaltung des Genitales, außerdem noch die Erkrankungsvorgeschichte, sicherte die Diagnose einer akuten Gonorrhöe, so daß wir von jedem weiteren Handgriff und jeder weiteren Untersuchung absahen. Es wurden nur symptomatische Maßregeln angeordnet. Am nächsten Tage erhalten wir die Nachricht und den versteckten Vorwurf, daß unsere Untersuchung — der die Nachricht übermittelnde Kollege wußte nicht, daß wir gar nicht untersucht hatten — ein Aufsteigen des Entzündungsprozesses auf die Gebärmutteranhänge hervorgerufen hätte, da jetzt arge Schmerzen im Unterleib mit Bauchfellentzündungssymptomen und hohem Fieber bestünden. Hätten wir in diesem Falle auch nur vaginal untersucht, so hätten wir uns von dem landläufigen Vorwurf, die schwere Erkrankung mitverschuldet zu haben, nicht reinwaschen können.

Die Fälle, wo eine Entzündung auf das Endometrium übergreift, ohne daß man irgendein ursächliches Moment hierzu konstruieren könnte, sind recht häufig. Wir erinnern nur beispielsweise an die Fälle, auf die PROCHOWNIK hinweist, die niemals Anzeichen einer Gonorrhöe des äußeren Genitales aufgewiesen haben und deutliche Anzeichen einer geringfügigen Adnexitis zeigen. Hier hat das Aufsteigen schleichend stattgefunden, ohne irgendwelche greifbare Ursache und ohne wahrgenommene Erscheinungen. Und derlei schleichende Ascensionen gibt es, wie wir glauben, in der Mehrzahl der Fälle. Wir meinen nicht nur aufgestiegene Gonorrhöen, sondern auch anderweitige Infektionen, die ebenfalls sehr häufig symptomlos und ohne nachweisbare Ursache entstehen und ascendieren. Leichte Pyodermien, ein leichter Blasenkatarrh, eine ganz vorübergehende Darmerkrankung kann den Krankheitserreger auf dem Wege der Vulva und Scheide in den Uterus gelangen lassen. Wir halten die Erkrankung des Endometriums für außerordentlich häufig; nur wird sie selten diagnostiziert. Auch in der Vorgeschichte läßt sich die stattgehabte Infektion nur schwer, manchmal auch gar nicht nachweisen, wegen der Eigentümlichkeit der Gebärmutterschleimhaut die Infektionen, welche nicht bis zur Basalis bzw. bis zum Myometrium reichen, rasch und oft symptomlos zu erledigen. Wir meinen symptomlos wenigstens insoferne, als eine Andeutung dafür, daß die Gebärmutterschleimhaut erkrankt ist, fehlt.

Auch die Gebärmutterschleimhaut hat keine Sonderstellung in der Pathologie. Jetzt, wo wir durch Hitschmann und Adler und ihre Vorarbeiter und Nachuntersucher den menstruellen Zyklus der Gebärmutterschleimhaut genau kennen und eine ganze Reihe von früher als Entzündungserscheinungen angesehener histologischer Bilder ausschalten müssen, finden wir auch hier nur die allgemein gültigen und für Entzündung charakteristischen Merkmale, wie Hyperämie, Leukocytenzustrom, Ödem, Transsudation von Lympho- und Leukocyten, denen auch rote Blutkörperchen beigemengt sein können. Bei schweren Entzündungen kommt es zur Degeneration der zelligen Elemente bis zur Nekrose derselben. Die Drüsentätigkeit ist gesteigert. Die Uterusinnenfläche ist mit gelbgrünlichem dicken Eiter, der häufig blutige Beimengungen enthält, bedeckt. Mikroskopisch besteht dieses Exsudat, wie alle ähnlichen Produkte, vornehmlich aus polynucleären Leukocyten und Lymphocyten, aus abgestoßenen Oberflächen- und Drüsenepithelien mit mehrwenig reichlicher Blutkörperchenbeimengung. Auch nekrotische Leukocyten und andere abgestorbene Zellelemente finden sich darunter. Natürlich kann es durch Defekt des Oberflächenepithels zur Geschwürsbildung und Freiliegen des Stromas kommen.

Die akute Endometritis läßt klinisch eine Unterscheidung ihrer Genese nicht zu, d. h. bis heute besitzen wir keine klinischen und auch keine histologischen Merkmale zur Unterscheidung, ob es sich um eine gonorrhoische oder anderweitig bakteriell bedingte Entzündung der Gebärmutterschleimhaut handelt. Um so mehr sollte man sich gerade im akuten Stadium, wo es noch möglich ist, bemühen, bakteriologisch den Fall aufzuklären. Je chronischer der Fall wird, desto schwerer oder ganz unmöglich wird der Nachweis der Krankheitserreger. Die ganze Behandlung ist eine planmäßigere und bei weitem erfolgversprechender und rasch zum Ziele führend, wenn wir vom Anfang an genau darüber unterrichtet sind, welche Mikroorganismen die Erkrankung verursachen. Im großen und ganzen handelt es sich wohl nur darum, ob ein Gonokokkennachweis gelingt oder nicht. Finden wir Gonokokken und können wir dieselben als solche nachweisen, so steht die Ätiologie und Genese fest; bei negativem Ausfall der Gonokokkensuche aber können wir über die Ursache so gut wie gar nichts aussagen. Keine Gonokokken gefunden zu haben, beweist noch lange nicht, daß es sich um keine Gonorrhöe handelt, und der Nachweis von anderen Mikroorganismen besagt gar nichts, schon deshalb nicht, weil das Vorfinden im mikroskopischen Präparat bzw. im Sekret noch gar kein Beweis dafür ist, daß die gefundenen Keime pathogen bzw. die Krankheitsursache sind. Nur ein großes Überwiegen der betreffenden Bakterienart, das Vorfinden derselben fast in Reinkultur, wird es wahrscheinlich erscheinen lassen, daß sie ätiologische Bedeutung besitzt. Bei der bakteriologischen Untersuchung hält man sich auch bei akuten Entzündungserscheinungen des Endometriums an die für die Gonokokkensuche gegebenen Regeln. Nur selten gelingt es mit Sicherheit im Bakteriengemisch der Scheide die Gonokokken genügend zu isolieren. Man entnehme vielmehr das Sekret denjenigen Stellen, die erfahrungsgemäß die Lieblingsstätten der Gonokokken sind, vor allem der Cervix. Doch auch die Cervix enthält gerade bei akuten Entzündungen und bei klaffendem Kanal sehr oft Bakteriengemische. Deshalb wird man vielleicht gerade hier in die Lage kommen die Gonokokken dort zu suchen, wo sie bei der akuten Endometritis am sichersten zu finden sein werden, das ist in der Uterushöhle selbst; und zwar durch intrauterine Entnahme des Sekretes. Man wartet aus naheliegenden Gründen die ganz akuten Erscheinungen ab. Gelang bisher der Gonokokkennachweis nicht und glaubt man es dennoch mit einer Gonorrhöe zu tun zu haben, oder braucht man Material zur Anfertigung von Gonokokkenautovaccine, so verfährt man nach der Methode, die wir schon 1906 angegeben haben: Einstellung der Portio im selbsthaltenden Speculum, Desinfektion des äußeren Muttermundes und des unteren Teiles der Cervix mittels Alkohol oder Jodtinktur, Auswischen des ganzen Cervicalkanals mit steriler Watte, Einführen des intrauterinen Spritzenansatzes, der einer Rekordspritze mit vorgeschobenem Stempel aufgesetzt ist, bis hinauf zu den Tubenecken, selbstverständlich ohne Gewaltanwendung und, was bei einiger Übung ohne weiteres gelingt, ohne stärkere Berührung der Uterusinnenwandung. Darauf wird durch Vorziehen des Spritzenstempels aufgesogen. Dieses aus der Uterushöhle entnommene Sekretmaterial enthält, wenn es sich um eine Uterusgonorrhöe handelt, auch dort, wo in den übrigen Genitalabschnitten die Krankheitserreger nicht nachweisbar sind, den Gonokokkus sehr häufig in Reinkultur, somit leicht und verläßlich nachweisbar und vor allem auch zum Kulturverfahren verwendbar, d. h. zur Züchtung der Gonokokken, gleichgültig ob zu diagnostischen Zwecken oder behufs Anfertigung von Gonokokkenvaccine.

Über das eigentliche Wesen der verschiedenen Endometritiden sind wir noch wenig unterrichtet. Außer bei der puerperalen Infektion post partum und post abortum ist unsere Kenntnis bis auf die Gonokokkeninvasion noch sehr lückenhaft, speziell was die Anfälligkeit des Endometriums für die verschiedenen Infektionsprozesse anlangt. So wissen wir gar nichts über die Arten der Endometritiden im Verlaufe von Infektionskrankheiten, Cholera, Dysenterie, Grippe, Pneumonie, Typhus u. a. m. Wir wissen nicht mehr, als daß diese

Lokalisationen vorkommen. Wir wissen nicht, ob es Metastasen der Krankheitserreger im Uterusinnern sind, ob es nur toxische Beeinflussung ist, vielleicht sogar nur eine Krankheitserregerausscheidung durch den Uterus, oder ob vielleicht die hier des öfteren beobachteten Metro- und Menorrhagien auf dem Wege des Ovariums bzw. durch die auf dem Wege des Ovariums zustande gekommenen Zyklusverschiebungen verursacht sind.

Auch die näheren Umstände der Besiedlung des Endometriums mit den Krankheitserregern sind uns in der Hauptsache wenig bekannt. Wir wissen zwar, daß bei der Gonorrhöe die Gonokokken das Epithel zuerst rasenartig bedecken, dann aber bald intraepithelial in das oberflächliche Stroma, ja bis in die Muskulatur (WERTHEIM) vordringen, überall dort, wo sie vorstoßen, kleinzellige Infiltration, später nach 2—3 Wochen Ansammlungen von Plasmazellen hervorrufen. Auch die näheren Umstände der Besiedelung bei frischen puerperalen Prozessen sind uns geläufig, nicht aber bei den so häufigen und für die gynäkologischen Erkrankungen so wichtigen Erkrankungsarten des Endometriums, die schleichend, ohne stürmische Erscheinungen einsetzen, chronisch verlaufen und auch die höhergelegenen Teile befallen. Hier wissen wir so gut wie nichts über die Erreger, ebensowenig über ihre Ansiedlungsart und über den von ihnen eingeschlagenen Weg.

Das Eigentümliche der Uterusschleimhaut ist ihre Hinfälligkeit und ihre monatliche mehr oder weniger starke Ausstoßung in den oberflächlichen Schichten. Dadurch ist eine gewisse Flüchtigkeit der endometrischen Prozesse gegeben. Es kann hauptsächlich eine gonorrhoische Infektion des Endometriums, wenn sie nur die oberflächliche Schichte betrifft und es zu keiner Reinfektion kommt, in einem Zyklus erledigt sein, so daß sich nach der menstruellen Ausstoßung wieder eine ganz normale Schleimhaut bildet. Anders aber wenn die Infektion tiefer reicht. Wie weit sie die Basalis mitergreift, dürfte nicht nur vom Zeitpunkt der Infektion in bezug auf den Zyklus abhängig sein, sondern auch von der Infektionsart und der Giftigkeit der Keime. Es kann nach unserer Erfahrung zu jeder Zeit des Zyklus eine Infektion tiefe Schichten ergreifen. Leichter wird dies wohl eintreffen, wenn die Schleimhaut stark hyperämisch bzw. schon zum Teil abgestoßen, wund ist. Erkrankt auch die Basalis im stärkeren Grade, dann ist die Heilung im Verlauf eines Zyklus nicht wahrscheinlich. Die Infiltrate erhalten sich auch nach Bildung der neuen Funktionalis in der Basalschichte. Bei großer Ausdehnung der Erkrankung wird sich eine Funktionalis entweder unvollständig oder gar nicht bilden können, wodurch es zu andauernden Blutungen oder Blutungsunregelmäßigkeiten kommt. Ist die Basalis von der Infektion ergriffen, dann bleibt ein Hineinreichen der Entzündung in die Muskulatur nicht aus, dann haben wir nebst der Endometritis eine Myometritis mit Infiltraten zwischen den Muskelbündeln, mit Plasmazellenanhäufungen, mit allen typischen Erscheinungen der chronischen Entzündung.

Die durch Gonorrhöe bedingte Endometritis wird heute wohl als die häufigste Ursache von Entzündungen der Gebärmutter angesehen. Wir glauben, daß die Zukunft uns lehren wird, daß die Gonorrhöe wohl eine außerordentlich häufige Ursache darstellt, daß aber auch andere, der chronischen Gonorrhöe ganz ähnlich verlaufende Infektionen ebenfalls sehr häufig sind. Auf alle Fälle ist die Endometritis gonorrhoica die beststudierte. Wir haben schon wiederholt den Modus der Infektion angeführt: Rasenbildung am Epithel, Eindringen in die Tiefe durch Überwinden der intraepithelialen Räume, Vordringen in das Stroma, von wo aus dann durch die Blutcapillaren und Lymphräume das Eindringen in die Körpersäftebahn erfolgen kann. Nach 2—3 Wochen etablieren sich die gut darstellbaren Plasmazellen, die unseres Erachtens nach anzeigen, wie tief die Gonokokken tatsächlich eingedrungen sind. Vielleicht sind die Plasmazellen nicht das Produkt der Bakterientoxine, sondern eine chronische Abwehr gegen die eingedrungenen Gonokokken. Nicht ausgeschlossen will es uns erscheinen, daß durch die Lagerung der Plasmazellen eine Differentialdiagnose zwischen Gonokokken und anderen eingedrungenen Mikroorganismen möglich sein wird, indem bei Gonorrhöe die Plasmazellen mehr parallel der Oberfläche gelagert sind, entsprechend der frontalen Invasion derselben, während die übrigen Entzündungserreger eine in die Tiefe verlaufende streifige Anordnung der Plasmazellen zur Folge zu haben scheinen (vgl. S. 49). Wichtig für die Prognose und für den ganzen Verlauf der Erkrankung ist es, festzustellen, wie weit die Gonokokken in die Tiefe eingedrungen sind. Wir haben bei Besprechung der Serologie der Gonorrhöe hervorgehoben, daß bei oberflächlicher Lagerung der Gonokokken auf der Schleimhaut und bei Freibleiben tieferer Gewebspartien von der Erkrankung die Serodiagnose negativ ist; bei tiefem Vordringen der Gonokokken ins Gewebe aber, beim Vordringen derselben bis in die Capillarschichte und die Lymphräume die Serodiagnose deshalb positiv wird, weil die Gonokokken bzw. ihre Produkte ausgiebiger in den Körper übergehen. Diese Propagation der Erkrankung wird somit immer dann nachweisbar sein, wenn die Gonokokken blutreiche Gewebsschichten erreichen. Beschränkt sich demnach die Aussaat der Gonokokken auf der Oberfläche des Endometriums bzw. auf der hinfälligen Funktionalis, so wird die Seroreaktion negativ bleiben. Bei Erkrankung der Basalis aber, wobei so gut wie immer auch das gefäßreiche Myometrium mitergriffen ist, muß die Serodiagnose positiv ausfallen. Wir hätten somit an der Serodiagnose ein Mittel, um zu erkennen, wann bei Uterusgonorrhöe die Erkrankung als Oberflächenaffektion prognostisch günstig, wann als Tiefengonorrhöe der Prozeß als langwierig und kompliziert anzusprechen ist. Es bedarf einer sehr genauen Beobachtung, um klinisch den Zeitpunkt des Ergriffenwerdens dieser tieferen Gewebspartien festzustellen. Dies ist um so schwerer, als wir den Zeitpunkt genau feststellen müßten, wann die Basalis bzw. das Myometrium erkrankt, die Adnexe aber noch frei sind. Wir haben aber noch einen Fingerzeig dafür, wann die Endometritis tiefer gedrungen ist, denn bei tieferer Lokalisation der Gonokokken im Uterus löst die Vaccinetherapie eine deutliche Reaktion aus, während bei rein oberflächlicher Lagerung der Gonokokken auf den Schleimhäuten jedwede Reaktion ausbleibt. Und die Vaccinewirkung geht ja, wie uns die tägliche Erfahrung lehrt, Hand in Hand mit der positiven Seroreaktion. Dort wo die Seroreaktion bei bestehender Gonorrhöe negativ ist, ist auch keine Wirkung der Gonokokkenvaccine zu erwarten. Deshalb glauben wir in der Lage zu sein, unabhängig von den unsicheren klinischen Merkmalen, die Miterkrankung der Basalis bzw. des Myometriums bei der Uterusgonorrhöe diagnostizieren zu können und zwar durch die Komplementbindungsreaktion. Bei oberflächlicher Lagerung der Gonokokken auf der Funktionalis wird die Seroreaktion negativ, bei Miterkrankung der Basalis und des Myometriums positiv sein. Diese Feststellung ist also prognostisch und therapeutisch von nicht zu unterschätzender Wichtigkeit.

Eine beträchtliche Anzahl der entzündlichen Erkrankungen des weiblichen Genitales ist auf infektiöse Erkrankung im Wochenbett zurückzuführen. Wenn die Krankheitsgeschichte den Beginn der Erkrankung auf ein Wochenbett zurückführt, so ist dies noch kein Beweis dafür, daß eine gonorrhoische Natur der Krankheitserscheinungen auszuschließen ist. Ein Tripper kann ebenso gut im Spätwochenbett als auch im Frühwochenbett, ebenso nach einem Spontanabortus oder nach einem Eingriff während einer Fehlgeburt emporsteigen, so daß auf diesen Zeitpunkt eine Adnexerkrankung zurückreicht. Es läßt sich also aus der Vorgeschichte nicht immer mit Sicherheit die Art der Erkrankung festlegen, obschon natürlich der Beginn im Frühwochenbett oder im Anschluß an eine Fehlgeburt die nichtgonorrhoische Herkunft wahrscheinlich macht, hauptsächlich wenn der Krankheitsverlauf die charakteristischen Merkmale der puerperalen Wundkeimerkrankung aufweist.

Die überwiegende Mehrzahl der Puerperalerkrankungen, hauptsächlich derjenigen nach rechtzeitigen Geburten, sind durch Streptokokken hervorgerufen. Hier spielen andere Infektionserreger nur eine viel seltenere und untergeordnete Rolle. Auch nach vorzeitiger Geburt und nach Fehlgeburten ist der Streptokokkus der hauptsächlichste Krankheitserreger. Bei Fehlgeburten können aber auch andere Eitererreger — neben dem Streptokokkus auch Staphylokokken und Kolibacillen — eine gewisse Rolle spielen.

Streptokokken finden sich im Vaginalsekret Schwangerer so gut wie immer (Bumm). Durch die viele Jahre zurückliegenden Untersuchungen von STOLZ, die später von FRANZ und LÖSER betätigend wiederholt wurden, wandern die in der Scheide befindlichen Keime und mit ihnen auch die Streptokokken, wie oben schon hervorgehoben, zwischen dem 3. und 6. Wochenbettstag in die früher keimfreie Gebärmutterhöhle ein. Der Selbstschutz des Uterus vor Infektionen genügt hier in der enormen Überzahl der Geburten vollständig, um eine Erkrankung zu verhindern. Dort wo der Selbstschutz versagt, oder aber die eingewanderten Keime von ganz besonderer Giftigkeit und Anfälligkeit sind, kommt es zur Erkrankung. Das, was wir bei der Invasionsart und Biologie der Gonokokken hervorgehoben haben, ist auch hier zu unterstreichen. Auch bei der Puerperalinfektion mit Streptokokken und anderen Keimen hängt der Verlauf und Ausgang der Erkrankung von mehreren Faktoren ab. Die Giftigkeit der Keime kann man bisher nicht anders feststellen, als durch ihre schließliche Wirkung auf den Organismus, da sich diesbezügliche Unterschiede (Hämolyse usw.) als nicht stichhaltig erwiesen haben. Auch die Abwehrkraft des Organismus können wir im voraus recht selten richtig abschätzen, obschon wir im allgemeinen wissen, daß ein anämischer entkräfteter Körper einer Keiminvasion schwerer standhält als ein kräftiger, wohlgenährter. Ebenso wie bei der gonorrhoischen Infektion spielt aber der augenblickliche Zustand des Bodens, auf dem sich die Invasion abwickelt, eine Rolle. Es ist durchaus nicht gleichgültig, ob die Infektionskeime die Uterusinnenfläche vor oder während der Entbindung, sofort nach Abgang oder schon vor Abgang der Nachgeburt erreichen oder später, wenn der Rückbildungsprozeß schon begonnen und der Leukocytenwall hinter der Decidua sich ausgebildet, sich den Keimen bei ihrem Eindringen entgegengestellt hat und in Funktion getreten ist. Die frischwunde Gebärmutterinnenfläche ist wohl am empfänglichsten.

Die sog. puerperale Saprämie dürfte für spätere chronische Erkrankungen, die uns hier hauptsächlich interessieren, kaum eine Rolle spielen. Man versteht darunter das Oberflächenwachstum von Saprophyten auf totem Nährsubstrat, d. i. auf Eihaut-, Decidua-, Placentaresten. Den Fäulniskeimen, die hier in Betracht kommen, bestreitet man das Vermögen aktiv ins Blut einzudringen. Sie können höchstens mechanisch in Thromben mitgeschleppt werden, sich im Blut somit nachweisen lassen; doch scheinen sie für eine Allgemeininfektion des Körpers keine Rolle zu spielen. Es dürfte somit das Endometrium als eine Art Filter wirken und nur die pathogenen, nicht aber Fäulniskeime durchlassen (WIDAL, BUMM).

Für die puerperale akute Infektion und für die aus ihr entstehenden chronischen Erkrankungen der weiblichen Adnexe spielt somit, was Häufigkeit und Giftigkeit anlangt, vor allem der Streptokokkus, in abnehmender Skala dann die Staphylokokken, die Kolibacillen und die Pneumobacillen eine Rolle.

Die Besiedelung der Uterusinnenfläche mit Wochenbettfieberkeimen führt vor allem zur septischen Endometritis. Spärliches Lochialsekret, das serös, wässerig und geruchlos ist zum Unterschied von außerordentlich reichlichem Ausfluß bei putriden Prozessen, charakterisiert die Erkrankung. Im Sekret, soweit es nicht mit Scheidensekret vermischt ist, finden sich zahlreiche Leukocyten mit Streptokokken in kurzen Ketten; in verschiedener Anzahl sieht man Phagocyten; Mischflora fehlt meistens. Die Art der akuten Puerperalinfektion hat uns hier nicht zu beschäftigen. Bekannt ist es wohl, daß jede Besiedelung des Endometriums mit sehr stark giftigen Streptokokken hauptsächlich bei entsprechender Disposition des Organismus, unvermittelt, ohne Thrombosen, ohne Transport durch den die Infektion immerhin hemmenden oder aufhaltenden Lymphwege, direkt auf venösem Weg zu einem Keimimport ins Blut, zur schwersten, in kürzester Zeit tödlich endenden Sepsis führen kann. Die Verlaufsarten der weniger stürmisch und rasch verlaufenden Thrombophlebitiden, die bei eitrigem Zerfall zur Pyämie führen, die Infektion der Lymphwege, die zu Metritiden, Parametritiden, Phlegmonen und Abscessen des Beckenbindegewebes führen können, sind bekannt und gehören nicht in den Rahmen unserer Ausführungen.

Gering und mangelhaft sind unsere Kenntnisse darüber, in welcher Form puerperale Infektionen für die chronischen entzündlichen Erkrankungen des weiblichen Genitales von Wichtigkeit sind. Daß eine schwere Infektion mit im Parametrium bzw. in den verstopften Venen und in den Adnexen lokalisierten Herden viele Monate, ja jahrelang, in einer milderen Form anhalten kann, wobei Zeiten fast völliger Gesundheit mit Zeiten abwechseln, wo die versteckte Infektion wieder aufflackert, ist sehr häufig einwandfrei zu beobachten. Doch glauben wir nicht, daß die gewöhnliche Art des Beginnes chronischer Wundkeimerkrankungen des weiblichen Genitales schwere Puerperalprozesse sind. Gerade das plötzliche Einsetzen des Wochenbettfiebers, wodurch die Abwehrkräfte des Organismus zu einer starken, ausgiebigen Reaktion angeregt werden, führen meist entweder bei sehr starker Virulenz der Keime und geringer Widerstandskraft des Körpers zum Tode, oder aber, gerade infolge der starken ausgelösten Reaktion, zur restlosen Heilung. Wir sind der Ansicht, daß das Hauptkontingent der nicht gonorrhoischen, chronisch entzündlichen Erkrankungen des weiblichen Genitales, die auf das Wochenbett zurückzuführen sind, durch geringfügige, wenig virulente anfängliche Erkrankungen entstehen. Es sind dies Puerperalprozesse, die symptomarm sind, mit geringeren Temperaturen verlaufen, wenig beachtet oder ganz übersehen werden. Eben die Geringfügigkeit der Erscheinungen läßt Lokalisationen im Parametrium und in den Adnexen vorerst unbemerkt verlaufen. Es sind dies solche Fälle, die sich weniger durch einen anfänglichen starken Puerperalprozeß auszeichnen, als vielmehr dadurch, daß sich die Frauen nach dem Wochenbett nur sehr langsam oder gar nicht erholen, daß sie viele Wochen kränkeln, ohne wirklich krank zu sein. Erst nach längerer Zeit, nach vielen Wochen und Monaten, wird die Aufmerksamkeit auf das Genitale gelenkt, vielleicht erst durch ein Aufflackern des Prozesses u. ä. Es sind dies Fälle nichtgonorrhoischer Natur, die manchmal erst nach Jahren zur richtigen Diagnose führen. Die Art der Invasion und Ausbreitung dieser Infektion muß natürlich dieselbe sein, wie wir sie bei der schweren akuten Puerperalerkrankung erwähnt haben, unterscheidet sich aber von dieser hauptsächlich durch die Intensität und das Tempo des Fortschreitens. Ebenso wie so viele Gonorrhöen hat auch diese Infektionsart kein ausgesprochenes akutes Stadium, sie setzt schon anfänglich subakut oder gar chronisch ein, um schleichend fortzuschreiten.

Diese Form ist vielleicht der häufigste Beginn chronischer Adnexe und chronischer Parametritiden nicht gonorrhoischer Natur. Es ist fraglich, ob in allen Fällen der Wundkeiminfektion die Aufsteigwege dieselben sind. Vielleicht wird es sich nachweisen lassen, daß es hauptsächlich die besonders giftigen Keime sind, die die Uteruswand auf dem Wege der Blut- oder Lymphgefäße durchdringen und in das Beckenbindegewebe oder zu den Gebärmutteranhängen auf dem Wege des breiten Mutterbandes gelangen, während die wenig virulenten Infektionserreger eher längs der Schleimhaut der Gebärmutterhöhle oder vielleicht subepithelial in die Eileiter kommen, somit — oder nur anscheinend — denselben Weg zurücklegen, wie die rasenbildenden Gonokokken. Zu dieser Anschauung, die wir heute nur mutmaßen, nicht aber beweisen können, führten uns mehrfache histologische Bilder, in denen gerade in den Tubenecken eine subepitheliale Zellanhäufung den Ascensionsweg von der Gebärmutter auf die Eileiter anzuzeigen schien. Auch sorgfältiges Nachgehen durch die Krankheitsgeschichte deckt des öfteren einen solchen Invasionsweg auf, oder macht ihn wenigstens sehr wahrscheinlich.

Ebenso schleichend wie diese Art der Puerperalinfektion erreichen meistens die Infektionserreger die oberen Geschlechtsorgane bei Pyodermien, bei Erkrankungen des uropoetischen Systems, bei Überwanderung von Keimen aus dem Darm in die Scheide, mit einem Wort bei allen von außen in die Scheide gelangenden Infektionen chronischen Charakters außerhalb des Wochenbettes. Denn auch hier fehlt — wohl nicht in allen Fällen, da sehr oft das Einsetzen der Genitalerkrankung durch die Beschwerden, die eine Vulvitis hervorruft zeitlich genau umgrenzt erscheint — ein scharf umschrieben nachweisbarer Krankheitsbeginn.

Der *entzündlichen Erkrankung der Adnexe* geht in der Überzahl der Fälle eine Erkrankung des Uterus voraus. Ziemlich selten ist die Überleitung von Entzündungen benachbarter Darmabschnitte, von perivesicalen Prozessen auf Eierstock und Eileiter, noch seltener entstehen

Metastasen auf die Adnexe von dem Genitale ganz ferne stehenden entzündlich-eitrigen Erkrankungen des übrigen Körpers.

Die Gonokokken werden als Rasenbildner meistenteils durch Hinaufwuchern auf der Uterusschleimhaut bis zu den Uteruskörperecken die Eileiterschleimhaut erreichen. Es ist nicht nötig, daß in all jenen Fällen, wo nach einer Gonorrhöe der unteren Geschlechtsorganabschnitte die Adnexe erkranken, immer eine Endometritis gonorrhoica vorgefunden wird, oder auch nur anamnestisch nachweisbar sei. Es ist vielmehr anzunehmen, daß der Gonokokkus höhergelegene Gewebspartien erreichen kann, ohne daß alle dazwischenliegenden Gewebsteile erkranken. Es können Zusammenziehungen der Gebärmutter oder andere Verschiebungen ihrer Wände höhergelegene Schleimhautanteile in Berührung mit den tieferliegenden infizierten Schleimhäuten bringen. Es kann der capillare Saftstrom infizierende Flüssigkeitsbewegungen bedingen und die Gonokokken hinaufbefördern. Dasselbe können Turgoränderungen des ganzen Organes verschulden, die bei den Gefäßverhältnissen und biologischen Blutfüllungsänderungen der Gebärmutter (vgl. BUCURA, Zbl. Gynäk. 1903, 12 u. 1910, 17) sehr häufig, hauptsächlich bei sexueller Betätigung, vorkommen, und eine Flüssigkeitsansaugung bedingen, wodurch in der Cervix befindliche Gonokokken auch ohne Zwischenstation bis in die Eileiter gelangen können. Es kann schließlich der Gonokokkenrasen als solcher durch Weiterwachsen die Eileiter erreichen, ohne daß das Endometrium nachweisbar erkrankt, entweder deshalb, weil die Schleimhaut zu bald danach menstruell abgestoßen wird, oder aber vielleicht auch deshalb, weil die speziellen Gonokokken für das Endometrium zu wenig giftig sind, das zartere Tubenepithel aber doch krank machen. Eine Vorliebe von einigen Gonokokkenstämmen für ganz bestimmte Schleimhäute ist nicht so selten zu beobachten. Es gibt jedenfalls Möglichkeiten genug, daß die Adnexe gonorrhoisch erkranken, ohne daß eine Uterusgonorrhöe nachweisbar sein müßte bzw. vorhanden wäre. Auf alle Fälle ist wenigstens der Umstand zu berücksichtigen, daß eine Endometritis gonorrhoica entweder so symptomarm verlaufen kann, daß sie überhaupt übersehen wird, oder aber auch bei vorhandenen Erscheinungen durch die Symptome der übrigen Lokalisationen, wenn die Gonorrhöe der oberen und unteren Partien schwere Erscheinungen macht, überdeckt wird.

Haben Gonokokken das Tubenlumen erreicht und sich dortselbst angesiedelt, so entsteht eine meist seröse, bald darauf eitrige Exsudation, infolge der Entzündung, die die Keime, die durch das zarte Epithel gleich in das Bindegewebe der Tubenfalten gelangen, erzeugen. Die Entzündung ergreift wohl vorerst die Faltenspitzen, geht aber sehr rasch auf die Faltenbasis und auf die Muskulatur über. Die Capillaren sind mit Leukocyten vollgepfropft. Im Stroma sieht man zellige

Infiltrationen, nach 2—3 Wochen Plasmazellen, die für Gonorrhöe nicht als charakteristisch angesprochen werden können, da sie sich bei jeder Entzündung vorfinden. Es kommt zur Schwellung und zu zeitlichen Verklebungen der vielen Falten untereinander, sehr rasch aber zu einem Verschluß, hauptsächlich der engen Stellen des Tubenlumens, meist also im uterinen Anteil. Bei ganz frischer Erkrankung ist der Eileiter im ganzen geschwollen, stark gerötet. Das ganze Organ und jede einzelne Fimbrie sieht wie errigiert aus. Aus dem Tubenostium ragt ein Eiterpfropf hervor. Dieser Eiter ist es, der den Bauchfellüberzug der Nachbarorgane und diese selbst infiziert. Bei der Dünnheit der Tubenwand ist ein Übergreifen der Entzündung durch das Tubengewebe hindurch auf den Bauchfellüberzug sicherlich möglich, wenn auch Gonokokken bisher im Peritoneum nicht nachgewiesen werden konnten.

Aus eigener Erfahrung und Anschauung können wir behaupten, daß wenigstens die gonorrhoische Salpingitis in jedem, auch im frühesten Stadium ihrer Entwicklung, zum Stillstand kommen kann. Waren die Veränderungen nicht gar zu massig, wie bei bindegewebigen Eitersäcken, dicken Schwarten u. ä., so kann es nicht nur zum Stillstand, sondern auch zur völligen Ausheilung, zum vollständigen Wiedereintritt der normalen Funktion und zur andauernden vollkommenen Funktionstüchtigkeit kommen, ohne daß auch nur Reste einer Entzündung nachweisbar wären. Davon konnten wir uns im Laufe der Jahre wiederholt einwandfrei überzeugen und zwar sowohl durch die klinische Beobachtung, als auch autoptisch gelegentlich operativer Eingriffe. Daß auch ganz große Adnextumoren von Überfaustgröße und darüber, mit positivem bakteriologischem Befund restlos schwinden und zu ungestört verlaufenden Schwangerschaften und Geburten führen können, davon konnten wir uns sowohl in unbehandelten, vornehmlich aber in behandelten Fällen überzeugen, mit dem Unterschied, daß bei unbehandelten Fällen gewöhnlich der Zeitraum bis zur Empfängnis ein viel größerer war als bei den behandelten, die mehrmals knapp nach beendeter oder noch während der Durchführung der Behandlung, in die Hoffnung kamen. Des öfteren konnten wir uns bei behandelten Fällen, wobei wir dem Grundsatz huldigen, vor Beendigung einer Behandlung niemals mit absoluter Sicherheit die Notwendigkeit eines operativen Eingriffes zur Erlangung der völligen Funktionstüchtigkeit oder Beschwerdefreiheit auszuschließen, überzeugen, daß die früher bestandenen, einwandfrei festgestellten Salpingitiden, Oophoritiden oder Adnextumoren anatomisch ganz normalen Adnexen Platz gemacht hatten, natürlich ohne Beeinflussung der einen Nebenbefund darstellenden und die Anzeige zur Operation abgebenden Myome, Parovarialcysten u. a. m.

Kommt es, nachdem der uterine Tubenanteil schon früher verklebt und verschlossen oder nur infolge der Schwere des veränderten distalen Anteils geknickt und aus diesem Grunde undurchgängig geworden war, zu einer Verklebung des abdominalen Endes bei noch aktiver Endosalpingitis, so entsteht eine Sactosalpinx purulenta, eine Pyosalpinx. Der Verschluß des abdominalen Endes kommt durch verschiedene Momente zustande, die fast in jedem Falle andere sind, je nach der Stärke der Entzündung, je nach den momentanen topographischen Verhältnissen, je nach der Giftigkeit der Keime und nach dem Zustand der Nachbarorgane. Sowohl die beginnende Salpingitis mit ihrer akuten Schwellung, als auch die frisch entstehende Pyosalpinx mit der unvermeidlichen Spannung und Zerrung des Eileitergekröses, pflegen die ärgsten Beschwerden mit mehrminder hohen Temperatursteigerungen hervorzubringen. Jede Drucksteigerung im Eileiterinnern, ebenso wie jedes meist schubweise stattfindende Fortschreiten des Prozesses in der Tubensubstanz führt zu neuen Verschlechterungen.

In gonorrhoischen Pyosalpingen findet man meist keimfreien Eiter oder ganz belanglose Keime. Ganz falsch wäre es aber die Sterilität des Tubeninhaltes als Beweis dafür anzusehen, daß der Prozeß stille steht bzw., daß die Gonorrhöe der Tube zur Ruhe gekommen, abgelaufen ist, daß eine Infektiosität nicht mehr besteht, somit die Gonorrhöe auch nicht mehr fortschreiten könne. Operiert man unter dieser Veraussetzung konservativ und entfernt man auf Grund der vorgefundenen Sterilität des Eiters nur den erkrankten Eileiter, vielleicht auch diesen nur unvollständig, so wird man gar häufig eines Besseren belehrt durch den postoperativen Verlauf, der dann den Beweis dafür erbringt, daß noch lebensfähige Gonokokken vorhanden waren: Infiltration des Operationsbettes, Fortschreiten der Entzündung auf das übrige Genitale. Die Gonokokken im Eiter der Pyosalpinx gehen sicherlich sehr rasch zugrunde. Dies mag auch der Grund dafür sein, daß allgemein angenommen wurde und auch heute noch die Meinung vorherrschend ist, daß die Gonokokken in Pyosalpingen sehr rasch absterben, somit auch ihre Infektiosität sehr leicht erlischt. Der Irrtum liegt darin, daß die Gonokokken im Eiter wohl der Autolyse verfallen, somit aus demselben sehr rasch verschwinden — finden wir ja in solchem Pyosalpinxeiter auch recht ausgedehnte Leukocytennekrosen —, daß aber in der Eileiterwand trotz des sterilen Eiters ausgiebige Herde frischer und fortschreitender Entzündung im histologischen Bild nachweisbar sind als Beweis dafür, daß noch lebende Gonokokken oder andere Krankheitserreger vorhanden sein müssen. Es wird auch sehr häufig, wohl mit Unrecht, ins Treffen geführt, daß die Gonokokken in abgeschlossenen Räumen, wie sie die Pyosalpinx darstellt, sehr rasch absterben müssen. Gelingt es nach dem UNGERMANNschen Verfahren, die von der Luft abgeschlossenen Gonokokkenkulturen mit eng begrenztem Nährsubstrat unter Luftabschluß mehrere Monate am Leben zu erhalten, so ist es verständlich, daß in der Pyosalpinxwand bzw. im Eileitergewebe, wovon

Reste in jeder Pyosalpinx reichlich vorhanden sind, sich Krankheitskeime bei der durch den Säftezufluß immer stattfindenden Sauerstoff- und Nährstoffzufuhr unbegrenzt werden erhalten können. Sie leben ja hier nicht in einem luftabgeschlossenen Raum, wie dies in einer Absceßhöhle anzunehmen wäre, obschon auch hier eine Kommunikation mit den Körpersäften besteht, sondern eingeschaltet im Kreislauf des Organismus, ebenso wie in einer Gelenkshöhle, im Peri- oder Endokard. Wir sind überzeugt, daß Gonokokken und auch andere Keime sich in eitrigen Adnexen, noch besser in entzündeten Adnexen — wenn durch die Behandlung unbeeinflußt — viele Monate, Jahre und Jahrzehnte lebend und infektionsfähig erhalten können. Auch ein negativer Ausfall des Kulturverfahrens des Pyosalpinxeiters beweist gar nichts dagegen. Daß Gonokokkenherde in derartig entzündeten Gebärmutteranhängen vorhanden sein können und in der Überzahl der Fälle vorhanden sind, beweisen die immer wieder auftretenden Nachschübe, die Rückfälle, die auch nach Jahrzehnten nicht aufzuhören brauchen und das Fortschreiten einer Entzündung nach organerhaltenden Operationen in Fällen, die nicht entsprechend und spezifisch vorbehandelt worden waren.

Durch die Anheftungsart des Eileiters an das breite Mutterband entstehen die verschiedentlichsten Formen der Saktosalpinx je nach Füllung, je nach der Entfaltbarkeit der Wandung und je nach der Stärke derselben. Die Wandung selbst zeigt je nach der Dauer der Entzündung die verschiedensten anatomischen Bilder. Von gut erhaltenem, aber mit herdförmigen Infiltraten durchsetzten Wandgewebe bis zum Ersatz desselben durch Schwielengewebe, bei dem die einzelnen Wandelemente als solche gar nicht mehr nachweisbar sind. Durch Mitbeteiligung des Serosaüberzuges des Eileiters und der Nachbarorgane kommt es zur Verlötung der Pyosalpinx mit der Gebärmutter, Blase und Darm, zum Durchbruch des Eiters in die Nachbarorgane, gegebenenfalls zur Ausbildung von Fistelgängen u. dgl. Jede größere gonorrhoische Pyosalpinx kann sekundär infiziert werden, meist auf dem Wege des Darmes infolge von Durchwanderung von Darmkeimen oder von Durchbruch derselben. Dieser Formenreichtum der Ausbildung und der Komplikationen von Eileitereiterungen bringt es mit sich, daß nicht jede Salpingitis, noch weniger jede Pyosalpinx, die Möglichkeit einer restitutio ad integrum in sich birgt. Es können auch nach Erlöschen der Infektiosität, d. h. nach Absterben aller vorhandenen Keime derartige Veränderungen als Dauerzustand zurückbleiben, so daß wohl eine Heilung der Gonorrhöe, nicht aber eine anatomische Instandsetzung mehr möglich ist. Die Schwielen und Verwachsungen als solche können an und für sich eine Krankheit bedingen bzw. recht schwere Erscheinungen hervorrufen.

Knotenförmige Wandverdickungen am Eileiter, an dem uterinen Anteil, die sog. Salpingitis isthmica nodosa (CHIARI, SCHAUTA), die manchmal die Tube rosenkranzartig durchsetzen, bestehen aus Epithel-gängen als Reste ausgeheilter Wandabscesse und überdecken die Ent-zündungserscheinungen lange Zeit, so daß sie des öfteren an sonst ziem-lich normal aussehenden Geschlechtsorganen gefunden werden, zu einer Zeit wo an Entzündung nicht mehr gedacht wird und auch sonst keine Anzeichen mehr dafür vorhanden sind.

Auch das *Ovar* erkrankt, wenn die Tube einmal angesteckt ist, außerordentlich häufig an Gonorrhöe, jedoch nicht immer. Schließt sich die Tube rasch zu einer Saktosalpinx und ist die Entzündung im Eileiter nicht so tiefreichend, um durch die Wand bis an den Bauchfell-überzug zu gelangen, so kann der Eierstock auch ganz verschont bleiben. Eine gonorrhoische Oophoritis kommt entweder durch unmittelbar aus der Tube fließenden Eiter zustande, oder aber durch Anliegen des erkrankten Eileiters an den infolge Durchwanderung der Entzündung erkrankten Bauchfellüberzug. Eine Erkrankung des Eierstockes auf dem Wege des breiten Mutterbandes kommt bei Gonorrhöe wahrschein-lich, wenn überhaupt, so nur recht selten vor. Durch Erkrankung des Keimepithels und der anliegenden Stromapartien kommt es zur par-enchymatösen Oophoritis oder zu multiplen Follikelabscessen. Finden sichbei der Infektion offene Höhlen am Ovar, so kommt es zu solitären Follikel- oder Corpus luteum Abscessen.

Die Benennung der Entzündungen der Gebärmutteranhänge ist nicht einheitlich. Der Name Adnexitis ist schon wegen seiner zwei Sprachen entnommenen Wortteile unschön. Salpingitis und Oophoritis bzw. Salpingo-Oophoritis besagt wohl das richtige. Die Bezeichnung „Adnextumor" sollte den sog. Konglomerattumoren, den mit Darm, Netz verbackenen Gebärmutteranhängen vorbehalten bleiben.

Zur ausgebreiteten gonorrhoischen *Bauchfellentzündung* kommt es selten; dagegen sehr häufig zur sog. Pelveoperitonitis, zur Erkrankung des Bauchfellüberzuges der Organe des kleinen Beckens. Das Exsudat ist rein eitrig und massig, die daraus sich ergebenden Verwachsungen meist breit, plastisch und desto fester und schwartiger, je langsamer die Entzündung verläuft.

Die gonorrhoischen Adnexerkrankungen dürften häufiger sein als die puerperal-septischen. Alle bisherigen diesbezüglichen Zahlen be-ruhen nur auf Schätzungen. Wir besitzen ja hauptsächlich bei chroni-schen Erkrankungen der Gebärmutteranhänge keine Möglichkeit die-selben ätiologisch auseinanderzuhalten. Ein Mittel, um die gonorrhoische oder septisch-puerperale Natur zu erkennen, besaßen wir bisher nicht. Der positive Nachweis von Gonokokken würde eine viel zu geringe An-zahl von gonorrhoischen Adnexen ergeben. Nun werten wir die Sero-diagnose der Gonorrhöe, wie schon wiederholt hervorgehoben, so hoch daß wir bei richtiger und sorgfältiger, vor allem verläßlicher Durch-führung der Proben, die Ergebnisse unter gewissen Einschränkungen,

für absolut richtig anerkennen. Die in der Arbeit von Kunewälder
und Schwarz angeführten 141 Fälle von entzündlichen Adnexerkrankungen unserer Abteilung ergaben 63% positive Reaktionen auf
Gonorrhöe, somit waren 37% der Gesamtfälle von entzündlichen Adnexerkrankungen nicht gonorrhoischer Natur. Scheidet man die doppelseitigen von den nur einseitigen Adnexerkrankungen, so geben die
doppelseitigen 71% Gonorrhöe, die einseitigen nur 40% Gonorrhöe.
Wir halten diese Verhältniszahlen für richtig und unserem Material
entsprechend. Die Schwankungen in der Verhältniszahl von gonorrhoischen Adnexen zu den nicht gonorrhoischen sind sehr stark von
lokalen Momenten abhängig. Nicht nur Klein- und Großstadt geben
sehr große Unterschiede des Materials, sondern auch einzelne Spitäler
in der gleichen Stadt können von einander sehr stark abweichende
Zahlen aufweisen. Für unser Spital also möchten wir die Verhältniszahl
von 63 gonorrhoischen zu 37 nichtgonorrhoischen Adnexitiden festlegen.

Die Vorgeschichte der einzelnen Fälle wird sehr häufig als maßgebend für die Erforschung der ursächlichen Erkrankung angesehen.
Das Fehlen von Geburt und Fehlgeburt in der Anamnese beweist, wie
schon erwähnt, nach unserer Überzeugung nicht viel für die gonorrhoische
Ätiologie. Es gibt auch andere Ursachen der entzündlichen Erkrankungen der Gebärmutteranhänge als nur Gonorrhöe oder eine
Infektion im Puerperium. Pyodermien, Erkrankungen des uropoetischen
Systems oder des Darmes, sowie jede Infektion der Vulva mit irgend-
welchen Infektionskeimen, können ebenfalls durch Aufsteigen zu einer
entzündlichen Erkrankung der Gebärmutteranhänge Veranlassung
geben, ganz abgesehen von der Möglichkeit des hämatogenen Infektions-
weges oder der Übertragung einer Entzündung auf die Adnexe von den
Nachbarorganen. Aber auch die Entstehung im Anschluß an die Aufnahme des Geschlechtsverkehrs oder das Inerscheinungtreten der Adnexerkrankung zurzeit der menstruellen Blutung und das Mitbestehen
eines Ausflusses sind keine auch nur halbwegs sichere Anhaltspunkte
für die gonorrhoische Natur der Erkrankung. Eine Vulvitis anderer
bakteriologischer Ursache tritt nach dem ersten geschlechtlichen Verkehr gar nicht so selten auf. Ein auch starker Ausfluß beweist in der
Krankheitsgeschichte für Gonorrhöe so gut wie gar nichts und jede
bakterielle Erkrankung kann zurzeit der menstruellen Blutung erst-
malig oder als Rückfall in Erscheinung treten. Auch die Entwicklung
nach Geburt und Fehlgeburt bzw. im Wochenbett beweist nichts für
die septische Genese; denn nach Geburten, noch mehr aber im Anschluß
an Abortus und durch denselben veranlaßtes Eingreifen kann eine
ruhende Gonorrhöe recht häufig jederzeit, d. h. sowohl im Früh- als
auch im Spätwochenbett, emporsteigen.

Selbstverständlich können alle entzündlichen Erkrankungen des
unteren Genitales sich gelegentlich ausbreiten und zu einer Erkrankung

der Gebärmutteranhänge führen. Ebenso kann jeder unreine Hand griff, besonders instrumentelle Verletzungen, jeder unreine operative Eingriff, dann alle entzündlich veränderten Geschwülste, wie Myome, Polypen, Carcinome usw. zu einem Emporsteigen und einer Ausbreitung der ihnen anhaftenden Keime führen.

Von der Tuberkulose sehen wir ja, wie anfangs hervorgehoben, ganz ab. Da sind es also nur die sog. Wundkeime, die neben den Gonokokken die entzündlichen Adnexerkrankungen hervorbringen. Sie heißen mit Recht Wundkeime. Sie benötigen zu ihrem Eindringen in das tiefere Gewebe bzw. in den Organismus eine Wunde. Durch die unverletzte Haut- und Schleimhautbedeckung dringen sie nur ganz ausnahmsweise ein. Als Keime kommen neben den das Hauptkontingent dieser Infektionen liefernden Streptokokken (Streptococcus haemolyticus, anhaemolyticus, mucosus, putrificus) noch die Staphylokokken, das Bacterium coli, ganz selten und vereinzelt der Pneumokokkus, Typhus-, Paratyphusbacillen, Bacillen des multiplen Ödems hauptsächlich in Betracht. Auch der Micrococcus catarrhalis und der Meningokokkus dürften nach unserem Dafürhalten nicht so selten Adnexerkrankungen hervorbringen, die, wenn unsere Beobachtungen nicht täuschen, flüchtiger verlaufen, als die durch Wundkeime und die durch Gonokokken bedingten.

Klinische charakteristische Unterscheidungsmerkmale der Salpingitis gonorrhoica von der durch Streptokokken und anderen Wundkeimen verursachten Entzündungen sind zwar mehrfach beschrieben, doch nicht in jedem Fall darstell- und nachweisbar. Mitvorhandene Lymphangitiden sprechen für Wundkeiminfektion, sie können aber bei dieser auch fehlen. Ein differentialdiagnostisches Merkmal ist unserer Ansicht nach wohl verwertbar, d. i. die Miterkrankung des Beckenbindegewebes bei Wundkeimerkrankungen und das Fehlen dieser Lokalisation bei Gonorrhöe. Wundkeime dringen, wie oben wiederholt erwähnt, durch auch nur kleinste Wunden in die Lymphräume und führen zu einer Bindegewebsentzündung, Phlegmone, zu Parametritiden, während die Gonokokken diese Wege nicht zu beschreiten pflegen. Der Streit um die differentialdiagnostischen Merkmale und um Merkmale, die für Gonorrhöe charakteristisch sein sollen, ist insolange müßig, als wir die Ätiologie der jeweiligen Entzündung, auch am pathologisch-anatomischen Präparat, nicht sicherstellen können. Die Serodiagnose wird und soll auch hier zu einer Entscheidung führen. Die Merkmale, die sich bei positiven Fällen histologisch an der Tube bzw. an den Entzündungsherden nachweisen lassen, werden für Gonorrhöe charakteristisch sein, hauptsächlich wenn sie sich in seronegativen Fällen, also in solchen, die durch Wundkeime bedingt sind, nicht nachweisen lassen.

Obschon die Adnexerkrankungen nicht nur im Laienpublikum, sondern auch bei vielen Ärzten unter dem Namen Eierstockentzündung segeln, ist dennoch das Wesentliche und meist auch das Primäre und Wichtigere und auch Folgenschwerere die Entzündung des Eileiters; denn erst sie führt in der Regel bzw. außerordentlich häufig zu Eierstockserkrankungen und sie ist es, die am schwersten ausheilende Lokalisation und sie und ihre Folgen die Hauptursache der sekundären Sterilität.

Die Ergebnisse von Eileiterdurchblasungen, sowie der Eileiter-, durchleuchtung, der Augenschein bei Operationen von Fällen deren Krankheitsgeschichte genau in allen Einzelheiten bekannt war, sowie die genaue Verfolgung aller Fälle entzündlicher Erkrankungen der weiblichen Geschlechtsorgane, vor allem aller Fälle sekundärer Sterilität, verschafften uns die Überzeugung, daß es eine leichte, symptomlose, örtlich begrenzte Endosalpingitis gibt, die sich nicht anders äußert als in den Folgen des Eileiterverschlusses, also in einer Verhinderung der Empfängnis. Wir haben dabei den Eindruck gewonnen, daß hier als ursächliches Moment sowohl die Gonorrhöe in Betracht kommt, als auch schleichende, unbemerkte Erkrankungen durch Wundkeime vielleicht von ganz abgeschwächter Giftigkeit. Sie führen zum Verschluß der Eileiter, ohne daß weder grob anatomisch, noch auch klinisch irgendein Merkmal einer Salpingitis nachweisbar wäre oder auch früher nachweisbar gewesen wäre, außer des Endresultates des Tubenverschlusses. Es handelt sich demnach um eine nicht fortschreitende *Endosalpingitis lenta adhaesiva*. Diese bald zum Stillstand kommende, auf die Oberfläche beschränkte Erkrankung der Eileiterschleimhaut kann eben wegen ihrer die Mucosa nicht überschreitenden Reichweite nicht nur klinisch unbemerkt verlaufen, sondern auch durch die Komplementbindungsreaktion nicht aufdeckbar sein. Die Seroreaktion auf Gonorrhöe kann auch bei vorhandenen Gonokokken gegebenenfalls negativ sein und bleiben. Wenn darauf geachtet wird, dürften sich vielleicht Eileiterverschlüsse nachweisen lassen, die einer solchen langsamen, auf die Schleimhaut beschränkten Entzündung ihren Verschluß verdanken, ohne jemals Erscheinungen einer wirklichen Salpingitis geboten zu haben. Zur Veranschaulichung des Gesagten diene folgender Fall, der nur als ein Beispiel angeführt werden soll. Wir verfügen über mehrere solche und ähnliche Fälle, die im Wesen dem angeführten eigentlich gleichartig, so weit sie charakteristisch für die Erkrankung sind. Frau W. stand wegen Cervicitis gonorrhoica mit positivem Bakterienbefund vor 6 Jahren in Behandlung. Sie klagte damals nur über unbestimmte Schmerzen im rechten Unterbauch, die auf eine alte chronische Wurmfortsatzentzündung bezogen wurden, und über einen sehr lästigen eitrigen Ausfluß aus der Scheide. An den Gebärmutteranhängen war nichts nachzuweisen. Damals kam auf lokale Behandlung der Prozeß bald zum Stillstand. Weder vorher noch nachher war irgendein Adnexbefund oder Adnexbeschwerden festzustellen. Wegen fortwährender Beschwerden in der rechten Unterbauchgegend entschloß sich Patientin zur Operation. Dieselbe ergab ein vollständig normales inneres Genitale, die Tuben gar nicht wesentlich vergrößert, nur beiderseits an ihrem Fimbrienende verschlossen. Weder am Bauchfellüberzug der Eileiter, noch an den ganz normal aussehenden Eierstöcken, noch an der Gebärmutter waren irgendwelche auch nur geringe Verwachsungen nachzuweisen. Auch der Darm in der Umgebung war nirgends verklebt. Wegen des Alters der Patientin, sie war 46, wurden die Eileiter isoliert entfernt, die Eierstöcke und Gebärmutter belassen. Typische Appendektomie wegen chronischer Appendicitis. Die Besichtigung der Eileiter ergab die Wand gar nicht verdickt, weich und zart, dafür in den aufgeschnittenen Eileitern die Schleimhautfaltung sehr gering, die Falten an manchen Stellen fast verstrichen, die Schleimhaut stark atrophisch. Mikroskopisch in der Tubenwand keine Veränderungen nachweisbar. Wir stellen uns diesen Tubenverschluß, wie denjenigen ähnlicher Fälle, eben durch eine schleichend verlaufende, isolierte Entzündung zustandegekommen vor.

Oft genug kommt es zu restloser Ausheilung auch von schweren, symptomreichen Salpingitiden, doch in der Natur der anatomischen Verhältnisse ist es gelegen, daß beim Eileiter für gewöhnlich viel leichter eine Funktionsstörung als Dauerzustand zustandekommt als beim Eierstock. Wir haben schon angedeutet, wie es durch den kranken Eileiter zu einer Infektion des Eierstockes kommt. Wenn die Krankheitskeime nicht recht frühzeitig zu einem Verschluß des abdominalen Tubenostiums führen, so kommt es durch den Austritt der Keime in die Bauchhöhle vorerst zu einer Infektion des dem Tubenlumen anliegenden Eierstockes. Wahrscheinlich hängt es vom gerade beim ersten Eiteraustritt sich vorfindenden Zyklusstadium ab, zu welcher Infektionsart es im Eierstocke kommt. Jedenfalls aber kommt es auch darauf an, auf welchem Wege die Keime den Eierstock erreichen. Der hämatogene oder lymphogene Weg führt sicherlich vorerst zu einer interstitiellen Eierstockentzündung, bei der das Zwischengewebe betroffen wird und erst sekundär der Follikelapparat. Kommen die Keime auf dem Wege des Eileiterkanals auf die Eierstockoberfläche, so wird, ganz besonders bei frisch gesprungenen Follikeln oder bei jungen gelben Körpern, der Follikelapparat vorerst und vornehmlich betroffen, somit eine parenchymatöse Oophoritis entstehen. Es ist selbstverständlich, daß es Übergänge und Mischformen gibt, doch findet man verhältnismäßig recht häufig auch reine Formen der einen Art vor. Das anatomische Bild ergibt sich von selbst: Infiltration mit allen Stadien der Entzündung bis zur eitrigen Einschmelzung.

Auf die pathologisch-anatomischen Einzelheiten und auf Einzelfragen, so auf die Bildung von Tuboovarialabscessen, Tuboovarialcysten,

Hydrosalpingen, Hämatosalpingen usw., wovon einiges Entzündungsfolgen sind, anderes aber wieder mit Entzündung gar nichts zu tun hat, kann hier nicht eingegangen werden. Es liegen diese interessanten Bildungen auch nicht im Rahmen unserer Ausführungen.

Die Tripperansteckung des Mastdarmes ist zu dem Zeitpunkt, wo sie dem Frauenarzt unterkommt, sehr schwer festzustellen. Dies hat seinen Grund darin, daß der chronische Mastdarmtripper sehr oft weder subjektive noch objektive Symptome macht. Er setzt zwar häufig mit akuten Erscheinungen einer Mastdarmentzündung ein, geht aber sehr rasch, ungefähr schon in einer Woche, in das subakute bezw. symptomarme chronische Stadium über. Übrigens setzt die Erkrankung sehr häufig auch vom Anfang an chronisch ein, so daß auch in der Krankengeschichte gar keine Erscheinungen festzustellen sind. Die Diagnose ist nur bakteriologisch zu stellen. Auch heilt die Rectalgonorrhöe mit der Zeit von selbst aus. Dies sind Gründe genug, warum die Angaben über die Häufigkeit dieser Erkrankung im Gonorrhöematerial zwischen 3 und 40% schwanken. Es kommt ganz auf den Zeitpunkt der Untersuchung an.

Eine Rectalgonorrhöe kommt in der großen Überzahl der Fälle durch den aus den Geschlechtsorganen abfließenden gonokokkenhältigen Eiter zustande. Wie MUCHA richtig erwähnt, ist der wichtigste Augenblick des Eindringens der Gonokokken in den Darm die Stuhlentleerung. Durch das Spiel des Schließmuskels wird das Sekret aufgesaugt und gelangt auf die Schleimhaut des Darmes. Die Ansteckung durch in den Mastdarm ausgeführten geschlechtlichen Verkehr spielt eine untergeordnete Rolle, ebenso die Übertragung durch Berührung mittels der eigenen Finger oder mittels der Finger des untersuchenden Arztes (STÜHMER), sowie der Durchbruch von gonokokkenhältigem Eiter in den Mastdarm aus Nachbarorganen. Aus diesen Entstehungsursachen geht hervor, daß der Mastdarmtripper beim Weibe, hauptsächlich beim weiblichen Kinde, viel häufiger vorkommen muß als beim Manne, was auch tatsächlich der Fall ist.

Die subjektiven Symptome werden nur selten zur Diagnose einer Rectalgonorrhöe führen. Sie weisen nur in akuten Fällen (Druckgefühl im Becken hauptsächlich gegen das Kreuzbein zu, Gefühl der Hitze, Krampf des Mastdarm- und Blasenschließmuskels, Schmerzen bei der Stuhlentleerung, Brennen und Jucken) auf eine Erkrankung des Mastdarmes hin. Im chronischen Stadium werden höchstens Schmerzen der Aftergegend bei Stuhlentleerung, Sekretion aus dem Mastdarm, gegebenenfalls Feigwarzen um den Mastdarm herum, uns auf eine Erkrankung dieser Gegend leiten. Meistens fehlen jegliche Erscheinungen. Auch die Besichtigung der Mastdarmschleimhaut durch das Rectoskop wird uns im chronischen Stadium so gut wie gar nicht helfen. Beim akuten Einsetzen der Erkrankung findet man wohl Schwellung, Rötung, Blutungen und starke eitrige Sekretion der Schleimhaut. Schon nach einer Woche aber verändert sich das Bild derart, daß höchstens an der Wand haftende Eiterbeläge sichtbar sind. Die Diagnose kann uns bloß der bakteriologische Befund sichern; und der Gonokokkennachweis ist nicht leicht. Am besten hat sich uns diesbezüglich das Verfahren GLINGARS bewährt: Durchspülen der Ampulle mit einem gewöhnlichen Katheter, der ungefähr 5—7 cm ins Rectum eingeführt wird und durch den man 50—100 ccm lauwarmes Wasser durchspritzt; das Wasser wird in einem Glas aufgefangen und die aus dem Spülwasser aufgefangenen Eiterflocken der bakteriologischen Untersuchung zugeführt. Natürlich muß vor dieser Prozedur der Mastdarm ordentlich entleert sein. Gramfärbung ist unerläßlich, da selbstverständlich die Darmflora sehr vielgestaltig ist und auch gonokokkenähnliche Diplokokken enthält. Eine gewisse Hilfe bei der Diagnosestellung gewährt der Umstand, daß der Tripper meist im unteren Teil des Mastdarmes sitzt, nicht weiter als 4—8 cm über den äußeren Schließmuskel reicht, erschwerend der Umstand, daß bei der chronischen Gonorrhöe die Schleimhaut so gut wie immer unverändert erscheint, nur die Sekretion eine verstärkte, meist eitrige ist.

Wichtig, sowohl diagnostisch als auch prognostisch, vor allem therapeutisch, ist die Frage der *Blutungen bei entzündlichen Erkrankungen* und ganz besonders die Frage nach der letzten Ursache derartiger meist atypischer Blutungen. Die entzündlichen Erkrankungen — und hier muß man Uterus und Adnexe zusammenfassen — beeinflussen viel weniger als man glauben sollte den Ablauf des menstruellen Zyklus. Bei ganz schwerer Adnexerkrankung pflegt es wohl zu einer von der Menstruation unabhängigen starken und längerdauernden Blutung zu kommen, hauptsächlich dann, wenn das akute Einsetzen der Uterusbzw. Adnexentzündung um die Zeit der menstruellen Blutung herum fällt. Eine derartige Blutung dauert niemals besonders lange, kann aber wohl, nachdem was wir gesehen haben, einen ganzen Zyklus überdauern. Dauern die typischen Blutungen an, so kommt es meist schon bei der zweiten menstruellen Blutung zum deutlichen Hervortreten derselben und im zweiten Intervall pflegt dann die Blutung schon abzuflauen. Wie weit diese langgezogenen, die menstruelle Phase überdauernden Blutungen mit dem Übergreifen der Erkrankung von der Funktionalis auf die Basalis zusammenhängen, mag dahingestellt bleiben. Wir haben jedenfalls den Eindruck, daß eine derartige Blutung als Anzeichen zu werten ist, daß die Dauer des Prozesses keine kurze sein wird und stellen uns vor, daß gerade diese Fälle vielleicht gerade in der Blutung uns andeuten, daß es zu einer tieferen Lokalisation der Entzündungserreger in der Gebärmutterschleimhaut gekommen ist, zu einer Einnistung der Gonokokken oder anderer Entzündungserreger in den tiefen Schleimhautschichten. Wie weit entzündliche Veränderungen des Eierstockes durch Veränderungen der Hormonbildung den menstruellen Zyklusablauf beeinflussen und wodurch dies geschieht, dafür fehlen uns alle Belege. Auf derartige fruchtlose Hypothesen wollen wir uns gerade hier nicht einlassen. Im ganzen muß man wohl sagen, daß es verhältnismäßig eigentlich selten zu sehr langdauernden Blutungen und zu Zyklusstörungen infolge von auch ausgedehnten und tiefgreifenden chronischen Entzündungen kommt, wenn nicht andere Komplikationen vorhanden sind, die erfahrungsgemäß zu Blutungen und zu Zyklusstörungen führen, so z. B. Polypen, Myome und Schwangerschaftsprodukte, ganz abgesehen natürlich von bösartigen Geschwülsten der Gebärmutter oder des Eierstockes. Blutungen sind überhaupt im akuten und subakuten Stadium der entzündlichen Erkrankungen häufiger als später. Vielleicht sehen wir verhältnismäßig wenig lang andauernde Blutungen im subakuten und chronischen Stadium wegen der günstigen Beeinflussung derselben durch die Vaccinebehandlung.

Die *subjektiven Symptome* bei den entzündlichen Erkrankungen des weiblichen Genitales sind abhängig von der Lokalisation, vom Grade der Erkrankung, hauptsächlich aber von der Raschheit des Verlaufs. Vielleicht spielt auch die Art der Keime eine Rolle.

Am schmerzempfindlichsten sind die äußeren Geschlechtsorgane und die obersten Teile der inneren. Akute Vestibulitis und Vulvitis verursachen gar arge Schmerzen. Entzündete Scheide, Portio und Gebärmutter machen keine wesentlichen Beschwerden, mehr ein unbestimmtes Druck- und Spannungsgefühl; die Eileiter und die Eierstöcke hingegen verursachen wie alle Organe, deren Schwellung und Volumszunahme das Bauchfell in Mitleidenschaft ziehen, ganz bedeutende Schmerzen.

Daß die Raschheit der Entwicklung der Entzündungserscheinungen eine Rolle spielt, kann jederzeit beobachtet werden. Außerordentlich schmerzhaft ist eine Bartholinitis beim akuten plötzlichen Entstehen. Ganz ungewöhnlich starke Schmerzen verursachen akut entstandene Eileiterentzündungen und Eierstockentzündungen. Besteht der Zustand einige Tage, so lassen die subjektiven Beschwerden nach, die Schmerzen zu allererst, ohne daß die Schwellung selbst wesentlich kleiner geworden wäre. Daraus gewinnt man den Eindruck, daß die erste Größenzunahme durch den plötzlichen Zufluß das Schmerzauslösende ist, während das Weiterbestehen der Entzündung beim Nichtfortschreiten der Schwellung wenig oder gar nicht empfunden wird. Ganz besondere Erwähnung verdient die Tatsache, daß es folgenschwere Entzündungen gibt, die überhaupt keine subjektiven Erscheinungen machen. Wie oft findet man große Adnextumoren und Pyosalpingen, schwerste Schwellungen des Beckenbindegewebes, ohne daß anamnestisch der Verlauf der Erkrankung durch subjektive Beschwerden irgendwie kenntlich geworden wäre. Hier dürfte der schleichende Verlauf, das allmähliche Entstehen und langsame Anwachsen die Hauptursache der Symptomarmut oder Symptomlosigkeit sein. Derart symptomarme bzw. symptomlose Erkrankungen finden wir sowohl bei der Gonorrhöe, sehr häufig aber auch bei Streptokokken bzw. anderen Wundkeiminfektionen.

Die Beeinflussung der Menstruationsblutungen in Form von Menorrhagien, Metrorrhagien, Amenorrhöen u. a. sind mannigfach. Je akuter das Stadium der Erkrankung, desto größer die Neigung zu Blutverlusten. Profusere Blutungen unabhängig vom Zyklus sprechen wohl meistens für eine Mitbeteiligung der Gebärmutterschleimhaut. Je länger die Blutung einen Zyklus überdauert, für eine desto tiefere Miterkrankung des Endometriums spricht sie. Erkrankt nur die oberflächliche Schleimhaut, so ist die Störung mit der nächsten menstruellen Blutung meist überwunden. Über mehrere Zyklen andauernde Störungen weisen auf Miterkrankung der Eierstöcke bzw. ihres hormonbildenden Anteils hin, wie von mehreren Autoren angenommen wird. Das Wie und Wodurch ist trotz vieler Theorien und Hypothesen noch völlig ungeklärt, auch das Ob ist noch nicht erwiesen. Nur die Tatsache ist feststehend, daß chronisch entzündliche Prozesse der weiblichen Geschlechtsorgane in ungefähr einem Drittel der Fälle gewisse Unregelmäßigkeiten der Blutungen aufweisen. Andauerndes Ausbleiben der Menstruation nach entzündlichen Erkrankungen kann durch zweierlei Vorkommnisse bedingt sein. Es kann die Gebärmutterschleimhaut infolge ausgedehnter entzündlicher Erkrankung oder aber der Eierstock durch ausgedehnte eitrige Einschmelzung und nachträglicher bindegewebiger Veränderung in seinem Drüsenanteil veröden. Es handelt sich also bei der Amenorrhöe nach entzündlichen Erkrankungen entweder um eine uterin oder ovariell bedingte Amenorrhöe, ähnlich wie beim Infantilismus; auch hier kann trotz gut funktionierender Ovarien ein hypoplastischer Uterus bzw. eine hypoplastische Gebärmutterschleimhaut die Amenorrhöe bedingen, andererseits ein normal gebauter Uterus bei funktionell minderwertigen Eierstöcken amenorrhoisch sein. Im übrigen ist hier hervorzuheben. daß Amenorrhöen nach entzündlichen Erkrankungen ganz besonders häufig bei schon früher infantilen Individuen gefunden werden. Demgemäß findet man verhältnismäßig sehr oft in der Anamnese Merkmale von Infantilismus, in Form von spät einsetzender Geschlechtsreife und unregelmäßigen menstruellen Blutungen.

Der *Ausfluß* ist kein regelmäßiges Begleitsymptom der entzündlichen Erkrankungen. Wohl spricht ein reichlicher Ausfluß, der entweder der entzündlichen Erkrankung vorangegangen ist oder mit derselben zugleich auftritt, im gewissen Sinne für Gonorrhöe, aber nur insoweit, als durch denselben auf die Eintrittspforte der krankmachenden Keime hingewiesen wird. Eine typisch verlaufende Wundinfektion in dem Sinne, daß Wundkeime durch Gewebswunden in die Cervixoder Uterussubstanz eindringen und von hier aus auf dem Lymphoder Blutwege die Erkrankung verursachen, braucht nicht den geringsten Ausfluß aufzuweisen. Wohl aber ein Eindringen auf dem Wege der Schleimhaut. Denn hier werden die krankmachenden Keime vorerst eine Vulvitis, eine Kolpitis, jedenfalls aber eine Cervicitis — und die Cervix ist ja der Hauptentstehungsort jedes Ausflusses — allenfalls das Endometrium befallen, bevor die Entzündung auf die Gebärmutteranhänge übergreift. Selbstverständlich ist es gleichgültig, welche Keime diesen Weg nehmen. Alle werden an den genannten Stellen dieselben oder ähnliche Entzündungserscheinungen verursachen. Da aber die Gonokokken diesen Weg vornehmlich einschlagen, so findet sich eben das Symptom des Ausflusses ganz besonders bei der Gonorrhöe. Beweisend für dieselbe ist er jedoch keinesfalls.

Ohne uns hier auf die *Diagnostik, Symptomatologie* und *Differentialdiagnostik*, deren Erörterung ganz besonders bestechend wäre, einlassen zu können, glauben wir doch einiges Wichtige, hauptsächlich insoferne es sich um besondere eigene Beobachtungen handelt, anführen zu müssen.

So mannigfaltig der ganze Verlauf der Erscheinungen und das Bild entzündlicher Erkrankungen des weiblichen Genitales an und für sich ist, so verschieden sind die subjektiven Beschwerden in bezug auf den örtlichen Befund. Die größten Adnextumoren können sich nach und nach fast symptomlos entwickeln, während die schwersten Beschwerden des öfteren durch ganz geringfügige objektive Veränderungen verursacht werden. Dies erwähnten wir schon vorhergehend. Schon bei der äußeren Erkrankung des Genitales spielt die konstitutionelle Individualität und die Schmerzempfindlichkeit des Individuums eine außerordentlich große Rolle. Das erkennen wir an den ganz verschiedenen Beschwerden bei gleich starker Erkrankung. Wir sehen weiters sehr häufig eine schwere Cervicitis symptomlos verlaufen, andererseits bei gleich schwerem örtlichen Befund die schwersten Klagen über Brennen, Druckgefühl und Schmerzen im Unterleib. Ebenso ist es mit der Metritis, ebenso mit der Erkrankung der Gebärmutteranhänge. Es ist aber nicht einmal ganz und immer richtig, daß die Stärke der Beschwerden von dem Grade der Beteiligung des Bauchfelles abhängt und von der persönlichen Empfindlichkeit; es spielen auch andere uns unbekannte Faktoren mit. Wir hatten wiederholt Gelegenheit bei beginnendem Aufsteigen der Erkrankung bzw. bei ganz frischer Mitbeteiligung der Eileiter, auch bei nicht besonders empfindlichen Personen, die allergrößten Schmerzen zu beobachten, bei denen trotz größter Zurückhaltung die Morphiumspritze in Anwendung kommen mußte. In 3—4 Tagen wurden nach Abklingen der Schmerzen überraschend geringe örtliche Veränderungen festgestellt. Auch der weitere Verlauf erbrachte den Beweis, daß es sich nur um eine akute Salpingitis gehandelt hat, ohne stärkere Mitbeteiligung des Bauchfelles.

Der örtliche Befund hängt natürlich ganz von der Entwicklungsstufe der Erkrankung ab. Wir hatten durch Zufall Gelegenheit, vor Eröffnung der Bauchhöhle Fälle zu untersuchen, die die Erscheinungen einer akuten Salpingitis aufwiesen. Vorher, im wachen Zustande, konnte man wegen sehr starker Druckschmerzhaftigkeit der seitlichen Anteile der Gebärmutter einen Tastbefund gar nicht erheben. In der Narkose tastete man ein ganz normales inneres Genitale, den Uterus nicht vergrößert, vielleicht etwas weicher, die Ovarien unverändert frei beweglich, die Tuben nicht tastbar, die runden Mutterbänder und das Ligamentum ovarium proprium unverändert. Bei eröffnetem Bauche zeigte sich dagegen ein ganz anderes Bild, als der Narkosetastbefund ergeben hatte. Die Eileiter waren auf das Dreifache vergrößert, hochrot, bis zu den Fimbrienenden prall gespannt. Aber auch jetzt war beim Abtasten der Eileiter kein Widerstand zu fühlen, sie waren ganz weich, so daß ihr Nichtherausfühlen bei der Narkoseuntersuchung vollkommen verständlich erschien. Schon im subakuten Stadium, noch mehr im chronischen, verwandelt sich der Eileiter sehr häufig in einen tastbaren Strang. Doch gerade hier möchten wir erwähnen, daß je geübter und erfahrener der Untersucher ist, desto seltener er den Eileiter als solchen heraustastet, ganz besonders den uterinen Anteil desselben. Man braucht nur bei jeder Operation darauf zu achten. Man sieht immer wieder, daß dasjenige, was als „federkieldicker Strang", als „bleistiftdicker Eileiter" so häufig in Krankengeschichten zu lesen ist, nichts anderes als das Ligamentum ovarii proprium oder das Ligamentum rotundum ist. Denn auch bei stark veränderten Tuben, bei mehr oder weniger dickwandigen Pyosalpingen ist gerade der uterine Anteil des Eileiters weich und nachgiebig, so daß er bei der bimanuellen Palpation unmöglich herausgetastet werden kann. Die Weichheit des uterinen Anteils des Eileiters bedingt es, daß auch sehr häufig die Adnextumoren, auch bei ganz erheblicher Größe derselben, verhältnismäßig gut beweglich und vom Uterus leicht trennbar sind. Natürlich gibt es auch hier Ausnahmen. Es gibt genügend viele Adnextumoren, die mit dem Uterus verbacken sind, es gibt Salpingitiden, wobei der Eileiter auch im uterinen Anteil dick und hart ist, ganz besonders bei der Salpingitis isthmica nodosa. Jedenfalls ist die Palpation von Adnextumoren außerordentlich schwierig, ganz besonders schwierig aber aus denselben Einzelheiten herauszutasten und den Tastbefund richtig zu deuten. Diese Einzelheiten erweisen sich sehr häufig als Phantasiegebilde. Wenn man sich daran gewöhnt seine Tastbefunde mit dem Augenschein bei den Operationen, ganz besonders mit den anatomischen Präparaten zu vergleichen und zu kontrollieren, dann wird man wohl, in den meisten Fällen wenigstens, von der Unmöglichkeit palpatorisch genaue Einzelheiten feststellen zu können, überzeugt werden, mindestens aber viele Tastbefunde richtigstellen müssen. Übrigens ist die Detailbeschreibung mehr eine Angelegenheit der Eitelkeit, eine praktische Bedeutung hat sie niemals, denn unser operatives Handeln, den ganzen Plan der Operation, werden wir niemals vor Eröffnung der Bauchhöhle feststellen, sondern immer vom autoptisch erhobenen Befund abhängig machen. Wir müssen froh sein, wenn es uns gelingt, durch den Palpationsbefund immer eine richtige Operationsanzeige zu stellen. Jeder, der sich aufrichtig nachprüft, wird dies zugeben müssen und immer diagnostische Unzulänglichkeit eingestehen, deshalb mit allen Mitteln bestrebt sein, das diagnostische Können immer weiter auszubauen.

Auch den Geübtesten werden 3 Erkrankungen differentialdiagnostisch am meisten in Anspruch nehmen; nicht immer wird er imstande sein ohne weiters eine Entscheidung zu treffen. Das ist die Eileiterschwangerschaft, die Entzündung des Wurmfortsatzes und die akute Erkrankung des uropoetischen Systems, Cystitis und Pyelitis, natürlich in atypischen, komplizierten Fällen.

Die charakteristische Anamnese für Eileiterschwangerschaft ist ja zur Genüge bekannt. Ebenso bekannt ist es aber, daß gerade in den diagnostisch schwierigen Fällen die charakteristische Anamnese auch vollkommen fehlen kann, wie jedes für Extrauteringravidität charakteristische Merkmal. Handelt es sich um Fälle, wo ein Tastbefund fehlt, so bei frischer Tubarruptur bzw. bei jungem Tubarabort, so ist die Differentialdiagnose zu den entzündlichen Erkrankungen leichter, da hier die Tumorbildung fehlt und uns hauptsächlich die Allgemeinsymptome der Anämie bzw. der inneren Blutung leiten werden. Anders bei der Schwangerschaft außerhalb der Gebärmutter mit Tumorbildung. Die subjektiven Beschwerden beweisen uns eigentlich gar nichts, denn sowohl eine frische Salpingitis, als auch eine Hämatosalpinx bzw. Hämatocele kann Schmerzen verursachen, die von den Schmerzen entzündlicher Tumoren nicht zu unterscheiden sind, um so mehr, als auch der entzündliche Tumor gar nicht selten einseitig ist. Hohes Fieber spricht wohl eher für die entzündliche Natur der Erkrankung, kann aber auch gelegentlich bei Hämatocele, wenn eine Entzündung oder Infektion hinzukommt, vorkommen. Ein Fall, den wir bei vielen Gelegenheiten uns immer wieder vor Augen führen, ist diesbezüglich sehr lehrreich. Es handelte sich um eine mehrgeschwängerte Frau, die plötzlich an Fieber, Blutungen und Schmerzen erkrankte, ohne typische Anamnese für Extrauteringravidität. Es mußte wegen zusehenden Verfalls sofort operiert werden, wobei es sich erwies, daß den Kern des Tumors — es handelte sich um einen fast doppeltfaustgroßen Tumor links vom Uterus — ein Ovarialabsceß bildete. Um denselben herum eine große Hämatocele, in welche die offene Tube hineinragte. Es fand sich ein Fetus von ungefähr 8 cm Länge. Es handelte sich demnach um einen kindsfaustgroßen Ovarialabsceß, der tief im Becken, im Douglas gelegen war, mit Tubarabort und Haematocele retrouterina. Exstirpation der linken Adnexe. Glatte Heilung. Der Fall ist in mehrfacher Beziehung instruktiv. Die fehlende Anamnese für Extrauterinschwangerschaft, die enorme Schmerzhaftigkeit, die eine Differentialdiagnose natürlich nicht zuließ. Zeit zu weiteren Untersuchungen war nicht vorhanden, die Frau mußte sofort operiert werden. Angenommen aber man hätte alle Laboratoriumsversuche gemacht, die in einem solchen Falle zur Sicherung der Diagnose angezeigt sind, so hätte man sicherlich alle Kriterien für eine Entzündung gefunden und, wenn es solche gäbe, auch alle für eine Schwangerschaft. Eine Klärung wäre also in diesem Falle nicht zu erzielen gewesen. Sogar eine Punktion hätte im Stich gelassen, denn man hätte ebenso gut in den Ovarialabsceß als auch in die Hämatocele eindringen können. Ja auch die Kolpotomie hätte diagnostisch versagen müssen. Ein Symptom war aber auch hier, wie so häufig bei Hämatocelen zu finden. Wir finden dasselbe nirgends erwähnt, deshalb möchten wir es hier hervorheben.

Man findet nämlich bei Hämatocelen neben dem Befund eines mehr-weniger prallen, elastischen, manchmal sogar fluktuierenden Tumors sehr häufig ein Zeichen, welches vielleicht auch auf die sehr häufige Mitbeteiligung des Netzes in der Hämatocelenbildung hinweist; man hat nämlich beim Tasten das Gefühl, wie wenn der in der Scheide befindliche Finger einen Ball im Ballnetz abtasten würde. Man fühlt zwischen Tumor und Vagina bzw. tastendem Finger ein Maschen-geflecht. Dieses Symptom des *Netzmaschengefühls*, wie wir es nennen möchten, hat uns sehr oft die Diagnose Hämatocele bzw. Ex-trauteringravidität erleichtert bzw. an ihr festhalten lassen. Dieses Netzmaschengefühl haben wir bei den entzündlichen Adnextumoren, so weit uns die Erinnerung nicht täuscht, niemals nachweisen können. Wir halten es demnach für sehr wichtig zur Erkennung einer Hämato-celenbildung. Wenn sich auch jedes einzelne Merkmal der Extra-uteringravidität bei entzündlichen Erkrankungen vorfinden kann, so wird das Zusammentreffen von mehreren Merkmalen die Diagnose doch des öfteren halbwegs sichern. Für Extrauteringravidität spricht der Befund einer zunehmenden Anämie, eine sehr mittelmäßige Be-schleunigung der Senkungsgeschwindigkeit der roten Blutkörperchen, fehlende hohe Temperatursteigerungen und der Netzmaschenbefund bei der Palpation. Das Gegenteil dieser Kriterien, also fehlende Anämie, starke Beschleunigung der Senkungsgeschwindigkeit der roten Blut-körperchen (vollständige Senkung in einer halben bis zu längstens einer Stunde), halbwegs hohe Temperaturen, glattere Umrandung des Tumors bei der Palpation, sprechen für halbwegs akute bzw. subakute entzündliche Erkrankung der Gebärmutteranhänge. Wir befürworten zur Diagnosestellung trotz gegenteiliger Ansicht mehrerer Autoren weder die Probepunktion noch die Kolpotomie.

Hier sei daran erinnert, daß auch Corpus luteum-Cysten manchmal eine Extrauterinschwangerschaft vortäuschen können, demnach auch diese differentialdiagnostisch von Wichtigkeit sind. Die Fragen der Corpus luteum-Cysten sind noch nicht in ihrer Gesamtheit gelöst; sie begegnen noch Widerspruch, da nicht alle Erscheinungen eindeutig zu erklären sind. Es fehlen noch beweisende Fälle (HALBAN, HELLEN-DAHL, RUBIN, SCHRÖDER). Immerhin glauben wir nach unseren Er-fahrungen HALBAN zustimmen zu müssen, daß eine Corpus luteum-Cyste Amenorrhöe verursachen kann, auch ohne daß eine wirkliche Schwangerschaft, intrauterin oder extrauterin, dahintersteckt. Der weiche Tumor der Corpus luteum-Cyste vergesellschaftet mit dem Ausbleiben der menstruellen Blutung täuscht eine Eileiterschwanger-schaft vor. Es ist hier die Differentialdiagnose nicht anders als durch die weitere Beobachtung zu stellen. Wir glauben aber, daß hier auch durch den weiteren Verlauf noch größere und länger andauernde Täu-schungen vorkommen können. Wir beobachteten vor Jahresfrist zwei ganz ähnlich verlaufende Fälle, die wir als durch Corpus luteum-Cysten mit Blutung in den Bauchfellraum deuten möchten und die nur schwer von einer Schwangerschaft außerhalb der Gebärmutter auseinanderzuhalten waren. In beiden Fällen traten zugleich mit dem Ausbleiben der Periode Schmerzen auf von ziemlicher Stärke, so daß beide Patientinnen das Bett hüten mußten. Es fand sich nach 6 wöchiger Amenorrhöe eine ziemlich weiche mandarinengroße Geschwulst neben der Gebärmutter bei sehr starker Druckschmerzhaftigkeit des Douglas. Im Verlaufe der Beobachtung wurden in beiden Fällen die Tumoren langsam kleiner, während sich im Douglas und neben dem Uterus ein „perimetritisches" Exsudat von mäßiger Größe entwickelte. Tumor und Exsudat, sowie die Druckempfindlichkeit und die nach 6 wöchiger Amenorrhöe bestehende geringe Blutung gingen langsam zurück. In 4 bzw. 6 Wochen erst bildete sich alles zurück, wonach die Geschlechtsorgane einen normalen Befund aufwiesen. Wir erklären uns beide Fälle derart, daß eine Corpus luteum-Cyste bestand, die Amenorrhöe hervorgerufen hat, daß gleichzeitig mit der Cyste des gelben Körpers eine Blutung in den Peritonealraum erfolgt ist. Die Cyste kam zur Rückbildung, das Blut zur Organisierung, wodurch das „perimetrische" Exsudat zustande kam und die lange Dauer der Rückbildung bedingt war. Das Bestehen einer sich rückbildenden Schwangerschaft konnte dadurch ausgeschlossen werden, daß die in der 7. Woche nach der letzten Menstruation ausgeführte Ausschabung eine ganz normale Gebärmutterschleimhaut ergab, ungefähr das Bild der beginnenden Sekretionsphase zeigend. Wir glauben nicht, daß die beiden Fälle ungekünstelt eine andere Deutung zulassen. Um einen entzündlichen Prozeß handelte es sich bestimmt nicht; nichts spricht dafür, weder die Vorgeschichte der Fälle, noch die Blutproben (Blutsenkung war nicht beschleunigt, Komplementbindungsprobe war negativ, Leukocyten nicht vermehrt), auch der Verlauf nicht. Die Temperaturen bewegten sich um $36,5^0$ und $37,4^0$. Demnach sind wir der Ansicht, daß bei Adnextumoren auch die Corpus luteum-Cysten als wichtige Erkrankung differentialdiagnostisch in Erwägung zu ziehen sind.

Schon leichter dürfte die Abgrenzung von Adnextumoren gegen eine Appendicitis sein, hauptsächlich wenn man darauf achtet, daß die Druckempfindlichkeit bei Adnextumoren niemals am MAC BURNEYschen Punkt, sondern viel tiefer ist. Wir konnten des öfteren die Beobachtung machen, daß die Druckpunkte im Unterbauch, die iür die sog. Ovarie in Betracht kommen, somit reine Nervendruckpunkte sind, mit der Druckempfindlichkeitszone entzündlicher Adnexe verwechselt werden. Dieser Ovariendruckpunkt entspricht so ziemlich der Gegend des Coecums bzw. des Beginnes des Colon ascendens und dem Ende des Colon descendens. Diese Punkte haben aber mit der Druckempfindlichkeitszone bei Adnextumoren nur in den Fällen etwas zu tun, wo die

Tumoren eine derartige Größe erreicht haben, daß sie ihrer normalen Lagerung weit entwachsen sind. Wohl ist bei Reizung des Beckenbauchfelles der ganze Unterbauch druckempfindlich, die stärkste Druckschmerzhaftigkeit aber liegt bei Adnexen viel tiefer unten im kleinen Becken. Im Vergleich zum Mac Burneyschen Punkt liegt der Druckpunkt bei Adnexen meistens gut 3 Querfinger tiefer. Das sieht man ganz besonders deutlich in jenen Fällen, wo eine Appendicitis gleichzeitig mit einer Entzündung der rechten Adnexe besteht und man findet hier am Mac Burneyschen Punkt eine maximale Druckempfindlichkeit; nach abwärts nimmt die Druckempfindlichkeit ab, um dann nach einer Zone geringerer Empfindlichkeit wieder zuzunehmen und das Höchstmaß tief unten im kleinen Becken neben der Uteruskante zu erreichen. Der Unterschied zwischen Appendix und Adnexen zeigt sich auch in der sog. „Defence". Sie ist bei Appendicitis am ausgesprochensten am Mac Burneyschen Punkt und etwas kranialwärts. Bei Adnextumoren besteht wohl auch bei heftigerem Druck eine gewisse Abwehr durch Anspannung der Bauchdecken, nicht aber in dem Maße wie bei Appendicitis, schon deshalb nicht, weil dort, wo die Adnexe durch die Bauchdecken halbwegs erreichbar sind, nicht der Hauptspannungspunkt der Bauchmuskeln gelegen ist. Über dem Appendix liegt der Muskelbauch, der bei Kontraktion der Muskulatur den größten Widerstand leistet, während oberhalb der Adnexe das wenig muskulöse Muskelende, d. s. die Anheftungsfasern gelegen sind. Alle anderen Kriterien, die bei der Differentialdiagnose zwischen Appendicitis und Adnexen angegeben werden, sind unverläßlich. Verläßlich ist nur der vorsichtig und genau aufgenommene bimanuelle Palpationsbefund, der differentialdiagnostisch nur selten im Stiche lassen wird, weswegen der Gynäkologe vor dem Chirurgen und Internisten in dieser Diagnostik im entschiedenen Vorteil ist.

Um eine Cystitis von den Adnextumoren zu trennen, braucht man nur an die Möglichkeit einer Blasenentzündung oder eines stärkeren Blasenkatarrhs zu denken, um sich vor Irrtümern zu sichern. Man verabsäume niemals den Harn zu untersuchen, denke aber bei positivem Befund an das sehr häufige Zusammentreffen von Entzündungen der Gebärmutteranhänge und des Harnapparates. Bei genauer Palpationuntersuchung wird ein Irrtum immer zu vermeiden sein.

Ebenso soll in differentialdiagnostischer Hinsicht an stielgedrehte Ovarialcysten, an entzündliche subseröse Myome, an vereiterte Dermoide und andere Eierstockgeschwülste, an Douglasabscesse u. dgl. gedacht werden.

Die Behandlung der entzündlichen Erkrankungen der weiblichen Geschlechtsorgane.

Die Einteilung der gynäkologischen Erkrankungen nicht nach Organen, sondern nach ihrer Ursache ist sicherlich — wenn auch oft schwer durchführbar, in manchen Kapiteln sogar störend und Wiederholungen verursachend — sehr zweckmäßig und didaktisch allein richtig. Schon die Besprechung, auf alle Fälle aber die Durchführung der Behandlung ist nur ätiologisch möglich. Alle anders eingestellten therapeutischen Bestrebungen sind irreführend, direkt gefährlich dadurch, daß mit ihnen Augenblickserfolge erzielt werden, so daß bei Arzt und Patient die gewünschte Heilung erreicht zu sein scheint, die Krankheit aber trotzdem unbeeinflußt bleibt, fortbesteht und ein Fortschreiten derselben trotz scheinbarer Besserung statthat. Bei der symptomatischen Behandlung ereignet es sich sehr häufig, daß beispielsweise eine bestehende Harnröhrenentzündung ausgeheilt wird, die Gonorrhöe aber, die diese Urethritis bedingt hat, ohne Erscheinungen weiter besteht, später fortschreitet und zur langwierigen Erkrankung wird, während bei richtiger Erkenntnis die Erkrankung als Gonorrhöe nicht allein als Urethritis hätte behandelt werden müssen. Ebenso verhält es sich mit anderen Erkrankungen. Behandelt man eine durch Kolibacillen, die dem erkrankten Harnapparat entstammen, hervorgerufene Vestibulitis und Vulvitis durch therapeutische Maßnahmen gegen die Entzündung der äußeren Geschlechtsorgane, so wird man bestenfalls einen örtlichen Erfolg erzielen, die Erscheinungen der Vulvitis werden zurückgehen. Über kurz oder lang aber werden alle Erscheinungen, vielleicht gemindert, aber dennoch als solche wieder auftreten. Erst nach Behandlung der wirklichen Krankheitsursache, der Koliinfektion von Blase und Nierenbecken, ist eine endgültige Heilung auch der Vulvitis zu erzielen. Solche Beispiele könnte man unbegrenzt anführen. Die ganze sachgemäße Ausflußbehandlung baut sich auf der Erkenntnis auf, daß niemals das Symptom, sondern die Erkrankung als solche zu behandeln ist, will man Dauerheilungen erzielen. Es werden weder biologische, noch chemische und andere Methoden einen Ausfluß dauernd beeinflussen, wenn die Ursache desselben, beispielsweise ein submuköses Myom, unberücksichtigt bleibt. Wir werden deshalb vor Beginn der Behandlung stets die Krankheitsursache des Falles restlos aufdecken müssen.

Die ganze Anlage dieser Ausführungen war bei Beginn der Arbeit eine völlig verschiedene von der, die ihr heute gegeben werden mußte.

Obschon manche Berichte wiederholt auf die Wichtigkeit der Serodiagnose bei Gonorrhöe hinwiesen, so waren bisher auch gegenteilige Mitteilungen derart häufig, daß irgendeine Beeinflussung unseres therapeutischen Vorgehens durch die Komplementablenkungsreaktion bei der Gonorrhöe noch nicht aussichtsreich erschien. Erst seitdem wir an unserem eigenen Material die Ergebnisse der Serodiagnose selbst überprüfen konnten, gelangten wir zur unerschütterlichen Überzeugung, daß die Serodiagnose, wenn sie richtig und vor allem verläßlich durchgeführt wird, hier eigentlich das Um und Auf unseres Handelns bedeuten müßte.

Die Resultate der Komplementbindungsreaktion auf Gonorrhöe sind von derartiger Tragweite, sowohl klinisch und prognostisch, als auch therapeutisch und auch forensisch, daß hier auf die Verantwortlichkeit der Stellen, die diese Serodiagnose ausführen, unbedingt hingewiesen werden muß. Wir konnten uns wiederholt, hauptsächlich durch die persönlichen Ausführungen des Professor MÜLLER, überzeugen, wie subtil, von Kleinigkeiten abhängig, aber vom Kliniker unkontrollierbar, diese Proben sind. Da man dem untersuchenden Institut ausgeliefert ist, so wäre es unbedingt erforderlich, daß ebenso wie die Durchführung der Wa.R. geregelt ist, so daß die Resultate eine möglichst große Sicherheit und Verläßlichkeit bieten, auch die Serodiagnose der Gonorrhöe unter irgendeine Regelung gestellt werde, womit die Sicherheit geboten werden würde, daß die Ergebnisse von Zufälligkeiten, Unachtsamkeiten, Eile u. ä. m. des Untersuchers unbeeinflußt sind. Da die Probe als solche verläßlich ist — das beweisen uns die Arbeiten von KUNEWÄLDER und SCHWARZ und unsere eigenen Beobachtungen so muß den Kranken in irgendeiner Form die Gewähr geboten sein, daß überall dort, wo in Hinkunft diese Untersuchungen gemacht werden, die Ergebnisse auch unbedingt richtig sind.

Die Diagnose, daß es sich um eine entzündliche Erkrankung handelt, sei es eine Entzündung des ganzen Geschlechtsorgansystems oder auch nur einzelner Teile desselben, ist ja bei einiger Sachkenntnis und Mühe mit Sicherheit zu stellen. Haben wir die Erkrankung als entzündlich erkannt, dann handelt es sich nur noch darum, zu unterscheiden, ob es sich um eine gonorrhoische Erkrankung, um eine Wundkeimerkrankung oder um Tuberkulose handelt. In den seltensten Fällen wird es gelingen, eine tuberkulöse Erkrankung der Gebärmutteranhänge mit Sicherheit als solche zu diagnostizieren. Der Palpationsbefund ist zu wenig charakteristisch. Die Tuberkulinprobe in irgendeiner stärkeren Form fürchten wir bei Tuberkulose der weiblichen Geschlechtsorgane bzw. bei Tuberkulose des Beckenbauchfelles, denn wir sahen zweimal dort, wo wir den Verdacht auf tuberkulöse Adnextumoren ausgesprochen hatten und zur Sicherung der Diagnose dann von anderer Seite eine diagnostische Tuberkulininjektion gemacht wurde, eine akute

Ausbreitung auf die übrigen Bauchorgane auftreten, und zwar beide Male in einer solchen Form und Stärke, daß der beigezogene Chirurg eine akute Wurmfortsatzentzündung annehmen mußte, in beiden Fällen aus dringendster Anzeige operiert wurde und in beiden Fällen sich eine alte Tuberkulose der Gebärmutteranhänge und des Beckenbauchfelles mit einem akuten Nachschub auf den Blinddarm vorfand; es mußte ein Stück Darm ausgeschnitten werden. Da bekannterweise bei Erwachsenen die Tuberkulinprobe sehr häufig, auch ohne manifeste Krankheitserscheinungen eines bestimmten Organes, positiv ist, der einfache positive Ausfall der Reaktion somit für die Tuberkulose der Geschlechtsorgane außer bei starker Herdreaktion nicht viel besagt, andererseits in Anbetracht der Gefahren der Ausbreitung der Tuberkulose der Gebärmutteranhänge durch die Tuberkulinimpfung auf den Darm, raten wir im allgemeinen von diesem diagnostischen Mittel in Fällen von Verdacht einer tuberkulösen Erkrankung der Gebärmutteranhänge ab. In seltenen Fällen ist sie angezeigt; dann ist größte Vorsicht geboten. Durch die Unmöglichkeit eine Tuberkulose mit Sicherheit zu diagnostizieren ist unseren Kranken bisher kein Nachteil erwachsen. In unserem Material von Adnextumoren müssen etliche auch tuberkulöser Natur gewesen sein. Bei Operationen fanden wir Tuberkulose nur in einer verschwindend geringen Anzahl. Dies erscheint uns wohl als Beweis dafür, daß wir durch unsere Behandlung niemals eine Verschlechterung der Adnextuberkulose verursacht haben, wir wären vielleicht sonst öfter durch die Verschlechterung und die dadurch bedingte Notwendigkeit der Operation auf die richtige Diagnose gekommen. Wir müssen vielmehr annehmen, daß durch die eingeschlagene Behandlung auch tuberkulöse Adnextumoren sich gebessert haben, ja vielleicht sogar ausgeheilt wurden; sonst könnten wir uns die außerordentlich geringe Anzahl tuberkulöser Adnextumoren, die uns zu Gesicht kamen, nicht erklären.

Was wir also jetzt nach Ausschaltung der tuberkulösen Adnexe anstreben, ist die Unterscheidung der entzündlichen Adnextumoren bzw. der entzündlichen Erkrankungen des weiblichen Genitales nach der Richtung, ob sie gonorrhoischer oder nicht gonorrhoischer Natur, also Wundkeimerkrankungen sind. Die Diagnose „Gonorrhöe" liefert uns nebst dem bakteriologischen Befund die Serodiagnose. Dort, wo weder serologisch noch bakteriologisch Gonorrhöe vorliegt, nahmen wir das Bestehen einer Wundkeiminfektion an und richten die Behandlung danach ein, die Möglichkeit einer Tuberkulose aus oben angeführten Gründen bis zu einem gewissen Grade vernachlässigend. Es soll damit nicht gesagt werden, daß die Feststellung einer Tuberkulose des kleinen Beckens niemals möglich ist. Berücksichtigt man alle Merkmale, so wird es nicht so selten möglich sein, auch diese Diagnose zu stellen.

Wir erwähnten schon bei verschiedenen Gelegenheiten, daß die entzündlichen Erkrankungen des weiblichen Genitales zu ihrer Behandlung bzw. Heilung einen Angriff auf die sie bedingenden Mikroorganismen benötigen, der womöglich von zwei Seiten erfolgen soll. Als Typus der Erkrankung überhaupt ist diesbezüglich die Invasion von den äußeren Geschlechtsorganen aus zu betrachten als die weit häufigere Form. Die Keime, die von Vulva, Vagina bzw. Endometrium in tiefere Partien des Gewebes vordringen, müssen, so weit sie noch an der Invasionsstelle haften und dort erreichbar sind, erstens von hier aus angegangen werden, was im allgemeinen und gewohnheitsmäßig als örtliche Behandlung bezeichnet wird. Zweitens aber muß der Angriff auch von innen heraus, von den Körpersäften aus erfolgen, da die in das Gewebe eingedrungenen Keime vom Invasionsort entweder gar nicht oder nur ungenügend erreichbar sind. Wir unterscheiden demnach für die uns in diesem Zusammenhang interessierenden entzündlichen Erkrankungen *eine örtliche und eine nicht örtliche Behandlung*. Unter nicht örtlicher Behandlung verstehen wir alle Maßnahmen, die die Schutzkraft des Organismus im allgemeinen steigern bzw. wahllos Abwehrstoffe des Organismus in Bewegung bringen (unspezifische Therapie) und solche Maßnahmen, die ganz spezielle Schutzstoffe in Bewegung setzen, die auf die Krankheitserreger direkt abgestimmt sind (spezifische Therapie). Die theoretischen Erwägungen, die hier maßgebend sind, wurden im allgemeinen Teil schon erörtert.

Die *lokale Behandlung* erstrebt nach landläufiger Auffassung die Abtötung der noch an der Eintrittstelle befindlichen Keime, die die Krankheit durch immer wieder stattfindende Nachschübe in das Körperinnere aktiv erhalten. Doch auch bei der örtlichen Behandlung dürfte es sich kaum um eine wirkliche direkte Abtötung der Infektionserreger handeln. Alle Krankheitserreger, ob sie jetzt auf Schleimhäuten, auf der Haut oder noch tiefer gelegen sind, liegen ja nicht frei zutage, sondern in den Körpersäften in meist schleimigen Umhüllungen und Medien versenkt. Wie schwer es ist, mit unseren gewöhnlichen Medikamenten so weit einzudringen, daß diese Keime auch nur halbwegs erreicht, geschweige denn abgetötet werden, hat wohl jeder erfahren, der wenigstens versuchsweise mit Farbstoffen als „keimtötende" Mittel gearbeitet hat. Wären wir bei der örtlich-medikamentösen Behandlung auf tatsächliche Abtötung aller Keime angewiesen, so stünde es mit der Behandlung und deren Erfolgen viel schlechter, als dies tatsächlich der Fall ist. Wir schließen uns der Ansicht derer an, die durch die örtliche Behandlung keine direkte Abtötung der Keime erwarten und erhoffen, sondern von ihr hauptsächlich eine Umstimmung der Gewebe und eine erhöhte Abwehrtätigkeit der Körpersäfte und Körperzellen an Ort und Stelle erstreben. Aus diesem Grunde ist uns bei der örtlichen Behandlung viel weniger um ein bestimmtes Medikament, als um ihre Ausführung zu tun, die einen Reiz auf die Gewebszellen setzen soll, wodurch eben ihre Abwehrkräfte gesteigert und in Bewegung gesetzt werden. Unsere Ansicht über die Wirkung der lokalen Therapie ist also die, daß wir in den meisten Fällen durch dieselbe nur die natürlichen Heilungsbestrebungen des Körpers unterstützen und fördern. Wir sind überzeugt, daß die Erfolge dadurch viel bessere sind, als wenn wir die wenigen Keime, die auf der Oberfläche erreichbar liegen, abtöten würden. Diese geringe Zahl von Opfern würde auf den Heilungsverlauf kaum einen Einfluß ausüben; viel mehr dagegen die Zellreizung, der dadurch zustandekommende Zustrom von Blut und Lymphe. Durch die Mobilisierung des Säftestromes und mit ihm der weißen Blutkörperchen und anderer bei der Abtötung und beim Abtransport der Bakterien mittuenden Zellen, werden auch tiefer im Gewebe gelegene Infektionskeime an die Oberfläche befördert und dann von hier aus weggeschafft. Eine örtliche Abtötung würde bloß einen verschwindend kleinen Teil der Keime treffen; die große Überzahl bliebe unbehelligt. Diese Beeinflußbarkeit der örtlich haftenden Keime nehmen wir hauptsächlich bei der Gonorrhöe an. Hier vermögen wir tatsächlich kaum keimtötend zu wirken. Wenigstens nicht bei der chronischen weiblichen Gonorrhöe. Und auch bei anderen Keimen dürften wir dort nicht keimvernichtend einwirken können, wo die Krankheitserreger verstreut und flächenhaft ausgebreitet durch die sie schützende Epithelkittsubstanz in die Tiefe dringen. Anders aber dann, wenn die Keime, ähnlich wie bei Hautinfektion in Haarfollikel oder bei kleinen Furunkeln, an umschriebenen Stellen eindringen, dort auch an umschriebenen Stellen gehäuft und abgekapselt beisammen bleiben. Dort, wo die Keime örtlich Halt machen und umgrenzte Krankheitsherde — nicht diffuse, aber größere Schleimhautbezirke wie bei der Gonorrhöe — bilden, gelingt es manchmal auch durch örtliche Desinfektion der weiteren Keimvermehrung Einhalt zu gebieten. Wie es des öfteren leicht gelingt, einen Follikelabsceß mit schon bestehender Lymphadenitis durch Ersetzen des Absceßinhaltes durch ein desinfizierendes Pulver (Jodoform, Xeroform u. ä.) zur erwünschten Ausheilung zu bringen, so kann man auch bei Festhaften der Keime an Geschwüren und Abscessen und anderen abgegrenzten Stellen der Genitalien oder in der Gebärmutterhöhle dieselben durch örtliche Desinfektion unschädlich machen, bzw. eine schon vorbereitete Aussaat noch zur richtigen Zeit unterbrechen und aufheben.

Die *nicht örtliche Therapie* hat vor allem, wohl als gänzlich unspezifische Behandlung, aber doch nicht minder wichtig, den allgemeinen Körperzustand zu berücksichtigen. Es ist für die Heilung von ganz besonderer Wichtigkeit, allgemeine abnorme Zustände und Krankheitserscheinungen auch symptomatisch zu behandeln. Es ist richtig, daß eine Blutarmut, ein Darniederliegen der Körperkräfte und der Lebensenergie, durch die wirkliche Behandlung und Heilung der entzündlichen Erkrankung mit günstig beeinflußt und geheilt wird. Es ist aber andererseits bei jeder Infektion, sowohl der gonorrhoischen als der

Infektion mit Wundkeimen, für die Heilung außerordentlich fördernd, eine mitbestehende Anämie durch entsprechende Eisenzufuhr, einen schwächenden Lungenspitzenkatarrh durch diesbezügliche Maßnahmen, bestehende Magendarmstörungen u. a. günstig zu beeinflussen. Man erlebt nicht selten eine erfreuliche plötzliche Wendung zum Besseren, wenn diese die allgemeinen Kräfte des Körpers so sehr beeinflussenden Erkrankungen beachtet und geheilt werden.

Aus demselben Grunde ist auch dort, wo eine anderweitige Erkrankung fehlt, eine richtige diätetische Beaufsichtigung des gesamten Organismus und Durchführung hygienischer Maßnahmen allgemeiner Natur nötig, denn auch dadurch sieht man eine wesentliche Beeinflussung der Erkrankung.

Alle übrigen Maßnahmen, die ganze Hydro- und Balneotherapie, die verschiedenen Lichtbehandlungen, elektrische Bäder, die gynäkologische Massage, Diathermie u. a. m. gehören unserer Ansicht nach ebenso wie die Proteinkörpertherapie schon zur unspezifischen Behandlung, indem durch alle diese Maßnahmen Abwehrkräfte in Bewegung gesetzt werden, die nicht direkt auf den Krankheitserreger abgestimmt sind (MUCH). Schon durch diese unspezifische Behandlung kann hauptsächlich bei den gewöhnlichen Eitererregern absolute Heilung erreicht werden. Es gibt sicherlich auch Stämme von Gonokokken, die durch die unspezifische Therapie auszuheilen sind. Wir haben wiederholt hervorgehoben und erwähnt, daß wir im Laufe der Jahre den Eindruck gewonnen haben, daß mit der unzpezifischen Therapie nicht nur bei der Gonorrhöe, sondern auch bei älteren entzündlichen Erkrankungen von Wundkeimherkunft 50, höchstens 60% Heilungen zu erzielen sind, während die richtig angewandte spezifische Behandlung mit wirksamen Vaccinen, einschließlich der nötigen örtlichen Behandlung, ein Heilungsresultat ergibt, welches nicht weit von 100% entfernt ist, wenn man darunter die Ausheilung des infektiösen Prozesses versteht. Daß schwere anatomische Veränderungen, die durch die Krankheit verursacht worden war, nicht immer normalen Verhältnissen weichen werden, ist ja eigentlich selbstverständlich und kann nicht der Methode zur Last gelegt werden, da dies oft Veränderungen, sind, die nur durch das Messer beseitigt werden können.

Eine spezifische Beeinflussung bzw. Behandlung der entzündlichen Erkrankungen des weiblichen Genitales ist eigentlich nur durch die schon früher näher besprochene Vaccine zu ereichen. Jede Erkrankung muß mit den bei ihr in Betracht kommenden Keimen behandelt werden. Wir haben schon erwähnt, daß die Gonorrhöe mit Gonokokkenvaccine zu behandeln ist und zwar mit möglichst polyvalenter. In jedem zweifelhaften Falle wird uns die Komplementablenkung auf Gonokokken die Diagnose sichern. Die Seronegativität beweist allerdings noch nicht, daß keine Gonorrhöe vorliegt. Wir haben wiederholt hervorheben müssen, daß ein an den oberflächlichen Schleimhäuten sitzender Tripper, der nicht tief ins Gewebe eingedrungen ist, seronegativ sein wird, trotz nachweisbarer Gonokokken. Dies ist nur als Vorteil zu werten, nicht als Nachteil der Serodiagnostik, denn sie gibt uns in derlei Fällen einen sicheren Hinweis, wie tief ins Gewebe der Gonokokkus eingedrungen und wie der betreffende Fall von Gonorrhöe zu behandeln ist. Besteht eine Urethritis, Vestibulitis, Cervicitis gonorrhoica mit sicherem Gonokokkennachweis und negativer Serodiagnose, so werden wir uns auf die örtliche Behandlung beschränken, können als unterstützende Maßnahmen gegebenenfalls die lokale Lichttherapie anwenden (Sollux, Landecker u. a.), zur besseren Durchblutung der Gewebe auch die Diathermie. Erst wenn später bei zeitweilig durchgeführter entsprechender Kontrolle, die Serodiagnose positiv ausfällt, dann werden wir die Behandlung mit Gonokokkenvaccine aufnehmen.

Haben wir einen Fall von entzündlicher Erkrankung der tieferen Gewebspartien (Parametritis, Adnexitis, Perimetritis, aber auch Periurethritis, entzündliche Infiltrate der Vulva, Paracolpitis u. ä.) so werden wir ebenfalls zur Vaccinetherapie schreiten, aber nur mit jenen Keimen, die hier in Betracht kommen. Leider ist die Serodiagnose noch nicht so weit — obschon diesbezügliche Untersuchungen im Gange sein sollen — um zu unterscheiden, ob eine Wundkeiminfektion durch Streptokokken, Staphylokokken oder Kolibacillen bedingt ist. Denn diese 3 Keime kommen ja vornehmlich in Betracht; alle übrigen Infektionsmöglichkeiten sind derart selten, daß sie praktisch vernachlässigt werden können. Was demnach die Wahl der Vaccine anlangt, so ist unser Vorgehen jetzt derart, daß wir bei sicherer Gonorrhöe bei auf Gonokokken positiver Serodiagnose polyvalente Gonokokkenvaccine verwenden. Dort wo wir mit der Gonokokkenvaccine keinen · vollen Erfolg erzielen, demnach die Annahme berechtigt erscheint, daß neben Gonokokken noch andere Keime mit im Spiele sind, geben wir die Vollmischvaccine, das ist ein Gemisch von Gonokokken, Streptokokken, Staphylokokken und Kolibacillen. Können wir vom Anfang an durch negative Serodiagnose und bestehende untrügliche Zeichen von entzündlicher Erkrankung eine Mitbeteiligung von Gonokokken ausschließen, dann verwenden wir Mischvaccine, das ist ein Gemisch von Streptokokken, Staphylokokken und Kolibacillen.

Vorerst soll die örtliche Behandlung durchgesprochen werden. Sie wirkt selbstverständlich nicht spezifisch — auch die lokal zu gebrauchenden *Antivirus Besredka* sollen nicht spezifisch sein (wir konnten mit ihnen keine Erfolge verzeichnen). Trotzdem ist sie ebenso unerläßlich wie in geeigneten Fällen die spezifische Behandlung. Doch möchten wir die örtliche Behandlung unter Umständen sogar höher einschätzen als die spezifische, da beispielsweise eine Ausheilung der Gonorrhöe nur durch örtliche Maßnahmen bei entsprechender Lokalisation der Keime nicht nur überhaupt möglich, sondern auch tatsächlich sehr häufig gelingt, während eine spezifische Behandlung ohne örtliche Therapie viel seltener alle Krankheitsherde ausheilen wird. Und trotzdem ist es etwas Alltägliches, daß die örtliche Behandlung entweder ganz vernachlässigt oder aber ganz unzweckmäßig durchgeführt wird. Die Aufgabe der örtlichen Behandlung ist eine sehr wichtige. Sie muß alle zugänglichen Krankheitsherde ausheben, derart die eingedrungenen Krankheitserreger unschälich machen, sowohl als örtliche Schädlinge als auch als fortwährende Unterhalter der höher gelegenen Krankheitslokalisation durch aufsteigenden Keimimport.

Die örtliche Behandlung kann natürlich nur nach Organen eingeteilt werden. Es kommen dadurch viele wichtige unterschiedliche Momente zur Erörterung, die bei der Einteilung nach den Ursachen der Erkrankung zum Nachteil des Verständnisses und der Übersichtlichkeit verwischt und ungenügend zum Vorschein kämen. Nach Durchgehen der örtlichen Behandlung soll dann erst die ursächliche Therapie der entzündlichen Erkrankungen zusammenfassend besprochen werden. Und die ursächliche Behandlung ist zum Unterschiede der örtlichen eine Allgemeinbehandlung.

Bei Inangriffnahme der Behandlung der entzündlichen Erkrankungen der *äußeren Geschlechtsteile* ist es anfangs nicht immer gleich ganz klar, ob es sich um eine primäre oder sekundäre Erkrankung handelt. Die Besichtigung der inneren Abschnitte des Genitales, vor allem des Vestibulums, wird die Sachlage klarstellen. Handelt es sich um eine sekundäre Erkrankung, so werden deren Symptome vorerst nur den Beschwerden entsprechend behandelt, um rasch ein Nachlassen der Beschwerden zu erzielen und inzwischen dem Grundleiden die Hauptaufmerksamkeit zuwenden zu können. Bei Entzündung des Vestibulums handelt es sich häufig um eine akute Dermatitis der Vulva, die schon bei Besserung der Grundkrankheit verschwindet. Immerhin wird man auch die rein örtliche Behandlung nicht immer missen können. Die akute Entzündung der Bedeckung der äußeren Geschlechtsorgane, die wie jede Entzündung mit Rötung, Schwellung und Schmerzhaftigkeit einhergeht, ist entsprechend den allgemeinen Regeln der Behandlung von Haut- und Schleimhautentzündungen anzugehen. Da Frauen manchmal, auch bei sonst übertriebener Reinlichkeit, hier die größten hygienischen Fehler machen, so sei man mit der Angabe der Verordnungen ausführlich und gründlich. Man empfehle 2—3 lauwarme Sitzbäder täglich, lasse dem Wasser $1^0/_0$ Speisesoda oder Borax beifügen. Bei größerer Schmerzhaftigkeit verordne man Überschläge mit 5fach verdünntem Bleiwasser oder Liquor Burowi, $2^0/_0$ Resorcinwasser, außerdem Sitzbäder mit verschiedenen Tees, beispielsweise Malven (Althaea), Feldmohnblüten oder Käsepappel (Malve silvestris). Haben sich die anfänglichen stürmischeren Erscheinungen beruhigt, so gibt man HEBRAsche Dyachylonsalbe, Zinkpaste, Dermatol- oder Xeroformsalben, denen nötigenfalls ein schmerzlinderndes Mittel beigefügt werden kann. Im übrigen ist peinlichste Reinlichkeit die Hauptbedingung zur raschesten Ausheilung sekundärer Dermatitiden des äußeren Genitales. Führen diese von der Patientin selbst auszuführenden Maßnahmen nicht rasch zum Ziele, so wird man lokal behandeln und zwar mittels Wattebäuschchen, die in verschiedene zusammenziehende und reinigende Flüssigkeiten getaucht sind, so beispielsweise Alumen 1,0 Plumb. acet. 10, Aqu. 150,0. Handelt es sich um sichere infektiöse Vulvitiden, ganz besonders gonorrhoischer Natur, oder auch sichergestellte Koli-, Strepto- und Staphylokokkeninfektion, so wird man energischer keimtötend vorgehen; häufiges Abspülen mit Hypermangankali 1:5000, mit Sublimat 1:10 000, Hydrarg. oxycyanati derselben Stärke. Am raschesten wirkend 2—5—10% Höllensteinpinselungen u. ä. Von sehr gutem Erfolg sind die weiter unten zu erwähnenden Dauerspülungen.

Von speziellen Erkrankungen des äußeren Genitales erwähnten wir oben vor allem den *Soor*. Seine Behandlung ist sehr dankbar, da ein Entfernen und Abstreichen der Beläge mit 2%iger Borsäure, Lapislösung oder 1% Sublimatglycerin, alle 3—4 Tage angewendet, rasche Heilung zu bringen pflegt. Da meist neben der Vulva auch die Scheide vom Soor befallen wird, tun auch Scheidenspülungen mit 3%iger Boraxlösung gute Dienste. Ganz besonders wirksam und zur raschen Heilung führend sind Spülungen mit dem Dauerspülapparat (S. 137), da dadurch Vulva und Scheide gleichzeitig behandelt und ausgeheilt werden, so daß eine Wiedererkrankung durch zurückbleibende Pilze vermieden wird.

Bei der sekundären Vulvitis kommen hauptsächlich die Pyodermien in Frage, die Folliculitis und Furunculose des äußeren Genitales, Affektionen, die leicht zu chronischem Ekzem und zur Intertrigo führen. Man schließe bei diesen Erkrankungen, hauptsächlich bei juckendem Ekzem, immer einen Diabetes durch entsprechende Untersuchung aus. Da es sich hier meist um Staphylokokkeninfektionen handelt, so wird man in hartnäckigen Fällen, wenn die gewöhnlichen, bei der Vulvitis beschriebenen lokalen Maßnahmen, trotz Reinlichkeit und Pflege, immer neue Nachschübe nicht verhüten können, eine Staphylokokken-Vaccinetherapie anwenden. Die besten Resultate sahen wir entweder mit polyvalenter Staphylokokkenvaccine, oder bei Zugabe von Autovaccine zur polyvalenten Vaccine.

Der *Herpes vulvae* bedarf kaum einer Behandlung; Reinlichkeit, Auflegen indifferenter Salben und Einpudern führen zur raschen Ausheilung. Ebenso, weil rasch ausheilend, behandelt man aphthöse Prozesse, bei denen gegebenenfalls Einpudern mit Kalomel die Heilung, die in 7—10 Tagen von selbst erfolgt, noch beschleunigt. Auch das *Ulcus vulvae acutum* hat keine spezifische Behandlung und heilt mit

Bädern und desinfizierenden Pulvern rasch aus. Die Ätiologie des *Ulcus vulvae chronicum* ist noch dunkel, deshalb auch seine Therapie eine nur symptomatische. Eine ätiologische Therapie des *Pruritus vulvae* besitzen wir nicht. In manchen Fällen scheinen Ovarialextrakte gute Dienste zu leisten; in anderen Fällen wieder versagen sie gänzlich. Es bleibt demnach derzeit nichts anderes übrig, als den Beschwerden entsprechend vorzugehen und gerade bei diesen so peinigenden Leiden alle Mittel zu versuchen. Am besten bewährt hat sich uns eigentlich das alte Mittel 1—5%ige alkoholische Carbolsäurelösung. Eine bessere Dauerwirkung haben Pinselungen mit 2—10%iger Lapislösung. Wie verschieden und gegensätzlich die Wirkung therapeutischer Prozeduren bei Pruritus ist, beweisen die Fälle, wo bei manchen Patienten kühle Waschungen, bei anderen wieder Anwendung von Hitze nützt. Auflegen von Schwefelpasten kann auch Linderung bringen. Auch von der Röntgenbestrahlung werden Erfolge berichtet. Zu warnen ist jedenfalls vor Excision der juckenden Stellen; der Erfolg bleibt meistens aus; neben den ausgeschnittenen Stellen tritt oft neuerliches Jucken auf.

Am allerwichtigsten sind diejenigen entzündlichen Erkrankungen der äußeren Geschlechtsorgane, die ihren Hauptsitz im Vestibulum haben. Wir erwähnten schon bei der Beschreibung der Erkrankungen, daß es eine *Vestibulitis* im eigentlichen Sinne des Wortes nicht gibt. Bei genauer Betrachtung sind es Erkrankungen der einzelnen Teile des Vestibulums, die die Entzündung des ganzen Scheideneinganges in Erscheinung treten lassen. Das sind vor allem die Urethra, dann die Bartholinischen Drüsen mit ihren Ausführungsgängen, schließlich die kleinen Vestibulardrüsen, die verschiedenen Krypten und Lakunen, die um den Scheideneingang und neben der Harnröhre gelegen sind. In allen diesen Nischen, Taschen und Kanälen gibt es, so klein auch die Oberfläche des erkrankten Teiles sein mag, unzählige Schlupfwinkel für die verschiedenen Bakterien. Dies bildet auch die Schwierigkeit der Therapie. Je nach dem Sitz der Erkrankung, je nach der Giftigkeit der Keime, heilt eine Vestibulitis sehr leicht mittels Spülungen, in anderen Fällen wieder außerordentlich schwer und nur nach Einzelbehandlung jedes Schlupfwinkels für sich.

Wegen ihrer Häufigkeit, Schmerzhaftigkeit und vielen Rückfälle ist die *Bartholinitis* (Huguier) besonders hervorzuheben. Hält man sich vor Augen, daß die sog. Bartholinische Drüse meist erst sekundär erkrankt, daß das Anfängliche und Wesentliche die Erkrankung ihrer Ausführungsgänge ist, so ist auch die Art der Behandlung gegeben. Unser Hauptbestreben muß es sein den Ausführungsgang auszuheilen, so schwierig dies auch technisch sein mag. Wir müssen versuchen — und es gelingt auch sehr häufig — mittels feinster Sonden in den Ausführungsgang einzugehen und ihn nach und nach so weit

zu dehnen, bis er für feine watteumwickelte Sonden durchgängig und
derart medikamentöser Behandlung zugänglich wird. 5—10%ige Kollargollösung, 2—5%ige Lapislösung u. dgl. werden seine Schwellung
bald zur Rückbildung bringen Die Ausheilung der Entzündung des
Ausführungsganges zeigt sich darin, daß seine Mündung keine Rötung
mehr aufweist und auf Druck kein Sekret erscheint. Schwieriger gestaltet sich die Behandlung, wenn der Körper der Drüse bzw. tiefer
liegende Ausstülpungen des Ausführungsganges erkrankt sind oder gar
schon eine cystische Erweiterung oder ein Pseudoabsceß vorliegt. Auch
hier soll man vorerst versuchen, sich einen Weg durch den Ausführungsgang in den Absceß zu bahnen. Gelingt dies, so erreichen wir das Ideal
der Heilung der Bartholinitis dadurch, daß wir durch den durchgängig
gemachten Ausführungsgang eine feinst geknöpfte Nadel als Ansatz

Abb. 4. Geknöpfte Nadeln mit Rekordspritzenansatz zur Behandlung der Vestibulardrüsen
und ihrer Ausführungsgänge.

einer Rekordspritze einführen, den Drüseninhalt aufsaugen, den ent-
leerten Hohlraum mit einer desinfizierenden Flüssigkeit füllen. In nicht
seltenen Fällen, hauptsächlich im Anfang der Erkrankung, gelingt dieses
Verfahren gut und es tritt nach 3—4maliger Behandlung meist rasche
Heilung ein. Ist die Entzündung noch stark und bringt man es nicht
zuwege, den Ausführungsgang mit der Nadel zu passieren, so stehe man
von weiteren unnützen Versuchen einstweilen ab. Man lasse zu Hause
heiße Umschläge machen, recht warme Sitzbäder. Des öfteren wird dies
nach wenigen Tagen die Durchgängigkeit des Ausführungsganges zur
Folge haben, womit die beabsichtigte Behandlung sich als durchführbar
erweisen und die Heilung in kurzem erreicht sein wird. Führt auch dies
nicht zum Ziele, so besteht unsere weitere Maßnahme im Umspritzen
des Bartholinischen Pseudoabscesses. Es wird um die Schwellung
herum in derselben Höhe, in welcher im Gewebe die cystische Erweiterung gelegen ist, von allen Seiten mit 4—6 Depots die Erkrankungs-
stelle umspritzt, ähnlich wie bei der Anästhesierungsinfiltration. Man
kann Eigenblut einspritzen. Bessere Erfolge glauben wir durch
Umspritzung von Vaccine zu erzielen. Ob wir Gonokokkenvaccine,
Vollmischvaccine oder Mischvaccine verwenden, das hängt von der
bakteriologischen Eigenart des Einzelfalles ab. Die meisten Bartholinitiden stellen Mischinfektionen dar, auch wenn der Ausführungsgang

vorerst rein gonorrhoisch erkrankt war. In der Überzahl der Fälle werden wir also Vollmischvaccine verwenden. Kommt man auch damit nicht zum Ziele, dann befürworten wir die Punktion des Abscesses mit einer starken Nadel, die Aspiration des Inhaltes und das Füllen der Höhle mit einer Desinfektionsflüssigkeit oder Vaccine. Dieses Verfahren hat alle Vorteile der Incision, ohne deren Nachteile zu besitzen. Wir vermeiden die Incision schon deshalb, weil durch sie nur eine Scheinheilung erzielt wird. Man heilt wohl den Pseudoabsceß aus, man entleert die Cyste, läßt aber das Wesentlichere, d. i. die Erkrankung des Ausführungsganges, die wie gesagt meist gonorrhoischer Natur ist, unbeeinflußt. Dies ist auch bei operativer Entfernung von BARTHOLINIschen Cysten bzw. Abscessen zu berücksichtigen. Wir erwähnten im früheren Abschnitte Fälle, wo nach Exstirpation der BARTHOLINIschen Drüse aus dem zurückgebliebenen Ausführungsgange Gonokokken immer wieder das übrige Genitale ansteckten und diese fortwährende Wiederkrankmachung erst zum Stillstand kam, nachdem auch der Ausführungsgang entfernt wurde. Entschließt man sich also zur Entfernung der BARTHOLINIschen Drüse, so achte man dabei darauf, auch den Ausführungsgang in seiner Gänze mit zu entfernen. Man unterschätze die Schwierigkeiten der Totalexstirpation der BARTHOLINIschen Drüse nicht. Sie ist eine atypische Operation, die Erfahrung erfordert und keinem Ungeübten überlassen werden sollte. Denn es dürfen keine Reste zurückbleiben; sie würden als Bakterienherd das ganze übrige Genitale gefährden; und um alles restlos zu entfernen, muß man in die Tiefe dringen. Andererseits soll die Wunde nicht unnützerweise allzu ausgedehnt sein. Ebenso muß bei Behandlung eines Pseudoabscesses der BARTHOLINIschen Drüse auch der Ausführungsgang ausgeheilt werden.

Gleich mühevoll ist die Behandlung der Ausführungsgänge der kleinen Vestibulardrüsen, der Lakunen und Krypten um den Scheideneingang herum. Auch hier ist geduldiges Sondieren, Erweitern und Einführen von medikamentös durchtränkten Sonden der einzige Weg zur Heilung hartnäckiger Fälle. Wir verwenden hier verschiedene leicht ätzende Flüssigkeiten, hauptsächlich aber 2—$10^0/_0$ige Lapislösung, 50—$100^0/_0$ige Milchsäure.

Die *Harnröhrenerkrankungen* heilen bei der Frau viel rascher und sicherer aus als beim Manne. Ist ja die weibliche Urethra viel weniger kompliziert gebaut. Durch ihre einfache Bauart ist sie der reinigenden Wirkung des Harnstrahles in ihrer ganzen Ausdehnung zugänglich. Dies ist auch der Grund, warum wir nur in seltenen Fällen die weibliche Harnröhre örtlich behandeln. Die Urethritis des Weibes heilt bei richtiger Anwendung von Harndesinficientien sehr häufig nur durch diese während der übrigen Behandlung aus. Wir geben von den üblichen harndesinfizierenden Mitteln mittlere Gaben viele Wochen hindurch und wechseln die Mittel öfter, verabfolgen aber dieselben während der ganzen Behandlung ohne Unterbrechung, natürlich bei Beaufsichtigung des Harnes.

Ist eine lokale Behandlung der Harnröhre notwendig, dann ziehen wir die Injektionsbehandlung jeder anderen vor. Sie ist die schonendste und infolge der Entfaltung der Harnröhrenschleimhaut auch die wirksamste. Das Prinzip derselben ist das gleiche wie bei der Behandlung der männlichen Gonorrhöe mittels der NEISSERschen Tripperspritze. Bequemer und reiner als diese sind die aus Silber oder Hartgummi verfertigten massiven Ansätze für die Rekordspritze, von Größe und Form einer Olive. Sie werden der Rekordspritze aufgesetzt, der äußeren Mündung der Harnröhre angedrückt und nun langsam, ohne wesentlichen Druck, 2 ccm einer Desinfektionsflüssigkeit eingelassen. Je langsamer das Einspritzen, desto besser entfaltet sich die Harnröhre und desto weniger Flüssigkeit gelangt in die Blase. Da man eine akute Urethritis, nach unseren Prinzipien wenigstens, nicht behandelt, somit, wenn man dann im chronischen Stadium behandelt, auch kein wesentlich infektiöses Material in die Blase gelangen wird, so ist das Eindringen von Spülflüssigkeit in die Blase keinesfalls als bedenklich anzusehen. Fast jede starke Urethritis hinterläßt bei der Frau eine latente Trigonitis, die nur hie und da Beschwerden verursacht und die auch bei

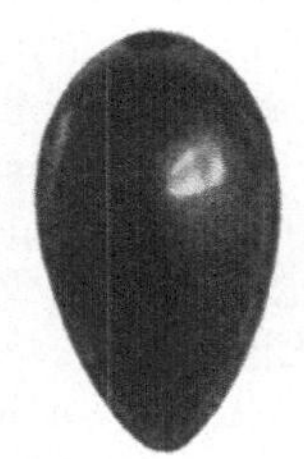

Abb. 5. Olive aus Hartgummi oder Silber. Die Ansatzöffnung entspricht der Größe und Form des Rekordspritzenansatzes, so daß sie jeder Spritze zur Harnröhrenbehandlung aufgesteckt werden kann.

unbeabsichtigtem Einträufeln von Desinfektionsflüssigkeit in die Blase günstig beeinflußt wird. Es sind auch andere Behandlungsverfahruen für die Urethra empfohlen; so das Einführen von Medikamenten mit Hilfe von watteumwickelten Tampponträgern oder das Einlegen löslicher Urethralsuppositorien, die das Medikament entweder in wasserlöslichen oder in einem Fettmedium enthalten Das Konstituens für die fettigen Stäbchen ist Kakaobutter, für die wasserlöslichen Harnröhrenstäbchen Gummi arabicum und Tragant. Obschon wir beide Verfahren, sowohl die Behandlung mittels watteumwickelter feiner Sonden als auch die Stäbchenbehandlung seinerzeit öfters angewandt haben, sind wir im Laufe der Zeit immer mehr davon abgekommen, weil wir dort, wo eine örtliche Behandlung überhaupt notwendig ist, die Injektionsbehandlung als die wirksamste, schonendste und reinlichste erkannt haben. Sowohl die Stäbchen- als auch die Sondenbehandlung führen nicht gar selten auch bei der größten Vorsicht und auch wenn man die Stäbchen in ein Gleitmittel eintaucht (Paraffin, Olivenöl, Jothionöl u. dgl.) hie und da doch zu kleinen Verletzungen der Harnröhre, die, wenn auch außerordentlich selten, so doch manchmal zu einer Periurethritis führen können, wie wir beobachten konnten.

Bei Urethritiden, die reichlichen Sekretabgang aufweisen und jeder sachgemäßen Behandlung trotzen, soll man immer an paraurethrale Eitersäcke denken. Gerade hier ist eine Stätte reich an Mündungen von Gängen, Drüsen, Divertikeln und taschenartigen Gebilden verschiedener embryonaler oder auch erworbener Herkunft. Eine solche taschenartige Vorstülpung der Harnröhrenschleimhaut entsteht nicht gar selten dadurch, daß während der Entbindung die Harnröhrenmuskulatur durch Quetschung oder Zug auseinanderweicht. Aus diesen Lücken kann sich später die Schleimhaut einstülpen und bruchartig vortreten. Alle diese Gebilde werden sich hauptsächlich bei Füllung mit Schleim oder Eiter vergrößern und nach der Gegend des geringsten Widerstandes, d. i. nach dem Urethralwulst bzw. gegen die vordere Scheidenwand einstellen. Das Symptom dieser, sei es embryonaler oder erworbener, taschenartiger Gebilde ist Nachträufeln von Harn, Brennen und Druckgefühl. Derlei Taschenbildungen lassen sich zwar durch Spülungen reinigen und desinfizieren, können aber derart nicht zum Schwinden gebracht werden. Zu deren bleibender Heilung bedarf es eines operativen Eingriffes. Spaltung der Scheide über der Vorbuchtung, Resektion des Divertikels, Naht des eröffneten Divertikels und darüber der Scheide. Handelt es sich um einen Absceß, so ist es zweckmäßiger, wenn derselbe vor der Operation nicht reinzubringen ist, ihn zu spalten und zu dränieren und eine gegebenenfalls zurückbleibende Harnröhrenscheidenfistel, falls sie sich mit der Zeit nicht von selbst schließt, nachträglich zur Verödung zu bringen und zwar entweder durch Lapisbehandlung oder durch eine entsprechende Operation.

Mit Recht wird in den letzten Jahren immer wieder darauf hingewiesen, daß so mancher *Ausfluß* keine örtliche Erkrankung als Ursache hat, sondern durch Störungen biologischer Vorgänge im Stoffwechselgetriebe des ganzen Organismus oder infolge Änderung endokriner Funktionen zustandekommt, seine erste Ursache sogar psychogen bedingt sein kann. Diese Tatsachen können als ursächliche Momente nicht bestritten werden. Sie bestehen alle zu Recht. Nur kommt es bei der Nutzanwendung dieser Erkenntnisse, die weniger neu sind, als es im ersten Augenblick scheinen mag, ganz darauf an, zu entscheiden, wie oft überhaupt und in welchen Fällen eine derartige nicht lokale Ursache des Fluors vorkommt, dann aber auch darauf, inwieweit bei längerem Bestand eines solchen nicht örtlich verursachten Ausflusses nicht doch eine örtliche entzündliche Veränderung hinzugekommen ist. Die Diagnose des nicht örtlich bedingten Ausflusses zu stellen, ist ohne längere genaue Beobachtung fast unmöglich; dies um so weniger, als die sekundäre Infektion der in ihrem Chemismus durch nicht örtliche Ursachen veränderten Scheide, eine häufige Erscheinung ist. Ein nicht lokal bedingter oder mitbedingter Ausfluß ist eine ziemlich große Seltenheit, häufiger in den Fällen nachweisbar, in welchen die Hyper-

sekretion eine Folge libidinöser Überreizung bzw. libidinöser Dauer-
zustände ist.

Unrecht aber ist es, einen Ausfluß dessen Ursache nicht gleich klar
ist oder der sich durch die üblichen Behandlungen als unbeeinflußbar
erweist, einfach damit abzutun, es handle sich um einen „konstitutionellen" Ausfluß. Diese gar zu bequeme Einstellung führt allzuhäufig
zum Übersehen von verschiedentlichen Infektionen d. i. von verschiedentlichen bakteriellen Invasionen, hauptsächlich aber von Gonorrhöen.
Oberste Regel sei es also, vor jeder Behandlung eines bestehenden Fluors
die Diagnose zu sichern und die Grundursache dieses lästigen Zustandes
aufzudecken. Nicht immer wird uns dies mit Sicherheit gelingen. Das,
worüber wir uns aber schon von Anbeginn klar sein müssen, ist, ob wir
die Behandlung durch lokale Maßnahmen anzugehen haben oder nicht.
Denn es wird ein unfruchtbares Beginnen bedeuten, wenn wir einen
Ausfluß, der durch Polypen der Cervix hervorgerufen ist, durch Desinfektion der Scheide heilen wollen oder gar psychotherapeutisch. Daraus ersieht man, daß sogar die im ersten Augenblick lächerlich anmutende
Frage zu entscheiden sein wird, ob überhaupt eine medikamentöse Behandlung Aussicht auf Erfolg hat, oder vielleicht ein operativer Eingriff zur Ausheilung des Grundleidens, welches den Ausfluß hervorruft, erforderlich ist. Man erinnere sich, daß beispielsweise ein Myom,
ganz besonders ein intramurales oder submukösse am Beginne der Erkrankung als einzige Erscheinung eine Hypersekretion hervorrufen
kann. Ebenso muß bedacht werden, daß dieses Frühsymptom für alle
Tumoren und alle Tumorarten des Uterus Geltung hat. Ein Ausfluß kann
das Anfangszeichen eines beginnenden Krebses des Gebärmutterhalses oder
auch Uteruskörpers sein, eines Uterussarkoms, eines Chorioepithelioms.
Gerade im Anfangsstadium zeigen derartige Geschwülste einen meist
recht reichlichen, plötzlich einsetzenden, massigen, mehr schleimigen
oder wässerigen Ausfluß. Auch harmlosere in der Uterushöhle sich
abspielende Erkrankungen, so Polypen, die Adenomyosis des Uterus,
erzeugen im Beginne der Erkrankung meist reichliche Ausflüsse. Einen
Fluor erzeugt auch häufig die Tuberkulose des Endometriums, sowie
auch leukämische Infiltrate. Dies sind eben Fluorursachen, die meist
nur durch radikale Entfernung der ursächlichen Erkrankung beseitigt
werden können, wo also eine örtliche Behandlung der Scheide vollkommen aussichtslos und vielleicht die Ursache wäre, die richtige Zeit
zur Heilung zu verpassen.

Auch Lageveränderung und Lageanomalien der Gebärmutter können
die Ursache eines Ausflusses sein. Nicht die gewöhnliche, unkomplizierte, recht häufige und fast immer ganz belanglose Rückwärtsneigung
und Beugung der Gebärmutter, sondern Lageanomalien mit Stauungserscheinungen, die wohl nur recht selten, aber doch in einigen Fällen
durch stärkeren Säftezustrom, durch Stauung des Säftetransportes,

eine Transsudation, somit eine Hypersekretion, einen ausgesprochenen Ausfluß bedingen können. In derartigen Fällen ist die Art der Behandlung gegeben. Hier wird erst die Lagekorrektur die erwünschte Befreiung vom lästigen Ausfluß bringen.

Wie schon erwähnt, sehr schwierig zu ergründen ist die Ursache der Fluorarten, die ihre Ursache in einem Allgemeinzustand, sei es konstitutioneller oder konditioneller Natur, haben, die also zur Heilung der Grunderkrankung keiner örtlichen Behandlung, weder operativer noch konservativer Art, bedürfen, sondern nur durch Beeinflussung des Allgemeinzustandes gebessert bzw. ausgeheilt werden können.

So sind einige Formen von Asthenie, hauptsächlich solche mit Bleichsucht vergesellschaftete, von Ausfluß begleitet. Dann oftmals Kachexien verschiedensten Grades und verschiedenster Ätiologie, sowie die verschiedenen Anämien. Hier ist vor allem die Tuberkulose (ganz abgesehen von der Genitaltuberkulose) zu nennen, nach deren Besserung manchmal schon nach Einleitung einer Tuberkulinkur und sei es nur durch Tuberkulineinreibungen, der Ausfluß sehr häufig plötzlich schwindet. Ganz besonders hervorheben möchten wir hier die chronische Malaria, um so mehr als diese Anämie von kleinen Temperatursteigerungen begleitet sein kann, was um so leichter zur Fehldiagnose einer primären Anämie führen kann. Wir sahen einige Male hier nach Aufdeckung der Grundursache und Einleitung der richtigen Behandlung (Chinin bzw. Salvarsan) raschestes Aufhören des Ausflusses. Auch der Infantilismus zeigt oft Ausfluß und zwar hauptsächlich in solchen Fällen, die eine ausgesprochene Hypofunktion der Eierstöcke aufweisen. Dann findet man Ausfluß recht häufig bei vorübergehender Amenorrhöe, auch wenn die Ursache derselben, wie gar nicht selten, nicht festzustellen ist. Hierher gehört auch der Ausfluß nach operativer oder Röntgenkastration, sowie der ante- und postklimakterische Ausfluß. Die hormonale und allgemeine Beeinflussung des Scheidenchemismus durch Stoffwechseländerungen haben wir andernorts erwähnt; hier genüge der Hinweis darauf, weil dadurch auch die Behandlungsart vorgezeichnet ist. Sind also Allgemeinzustände die Ausflußursache, so wird man von den den gesamten Organismus treffenden Maßnahmen Heilung erwarten. So sahen wir bei Chlorosen und Anämien eine günstige Beeinflussung des Ausflusses durch große Eisengaben, 0,5—1,00 Ferr. reduct., 5—10mal täglich, oder durch die noch gar zu teueren Leberextrakte. Bei den verschiedenen Kachexien dagegen scheint Arsen in seinen verschiedenen Verabfolgungsformen besser zu wirken. Auf den Ausfluß bei Infantilismus wirkt oft die Kombination von Eisen und Arsen, wobei bei Hypovarie die Eierstocktätigkeit anzuregen ist und zwar durch Diathermie, Yohimbin, Hormon-Verabfolgung, wobei die gleichzeitige Verabfolgung von Eierstockextrakt, Schilddrüse und Hirnanhang-Vorderlappen sich auch oft als nützlich erwiesen hat. Bei „konstitutionellem" Fluor, bei bleichen etwas pastösen, leicht myxödematös aussehenden Mädchen und Frauen wirkt eine vorsichtige Schilddrüsenbehandlung oft ausgezeichnet auf den Gesamtzustand und auch auf den Fluor. Schließlich gibt es einige Arten von Fettsucht, gepaart mit blassem Aussehen und ziemlich reichlichem Ausfluß, wo eine sog. „Umstimmung des Stoffwechsels" ausgezeichent wirkt: fleisch- und salzarme oder -freie Nahrung, Vermeiden von Gewürzen, fast gänzlich oder vorwiegend vegetabilische Kost, kombiniert mit Abführkuren und Massage, eine bewährte Behandlungsart, die immer wieder für die verschiedensten Erkrankungen neu entdeckt wird.

Doch muß man leider sagen, daß gerade bei diesen konstitutionell bedingten Ausflüssen unser Können oft ein größeres ist in der Erkennung und, nach unserer Meinung, richtigen Wertung des Leidens, als in dessen Behandlung. Sehr häufig können wir mit mathematischer Sicherheit das fehlende bzw. nicht genügend produzierte Hormon bestimmen, ohne seine Substitutionstherapie erfolgreich durchzuführen in der Lage zu sein. Dort z. B. wo wir eine Hypofunktion der Eierstöcke als Ursache des Fluors annehmen und wo die Zuführung von Eierstockextrakten die Heilung bringen müßte, versagen gar zu häufig unsere Bestrebungen. Wo der Fehler gelegen sein mag, ob in der Herstellung der Eierstockextrakte, ob in unserer theoretischen Auffassung des Eierstockhormons, welches wir trotz gegenteiliger Behauptungen doch noch nicht kennen, mag dahingestellt sein. Das einzige endokrine Präparat, das in geeigneten Fällen bei der Fluorbehandlung wirklich den erwarteten Nutzen auch tatsächlich bringt, ist das Schilddrüsenextrakt.

Wir erwähnten aber schon anfangs, daß fast bei jeder Kolpitis bzw. bei jedem Scheidenausfluß, der nicht örtlich bedingt ist, doch eine nicht unwesentliche Komponente von wirklicher entzündlicher Veränderung der Scheidenschleimhaut mitbesteht. Und dies ist schließlich auch verständlich. Jede Änderung der biologischen Funktion der Scheide, jede Verschiebung des Chemismus der Scheidenepithelien, bringt eine Änderung des Nährbodens, der den normalen Zustand des Scheideninhaltes gewährleistet, mit sich, somit auch eine Änderung der angesiedelten und in der Scheide wachsenden Bakterien. Mit Leichtigkeit werden sich in einer solchen Scheide auch pathogene Mikroorganismen ansiedeln und so in der Folge eine wirkliche Kolpitis hervorrufen. Dies weist uns den Weg der Behandlungsart. Es ist richtig, daß wenn eine äußerliche Ursache eine Änderung des Chemismus hervorbringt, bei Verschwinden dieses Momentes in den meisten Fällen auch der Ausfluß vergehen wird, aber nicht immer. Dort wo die sekundären entzündlichen Veränderungen der Scheide einen höheren Grad erreicht haben, wird es der Heilung förderlicher sein, durch lokale Maßnahmen den lokalen Prozeß zu beeinflussen. Selbstverständlich werden zur Ausschaltung der Grundursache ganz andere Maßnahmen notwendig sein als zur örtlichen Behandlung des Ausflusses, die mit der Behandlung der gleich zu besprechenden *Kolpitis* zusammenfällt.

Der Behandlung am zugänglichsten sind anatomische Veränderungen der Scheidenschleimhaut. Die Rötung des Papillarkörpers, diffuse Schwellung der Schleimhaut, die bis zu Epitheldefekten führen kann, weichen so weit sie in ihrer Ursache nicht besonders kompliziert sind, jeder Behandlung eigentlich recht bald. Bei Überlegung der Behandlung handelt es sich weniger um ein bestimmtes Mittel, welches den Zustand rasch beseitigt, als um die Methode durch die eine wirkliche Beeinflussung der krankhaften Zustände und eine Dauerheilung zu erzielen ist. Jede Tamponbehandlung, jede Spülbehandlung wird rasch eine Besserung hervorbringen. Alltäglich aber erfährt man, daß beim Aussetzen der Spülungen bzw. der Behandlung in kürzester Zeit der frühere Zustand wieder da ist. Der Fluor, die Beschwerden, treten ohne wesentliche Änderung wieder auf. Und dies ist leicht erklärlich, wenn man sich nur die Wirkung einer derartigen Behandlung überlegt. Handelt es sich darum, die Scheidenschleimhaut von den Keimen zu befreien, so wird man dies weder mit Einlegen von Tampons, noch durch die landläufigen Spülungen erreichen können. Durch diese Handgriffe wird man die Auflagerung und den Inhalt bestenfalls der Faltenkämme, nicht aber die zwischen den Falten gelegenen Keime erreichen, die in den Nischen und Schleimhautbuchten der Scheide ungehindert weiter wachsen werden. Die Besserung bedeutet also nur die Entfernung eines Teiles der schädigenden Pilze. Setzt die Behandlung aus, so wird auch dieser Teilerfolg zunichte gemacht, indem die Flora wieder anfängt zu wuchern und die ganze Scheide besetzt. Deshalb erwarten wir uns von der Behandlung der Kolpitis in der landläufigen Form mittels Tampons und Spülungen nicht gar viel, was ja die Erfahrung auch vollauf bestätigt. Die lokale Behandlung der Kolpitis hat vor allem zu berücksichtigen, daß jede Reinigung der Scheide bzw. ihre medikamentöse Beeinflussung nur dadurch zu erzielen ist, daß man alle Falten und Fältchen der Schleimhaut durch Dehnung der Scheidenschleimhaut zum Verstreichen bringen muß, um so durch das zu verwendende Medikament die ganze Schleimhautoberfläche zu erreichen. Bei der Tamponbehandlung trachten wir dies dadurch zu erreichen, daß wir die Scheide mit den medikamentös getränkten Tampons stärker ausdehen und ausstopfen, ein Verfahren, das nicht von jeder Frau vertragen wird. Bei der Spülung der Scheide gibt es verschiedene Methoden und Apparate, die eine Dehnung der Scheide anstreben. Bei der gewöhnlichen Spülung, die die Frauen selbst ausführen, kann man es im geringen Grade ebenfalls zu einer energischen Durchspülung der Schleimhaut bringen, wenn man die Spülungen liegend, mit etwas erhobenem Becken ausführen und die Spülflüssigkeit nicht im Strahle, sondern bei gedrosseltem Rohr einfließen läßt, so daß die Durchleitung von 1—1,5 Liter Wasser 5 bis

10 Minuten dauert. Eine Methode, um, theoretisch wenigstens, die ganze Scheide zu entfalten und der Spülflüssigkeit zugänglich zu machen, ist die Spülung in Knie-Ellbogenlage; praktisch ist sie aus vielerlei Gründen nicht zu empfehlen.

Die örtliche Entkeimung der entfalteten Scheidenschleimhaut kann am besten im selbsthaltenden Scheidenspiegel mit spreizbaren Branchen durchgeführt werden. Durch dieselben kann nach und nach die ganze Schleimhautoberfläche gedehnt und dem Medikament zugänglich gemacht werden. Bei einer gewissen Technik kann man die Scheide auch durch Röhrenscheidenspiegel zur Entfaltung bringen und durch dieselben nach Menges Empfehlung ein Scheidenbad verabfolgen, indem man die desinfizierende Flüssigkeit in das Rohr eingießt und durch Bewegungen des Spiegels die ganze Scheidenoberfläche mit dem Medikament in Berührung bringt. Am besten bewährt haben sich uns für die Scheidenreinigung in dieser Form entweder eine 2—5%ige Höllensteinlösung oder aber konzentrierte Milchsäure. Hierzu empfohlene Mittel gibt es eine Unzahl, doch konnten wir von keinem eine bessere Wirkung sehen als von den zwei angegebenen. Allenfalls kommt noch die Jodtinktur in 2—5%iger Stärke in Betracht. Doch sei man mit Jodpräparaten bei Frauen, die auch nur den geringsten hyperthyreodotischen Typus aufweisen, sehr vorsichtig, da es oft unglaublich kleiner Jodmengen bedarf, um· hier einen schweren Basedow auszulösen. Wir hatten Gelegenheit einige solche Fälle zu sehen, bei denen eine kurze Jodanwendung, die dann nicht wiederholt wurde, einen Basedow auslöste, der so rasche Fortschritte machte, daß nach Scheitern aller anderen therapeutischen Versuche zur operativen Entfernung der Schilddrüse geschritten werden mußte und erst dann Heilung eintrat.

Höherperzentige organische Silberlösungen, 5% Kollargol, Choleval usw. sind auch oft von Nutzen. Alle Silberpräparate, die man gerade hier nicht missen kann, haben den großen Nachteil der Gefährdung der Wäsche, wenn bei ihrem Gebrauch nicht die größte Vorsicht beobachtet wird. Von einer direkten Bolusbehandlung bzw. Austrocknung der Scheide durch das Einblaseverfahren (Siccator Nassauers) haben wir keine sonderliche Förderung unserer Heilungsbestrebungen gesehen. Wohl hat man schon vor Nassauers Vorschlag mit keimtötenden Pulvern eine sog. Trockenbehandlung der Scheide durchgeführt, die wir auch jetzt noch sehr befürworten und von der wir sehr befriedigende Erfolge sahen. Hier spielt aber weniger das Pulver als solches bzw. als austrocknende Substanz, mehr seine desinfizierende Kraft eine Rolle. Staubt man in eine durch Specula ausgedehnte Scheide Dermatol, Xeroform, Vulnodermol u. ä. ein, so legt sich das Pulver in die Nischen der Schleimhaut ein und entfaltet hier durch langsame Abspaltung seiner wirksamen Bestandteile eine langandauernde entkeimende Wirkung. Die sog. Tamponbehandlung, d. h. die Ausdehnung und

Ausstopfung der Scheide mittels Tampons, führen wir ebenfalls nur derart durch, daß wir die einzuführende Gaze oder Tampons in ein pulverförmiges Desinfektionsmittel eintauchen, verwenden hierzu ebenfalls reines Dermatol, Xeroform, Vioform und alle Ersatzprodukte des Jodoforms, das leider wegen seines durchdringenden Geruches, trotz seiner ausgezeichneten Wirkung, zu solcher Anwendung nicht in Betracht kommt.

Von den gewöhnlichen Spülungen, die sich die Frau selbst zu machen hat, haben wir eine günstige Beeinflussung der Kolpitis eigentlich nur recht selten gesehen. Mehr als eine mechanische Entfernung der angestauten Sekrete leisten sie nicht, außer sie werden, wie oben angedeutet, so ausgeführt, daß die Scheide wenigstens etwas entfaltet wird und das Medikament längere Zeit einwirken kann. Zu dieser Art von Spülungen verordnen wir mit Vorliebe organische Silberpräparate, so beispielsweise das Argentum colloidale 15:200, einen Kaffeelöffel auf 1 l Wasser. Auch Schwefelpräparate wirken manchmal günstig, so z. B. Ichthyol 50, Glycerin 150, Aqua dest. 50, 3 Eßlöffel auf 1 l Wasser. Auch Salbeitee oder Salbeitee gemischt mit Kamillentee ist von guter Wirkung. Ein souveränes Mittel gegen die Kolpitis simplex, sowie auch gegen die mit ihr sehr verwandte Kolpitis senilis sind die gleich weiter unten zu erwähnenden Dauerspülungen, die mit den entsprechenden Medikamenten verabfolgt, bei vielen Kolpitiden, hauptsächlich bei Vulvovaginitiden, sehr rasche und gründliche Heilungen ergeben. Dort, wo man mit diesen Mitteln nicht weiterkommt, wäre ein Versuch mit Quarzlampenbestrahlung der Scheide zu machen bzw. mit der Landeckerlampe.

Ist es gelungen durch Behandlung die Scheidenschleimhaut wieder in ihren normalen Zustand zu versetzen, sind Schwellung, Rötung, hauptsächlich die für Kolpitis charakteristische Hypertrophie der Papillen geschwunden, so wird der Scheideninhalt, vorausgesetzt daß die Nebenorgane, Vulva und Cervix, gesund und in Ordnung sind, wenn nicht gerade den ersten Reinheitsgrad aufweisen, so doch wenigstens klinisch normal aussehen. Wo dies nicht der Fall ist, wo also ein noch überreichlicher Scheideninhalt nachweisbar ist, der eitriges Aussehen zeigt, wird empfohlen, durch bestimmte Spülungen den biologischen Zustand des Organs und seines Inhaltes herbeizuführen. Hierzu wird Milchsäure (ZWEIFEL, DÖDERLEIN, ČUKOR u. v. a.) in verschiedener Form und Kombination angeraten. Das Bestreben geht dahin, den Nährboden für den Bacillus vaginalis günstig zu gestalten. Das soll durch Milchsäurespülungen in $^{1}/_{2}\,^{0}/_{0}$iger Konzentration oder durch Einführen von Milchsäurebacillen (Bacillosan) bzw. in Verbindung mit Zucker u. ä. erreicht werden. Wohl ist in manchen Fällen während der Milchsäureeinwirkung eine Besserung des Zustandes zu sehen. Leider aber versagt das Verfahren recht häufig und ist auch dort, wo es während der Behandlung wirksam erscheint, nur von vorübergehendem Erfolg, der mit dem Aussetzen des Mittels meist wieder verschwindet. Diese „biologische" Behandlung wäre vielleicht tatsächlich wirksam, wenn es sich wirklich darum handeln würde, in einer Scheide von normalem Chemismus bei gesunder Vulva und normaler Cervix nur den Scheideninhalt zu verbessern. Aber es liegen die Verhältnisse doch anders. Hat die Scheide einen normalen Chemismus bei unversehrter Vulva und gesunder Cervix, dann ist auch der Scheideninhalt klinisch und bakteriologisch in Ordnung. Dort aber, wo eines dieser 3 Momente nicht zutrifft bzw. dort, wo der Chemismus der Scheide örtlich oder auf dem Wege des allgemeinen Stoffwechsels verändert, geschädigt ist, dort wo eine Cervicitis oder Vestibulitis besteht, kann der Scheideninhalt auch bei ständiger Beeinflussung durch Milchsäure nicht dauernd normal bleiben. Aus diesem Grunde sieht man die „biologischen" Methoden der Scheidenbehandlung, so wissenschaftlich richtig und geistvoll begründet sie auch sind, in der Praxis meist versagen. Die Hauptsache ist und bleibt die Scheide selbst, das Vestibulum und die Cervix auszuheilen und auch die Transsudationsverhältnisse des Scheidenrohres, wenn gestört, in Ordnung zu bringen oder wenigstens zu verbessern, was durch Kalkzufuhr des öfteren gelingt.

Auch die *Kolpitis senilis* unterliegt denselben Behandlungsnormen wie die eben besprochene Kolpitis simplex.

Die *spezifischen Erkrankungen* der Scheide sind nach der bestehenden Grundkrankheit zu behandeln. Es sind dies dieselben Krankheiten, die bei der Vulva besprochen wurden; deshalb erübrigt sich ihre neuerliche Anführung. So schwinden die Pilzauflagerungen, die bei Soor der Vulva fast immer auch die Scheide erreichen, hier aber leicht übersehen werden, wie bekannt am raschesten durch Auswischen mit $1^0/_{00}$ Sublimatglycerin oder durch Bepinseln mit einer $2—5^0/_0$igen Höllensteinlösung. Auch Borax und Borsäurespülungen sind von Nutzen.

Hier muß noch der *Vaginismus* kurz besprochen werden. Schon die hierortige Einreihung desselben zeigt, daß wir den Vaginismus, wenigstens so weit er dem Gynäkologen zu Gesicht kommt, in der Überzahl der Fälle nicht für eine psychogene Krankheit ansehen, sondern für einen Zustand der sich vorerst aus einer „Entzündung", die sowohl bakteriell als auch rein mechanisch verursacht sein kann, entwickelt. Unter Vaginismus versteht man die reflektorische krampfhafte Zusammenziehung der Muskulatur des Scheideneinganges, zu der sich in schwereren Fällen auch ein Krampfzustand der tieferen Beckenmuskulatur, des Levator und Sphincter ani, hinzugesellt. Dieser Reflex kommt bei verhältnismäßig geringfügigen Reizzuständen, die den Scheideneingang treffen, zustande. Wir haben niemals einen ausgesprochenen Vaginismus gesehen, ohne daß am Introitus entweder kleine Geschwürchen, nicht geheilte Einrisse oder anderweitige Substanzverluste nachweisbar gewesen wären. Hier im Zusammenhang mit der Behandlung der entzündlichen Erkrankungen möchten wir uns weder auf die psychogene Genese noch auf die Psychotherapie des Vaginismus einlassen. Das ist ein Kapitel, das mit wenigen Zeilen nicht abgetan werden kann. Welche Stellung man auch hierzu einnehmen mag, Tatsache bleibt es immer und ein notwendiges Gebot, bei bestehendem Vaginismus den lokalen Zustand zu beachten und, wenn sich greifbare Veränderungen vorfinden, diese der Ausheilung zuzuführen. Es gelingt nicht immer durch lokale Behandlung, die in der oben erwähnten Behandlung der Vestibulitis gipfelt, diese Veränderungen auszuheilen. Es ist eben der ständige Kontraktionszustand dieser Teile, der die Heilung erschwert, in manchen Fällen unmöglich macht. Deshalb wird eine Dehnung des Scheideneinganges empfohlen und nicht immer zu umgehen sein. Da aber eine langsam durchgeführte Dehnung sowohl den lokalen Zustand als auch hauptsächlich die nervöse Überempfindlichkeit verschlechtert, so ist eine einmalige Dehnung, wobei eine Allgemeinnarkose so gut wie unerläßlich ist, vorzuziehen. Natürlich ist gerade hier ein Eingehen und eine Einstellung auf die Persönlichkeit, um die es sich handelt, notwendig. Für die brüske Dehnung des Scheideneinganges in Allgemeinnarkose kommt entweder die forcierte Dehnung der Dammmuskulatur mit 2 oder 4 eingeführten Fingern, nach Analogie der Dehnung nach RECAMIER des Sphincter ani, in Frage oder aber noch besser die Operation noch POZZI, kombiniert mit der Sphincterdehnung. Dieser kleine operative Eingriff wird von uns derart ausgeführt, daß man in Narkose den Scheideneingang mittels zwei von den Assistenten eingeführter Finger spannen läßt, die Kuppe der angespannten Schleimhaut mittels Skalpell sagittal nach Art einer medianen Episiotomie durchschneidet. Der Einschnitt soll nicht viel Schleimhaut treffen. Im allgemeinen soll man nicht viel weiter als $1^1/_2$ cm nach innen und $1^1/_2$ cm nach außen gegen den Damm zu einschneiden. Dafür aber sei der Einschnitt tief und treffe die Fasern des Constrictor cuni und auch des Transversus perinei. Nun wird der Effekt dieser Muskeldurchschneidung durch eine Dehnung der Scheidenmuskulatur, wie oben angegeben, noch vergrößert. Der sagittale Schnitt wird dann quer vernäht. Ob man mit diesem einen zentralen Einschnitt auskommt, ob man besser zwei Einschnitte in Form von einer rechtsseitigen und einer linksseitigen Episiotomie macht, hängt ganz von den besonderen Raumverhältnissen des Einzelfalles ab. Die Wirkung des operativen Eingriffes ist die, daß ein derartiger Damm wie ein nach vernarbtem Dammriß ersten Grades resultierendes Perineum aussieht. Wir sahen einen Rückfall nach dieser Operation, wenn richtig ausgeführt, nicht.

Wir erwähnten im vorhergehenden, daß die landläufigen Spülungen der Scheide meist von wenig Wert sind. Die Berieselung der Scheide mit der Spülflüssigkeit ist eine ungenügende. Ihr Faltenreichtum und das Aneinanderliegen der Scheidenwände verhindern die ordentliche Reinigung. Außerdem empfanden wir es immer als Nachteil, daß bei der Scheidenspülung eine Reinigung bzw. Durchspülung der Vulva gar nicht stattfindet, daß schleimige Auflagerungen des Vestibulums nach einer Scheidenspülung unbeeinflußt bleiben. Für die oberflächliche Toilette mögen die gewöhnlichen Scheidenspülungen einen gewissen Wert haben; einen therapeutischen Wert besitzen sie nicht. Um eine Scheidenspülung wirkungsvoll zu gestalten, müßte man

a   b   c

Abb. 6 a—c. Dauerspülapparat. a Muschel mit Zu- und Abflußrohr, die nach Einführen des Katheters in die Scheide mittels der Lederkappe und den Gurten b der Vulva angepaßt und angepreßt wird. Der Zufluß der Spülflüssigkeit erfolgt vom Irrigator c und dem mittels einer Tropfkugel unterbrochenen Schlauch.

es ermöglichen, daß die Scheidenschleimhaut sich entfalte. Wir erwähnten dies schon im vorhergehenden und stellten fest, daß eine Scheidenspülung in Knie-Ellbogenlage diesbezüglich am wirkungvollsten wäre. Ebenso erwähnten wir vorher, daß gerade diese Art der Spülung aus verschiedenen Gründen nicht zu empfehlen und viel zu umständlich und unangenehm ist. Es gibt Spülapparate, deren Zweck es ist, den Scheideneingang abzuschließen, so daß, bevor die Spülflüssigkeit die Scheide verläßt, sie die Scheidenwände unter einen gewissen Druck setzt, wodurch dieselben entfaltet werden. Besser als die gewöhnliche Scheidenspülung ist diese Art der Spülung mittels Birne u. dgl. sicherlich. Sie hat aber den großen

Nachteil, daß auch hier der unterste Teil der Scheide, jedenfalls aber das Vestibulum, der Introitus und die Vulva, in die Spülung nicht mit einbezogen werden. Wir glauben allen den erwähnten Übelständen der verschiedenartigen bisherigen Scheidenspülungen durch Benützung eines eigens hergestellten Apparates begegnen zu können. Eine muschelartige Vorrichtung aus Glas oder Metall wird der Vulva aufgedrückt; durch eine Öffnung wird das Einflußrohr eingeleitet, bei einer tiefer gelegenen das Abflußrohr. Leitet man durch das Einflußrohr Flüssigkeit in die Scheide, so wird bei richtiger Lagerung der Patientin diese Flüssigkeit erst dann abfließen können, wenn die Scheide nicht nur gefüllt, sondern auch bis zu einem gewissen Grad entfaltet ist. Durch die Bauart der Spülmuschel wird die Flüssigkeit nicht nur die entfaltete Scheide und die Portio umspülen, sondern auch den Scheideneingang und die ganze Vulva. Dies der Vorteil der Vorrichtung. Von einem gewöhnlichen Irrigator aus führt ein Schlauch zu dem Abflußansatz. In diesen Zuflußschlauch ist eine gläserne Tropfkugel eingeschaltet, wie bei einem Tropfklysma, wodurch das langsame und allmähliche Zufließen jederzeit geregelt werden kann. Die Regulierung wird durch einen Quetschhahn bewerkstelligt.

Der Dauerspülapparat besteht also aus einer Spülmuschel, die aus Glas oder Metall verfertigt ist und die am Rande, der der Vulva anliegt, Gummidichtungen hat. Sie trägt eine Lederkappe, an der die Gurten angehaftelt werden. Ein Glasrohr mit einem Gummikatheteransatz bildet den Flüssigkeitseinlauf, der von einem Irrigator samt Schlauch und Tropfvorrichtung gespeist wird. Ein Gummischlauch dient als Abfluß und wird dem Abflußrohr der Spülmuschel aufgestülpt. Ein Gurtenapparat dient zur Befestigung des ganzen Systems. Es hat demnach die Spülmuschel zwei Öffnungen. In die mittlere Öffnung wird das Glasrohr mit dem Gummikatheter eingeführt. Zu diesem Zuflußrohr führt der Schlauch des Irrigators, in welchen die Tropfvorrichtung eingeschaltet ist. Die zweite Öffnung bildet ein Rohr, welches zum Abfluß dient; ein Gummischlauch hilft die abfließende Flüssigkeit nach Belieben zu regeln. Der Spülmuschel liegt außen eine mit 4 Hafteln versehene Lederkappe an, welche dem Gurtensystem, das nach Art von Hosenträgern ausgeführt ist, als Anheftung dient. Die Spülmuschel wird mit dem schon aufgesteckten Glasrohr und Scheidenkatheter der Vulva angepreßt und die Gurten zuerst hinten, dann vorne an dei Hafteln der Lederkappe befestigt. Auf das richtige Anziehen der Gurten kommt es an. Nach richtigem Anlegen und Straffen der Riemen ist der Apparat sicher abgedichtet und flüssigkeitsundurchlässig. Erst wenn dies der Fall ist, wird der Schlauch vom Irrigator auf das Zuflußrohr gestülpt, ebenso der Abflußschlauch an das Abflußrohr. Nun wird die Spülflüssigkeit durchlaufen gelassen, bis die Spülmuschel, die Scheide und das Abflußrohr mit Flüssigkeit gefüllt sind; dann erst wird die Tropfvorrichtung derart gestellt, daß die Flüssigkeit nur langsam durchgehen kann (Joachimovits und Schwarz).

Es ist selbstverständlich, daß dieser Apparat keimfrei zu benützen ist. Unbedingt notwendig ist es, denselben sofort nach Gebrauch peinlichst zu reinigen und auszukochen. Der gut gereinigte Apparat soll auch vor dem Gebrauch ausgekocht, dann aber in eine Desinfektionsflüssigkeit eingelegt werden.

Diese Spülungen werden meist als Dauerspülungen von ungefähr $^1/_2$ bis 1stündiger und längerer Dauer gegeben. Wir verwenden, je nach dem Zweck, der zu erreichen ist, Hypermanganlösung 1:5000, Protargol 1—2%ig, kolloidales Silber 1%ig, Choleval 0,5—1,00%ig, das nicht schmutzende Transargan, sehr häufig Kamillen- oder Salbeitee. Bei intakter Scheide und fehlender Geschwürsbildung werden auch Sublimatlösungen 0,1—0,5%₀, hauptsächlich als Entkeimung vor operativen Eingriffen, aber auch als Behandlung bakterieller Erkrankungen angewandt.

Eine der wichtigsten Lokalisationen der entzündlichen Prozesse des weiblichen Genitale ist der *Cervicalkanal*. Solange hier Infektionserreger vorhanden sind, können dieselben jederzeit sowohl nach unten den Introitus, die Urethra u. a. infizieren, als auch hinaufwandern auf Uterus, Gebärmutteranhänge und Beckenzellgewebe. Es sind nicht nur Gonokokken, die hier ihre Schlupfwinkel und Verstecke finden, auch die übrigen Wundkeime können sich hier aufhalten und auf lange Zeit — daß es die Gonokokken jahrzehntelang tun können ist bekannt — das ganze Genitale gefährden. Deshalb ist bei jeder Behandlung entzündlicher Erkrankungen des weiblichen Genitale das Hauptaugenmerk auf die Cervix zu richten. Wenn man sich die Verstecke der Keime zwischen den Falten und Krypten der ein endloses Gewirr von Schlupfwinkeln und Gängen darstellenden Cervixschleimhaut vor Augen führt, so wird es ohne weiteres klar sein, daß mittels einfacher Auswischungen der Schleimhaut des Gebärmutterhalses und Einführung von flüssigen Medikamenten in den Kanal nur selten ein durchschlagender und dauernder Erfolg zu erzielen sein wird. Eine akute Cervicitis lasse man die ersten 2—3 Wochen, solange Druckgefühl, Schmerzen oder gar Temperatursteigerungen bestehen, in Ruhe und unbehandelt. Wir fürchten weniger mit der Behandlung einen direkten Schaden anzurichten, obschon auch beim leicht verwundbaren Gewebe des akut erkrankten Halskanals bei jedem Handgriff sehr leicht ein Substanzverlust gesetzt wird, wodurch die Keime neue Eingangspforten erhalten und es dann leicht, hauptsächlich durch Sekundärinfektion, zu Parametritiden, sehr häufig zur vorerst leicht zu übersehenden Parametritis posterior, kommen kann. Wir befürworten das abwartende Verhalten jedoch hier besonders deshalb, weil wir nicht nur überzeugt sind, daß eine gewisse Anzahl aller Cerviciden nach dem akuten Anfall von selbst restlos ausheilen, sondern auch deshalb, weil wir erst nachdem der Prozeß ins chronische Stadium übergegangen ist, beurteilen können, bis zu welchem Grade die Erkrankung zurückgegangen und was noch zu behandeln ist. Wir behandeln demnach örtlich erst nach Abflauen der akuten Erscheinungen. Die Allgemeinbehandlung soll zu dieser Zeit auch hauptsächlich symptomatisch sein. Eine Reiztherapie im akuten Stadium einzuleiten ist unseres Erachtens sowohl zwecklos als auch schädlich, wie bei der Besprechung derselben auseinandergesetzt werden wird. Das akute Stadium nütze man dazu aus, die die Krankheitsursache darstellenden Mikroorganismen festzustellen, gegebenenfalls zur Vaccinebereitung zu züchten.

Wir sind überzeugt, daß es auch bei der Cervicitis nicht die keimtötende Wirkung der örtlich angewandten Arzneien ist, die Erfolge zeitigt. Wir halten vielmehr die örtlichen Maßnahmen deshalb für sehr wertvoll, da durch dieselben die natürlichen örtlichen Abwehrkräfte angefacht und angeregt werden. Jede halbwegs eingreifende örtliche Behandlung beeinflußt die lokalen Säftestromverhältnisse, regt die Transsudation und Excretion an, führt zu einer erhöhten örtlichen Leukocytose, wodurch die Krankheitserreger getroffen werden.

Es gibt eine ganze Menge von Vorschlägen zur Behandlung der Cervix. Wir wollen aber hier nur diejenigen besprechen und empfehlen, die wir selbst anwenden und von deren Wirksamkeit und Erfolg wir uns jahrelang überzeugen konnten.

Wir halten hauptsächlich in denjenigen Fällen, wo die Portio als solche bei der Cervicitis stark mitbeteiligt ist, saftreich und geschwollen erscheint, die örtliche Blutentziehung durch Stichelung der Portio für angezeigt. Der Scheidenteil der Gebärmutter wird im Selbsthalter eingestellt, vorerst trocken, dann mit Alkohol gereinigt, sodann mit Jodtinktur desinfiziert. Mit einem lanzettförmigen Messer werden radiär um die ganze Portio $1/_4$—$1/_2$ cm tiefe Einstiche gemacht und Blut abfließen gelassen. Bei dieser Gelegenheit kann man bei aseptischem Vorgehen sehr leicht — letzteres ist bei jeder Manipulation auch in der Sprechstunde Haupterfordernis — Blut zur Serodiagnostik entnehmen. Man kann daher im Notfall auch ohne Wissen der Frau leicht zu einem Wassermannbefund und zu einer Serodiagnose für Gonorrhöe gelangen. Eine irgendwie energischere Blutstillung ist meist nicht notwendig, denn die Blutung steht in kurzer Zeit von selbst. Gegebenenfalls kann man vorübergehend einen Gazetampon einführen. Auf alle Fälle ist es zweckmäßig auf 24 Stunden einen mit einem desinfizierenden Pulver versehenen Tampon (Xeroform, Dermatol u. a.) vor die Portio zu legen. Schon die örtliche Blutentziehung als solche wird des öfteren, wenn man sie einmal wöchentlich wiederholt, zur Ausheilung leichterer Cervicitiden führen. Durch diese Maßnahme dürften örtliche, vielleicht auch entferntere immunisatorische Kräfte in Bewegung gesetzt werden.

Meist wird aber dieses Vorgehen nicht genügen. Dann müssen wir wohl die Cervixschleimhaut selbst angehen.

Die einfache Zuführung von Medikamenten wird selten zum Ziele führen. Man kann dies in Form von Kakaostäbchen oder zweckmäßiger von wasserlöslichen Stäbchen versuchen, da die Arzneien aus denselben sich viel besser mit den Körpersäften vermischen und in dieselben eindringen. Man kann das Medikament mittels watteumwickelter biegsamer Metallstäbchen auf die Cervixschleimhaut auftragen. Die Krankheitserreger liegen aber viel zu tief in der Schleimhaut oder gar noch tiefer im Gewebe unterhalb derselben oder in den Drüsen, auf alle Fälle unzugänglich. Wenn sie der Schleimhaut auch oberflächlich aufliegen, so sind sie, und davon kann man sich in jedem mikroskopischen Ausstrichpräparat überzeugen, in Schleimmassen eingebettet. Durch die Schleimhülle werden sie vor der Einwirkung der Medikamente geschützt. Wir müssen also vor der Cervixbehandlung diesen Schleim entfernen; dadurch scheiden schon eine ganze Menge von Keimen, die im Schleim eingebettet sind, aus. Und erst auf die vom Schleim entblößte Schleimhaut ist das Medikament aufzutragen. Manchmal genügt die mechanische Entfernung des Schleimes mittels Wattestäbchen. Oder aber man taucht die Stäbchen in schleimlösende Mittel und erreicht die Reinigung der Cervixschleimhaut mittels Alkohol, Sodalösung, reiner Speisesoda in Pulverform, Borsäure oder Borax, reinigt dann die Schleimhaut mittels trockener Wattestäbchen und führt so dann in den gereinigten Cervicalkanal das Medikament ein.

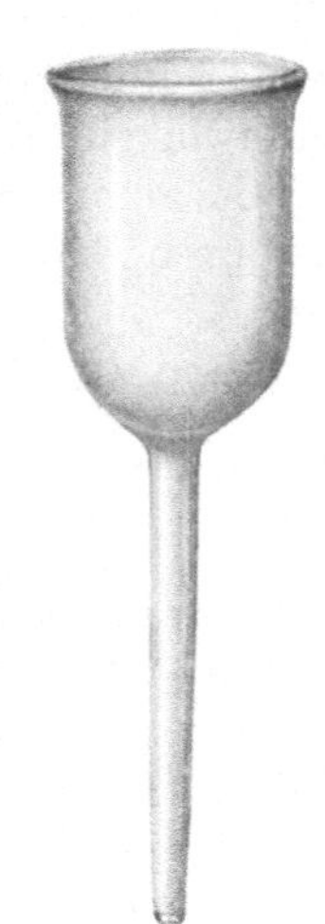

Abb. 7. Saugglocke zum Aufsetzen auf die Portio. Saugbehandlung der Cervicitis.

Die energischeste, wirksamste, deshalb beste Art der Cervixreinigung ist wohl die Saugbehandlung, die der auf die Gynäkologie abgestimmten BIERschen Stauung entspricht. Sie wurde von RUDOLPH, EVERSMANN, BAUER, O. FRANKL, WECHSBERG, A. FOGES, O. O. FELLNER, in neuerer Zeit hauptsächlich von F. R. KIRCHBERG, ganz besonders von MATZENAUER und WEIDGASSER empfohlen. Wir verwenden Saugglocken, die nach Art der Saugglocken, die zur BIERschen Stauung verwendet werden, von jedem Glasbläser hergestellt werden, verschiedener Größe, der jeweiligen Portiogröße angepaßt. Die Portio wird im Selbsthalter eingestellt, gereinigt und desinfiziert, dann die Glocke aufgesetzt. Ein Gummischlauch verbindet die Glocke luftdicht mit einer Saugspritze. Beim Ansaugen der Luft entsteht in der Glocke ein luftverdünnter Raum, in welchem der Schleim mit Blut vermengt aus der Cervix herausgesogen wird. Es ist oft gar nicht nötig den Verbindungsschlauch, wie es empfohlen wird, abzuklemmen und die Saugung längere Zeit einwirken zu lassen. Meist genügt es 1 oder 2mal energisch anzusaugen, um den ganzen Schleimpfropf aus der Cervix herauszubekommen. Es verursacht das Ansaugen einen leichten ziehenden Schmerz, der nur von wenigen Patientinnen als ärgere Belästigung empfunden wird. Nach Entfernung der Saugglocke wird der Cervicalkanal mittels Watte ausgetrocknet, vom blutigen Schleim gereinigt und nunmehr in denselben das Medikament eingeführt. Wir verwenden entweder höherperzentige organische Silberlösungen, 2—15%ige Lapislösung oder konzentrierte Milchsäure, seltener Jodtinktur; in manchen Fällen mit stärkerer Sekretion auch ätherische Öle (JOACHIMOVITS).

Unsere Absicht ist es bei der Cervixbehandlung die in der Tiefe sitzenden Infektionskeime in Bewegung zu bringen bzw. sie aus ihren Schlupfwinkeln an die Oberfläche zu befördern, von wo aus sie durch den Saftstrom ausgeschieden werden. Dieser Zweck wird mit der oben angeführten Behandlung in den meisten Fällen erreicht. Für jene Fälle,

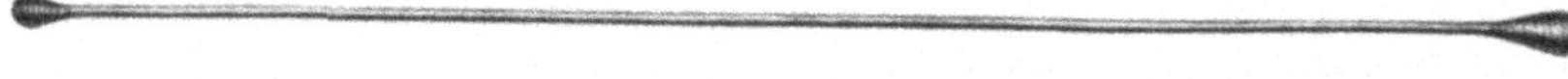

Abb. 8. Metall- oder Glasstäbchen mit gerauhten Knopfenden zur Behandlung der Cervixschleimhaut.

die trotzdem noch infektiös bleiben, müssen wir noch energischere Maßnahmen anwenden.

Eine solche haben wir in der „Massage" der Cervicalschleimhaut gefunden. Mittels einer Knopfsonde wird die Schleimhaut des Cervicalkanals, am besten in langen Zügen von innen nach außen, unter mäßigem Druck abgestrichen. Dadurch wird aus der Schleimhaut Schleim ausgepreßt, der sich sehr häufig als Keimträger erweist. Wir konnten des öfteren die Beobachtung machen, daß in Fällen, wo die Untersuchung des Cervixsekretes sich wiederholt als negativ erwies, nach einmaligem Abstreifen der Schleimhaut mittels der Knopfsonde gonokokkenhältiger Schleim herausbefördert wurde. Diese Beobachtung hat uns dazu geführt, die „Massage" der Cervix als Behandlungsmethode anzuwenden und zu empfehlen. Sie stellt gleichzeitig die beste „Provokation" dar. In allen hartnäckigen Fällen schließen wir diese Behandlung der Saugung an, führen sie aber in anderen Fällen auch ohne Saugung aus. Der Knopf der Sonde, mit welcher wir die Massage ausführen, ist leicht gerauht und mißt 4—5 mm im Durchmesser; dadurch wird die leichte Passierbarkeit des äußeren Muttermundes gewährleistet, dagegen verhindert, daß der innere Muttermund unbeabsichtigt überwunden werde. Denn das Uteruscavum ist natürlich von der Massage unbedingt auszuschließen. Die Resultate der Cervixmassage sind ausgezeichnete; Fälle, die lange Zeit an Hypersekretion, an starkem Cervixfluor gelitten haben, konnten schließlich geheilt werden, sowohl dort, wo Gonokokken vorhanden waren, als auch bei Cervicitiden ohne Gonokokken.

Heilt die Cervixgonorrhöe auf diese örtlichen Maßnahmen nicht aus, so besitzen wir in den Injektionen der Gonokokkenvaccine in die Portiosubstanz ein Mittel, welches auch die hartnäckigen Tripperinfektionen des Gebärmutterhalskanales ausheilt. Diese Einspritzungen unmittelbar am Infektionsherd haben eine elektive Wirkung, die sich weder mit der subcutan-intramuskulären noch mit der intravenösen Gabe vergleichen läßt. Die Technik dieser Portioinjektionen wird weiter unten (S. 155) besprochen.

Durch diese Cervixmassage und durch die Gonokokkenvaccineinjektionen in die Portiosubstanz haben wir es in den letzten 2 Jahren sehr oft vermieden, eine energischere Maßnahme auszuführen, die in den sonst ganz unbeeinflußbaren Fällen angezeigt ist. Dort, wo weder die Saugung noch alle anderen Maßnahmen eine Cervicitis zur Ausheilung bringen, wo die Infektionserreger so tief in der Schleimhaut bzw. in den Drüsen eingenistet sind, daß keine der geübten Maßnahmen sie beeinflussen bzw. herausbefördern konnte, wandten wir und wenden wir auch heute noch — wenn die Cervixmassage versagt, — die von amerikanischen und französischen Autoren empfohlene Cervixspaltung und Kauterisation der Schleimhaut an. Diesen kleinen Eingriff, der selbstverständlich unter allen aseptischen Kautelen eines operativen Eingriffs zu erfolgen hat, führen wir folgendermaßen aus: die vordere und die hintere Muttermundslippe wird mit je einer feinen Kugelzange gefaßt und der Muttermund zum Klaffen gebracht. Nach nochmaliger Desinfektion des Cervicalkanals wird rechts und links der Gebärmutterhals mit einem bis zum inneren Muttermund reichenden Scherenschlag gespalten und der Cervicalkanal durch Auseinander- und Herabziehen der Kugelzangen zum Klaffen gebracht. Nach genauer Reinigung und Trockenlegung der Cervixschleimhaut wird nun dieselbe mit einem feinen spitzen Kauter derart punktfömig gestichelt, daß zwischen den einzelnen Stichen noch genügend Schleimhaut zur Regeneration derselben übrigbleibt. Man scheue sich nicht, diese Stichelungen ziemlich tief, je nach der Dicke des Collum, evtl. bis zu $1/_2$ cm zu machen. Diese Stichelungen haben in gleichmäßigen Abständen vom inneren bis zum äußeren Muttermund zu erfolgen und zwar selbstverständlich sowohl auf der vorderen als auch rückwärtigen Cervixschleimhaut. Man wird bei diesem Verfahren recht viele cystische Drüsen eröffnen, aus denen sich in ziemlicher Menge reiner oder eitriger Schleim entleert. Nach Vollendung der Stichelung werden nach genauer Reinigung die klaffenden Collumlippen genau angepaßt und mit Catgutnähten exakt vernäht. Bei genauem Vorgehen erfolgt die Heilung sehr rasch und glatt, so daß in der entsprechenden Zeit von diesem Eingriff so gut wie gar nichts zu sehen ist. Die Portio zeigt ihr normales Aussehen, die Cervixschleimhaut ist restlos erneuert. Auch in der Funktion tritt keinerlei Störung auf, denn wir sahen nach derlei Eingriffen normale

Empfängnis, normalen Schwangerschaftsverlauf und normale Geburt erfolgen.

Schwieriger ist die lokale Behandlung der auf die Uterusschleimhaut übergegangenen Infektion, der *Endometritis*. Die Gebärmutterhöhle gilt bei vielen auch heute noch als noli me tangere; zum großen Teil sicherlich mit Recht. Um eine intrauterine Behandlung — und nur durch eine solche können wir lokal das Endometrium beeinflussen — durchzuführen, sind unbedingt gewisse Vorsichtsmaßregeln nicht zu umgehen. Ist sie ohne Schaden und ohne Gefahr durchzuführen, dann werden auch die ganz verschiedenen Meinungen in diesem Punkt vielleicht zur Übereinstimmung zu bringen sein. Von mancher Seite wird die intrauterine Behandlung absolut abgelehnt. Andere wollen sie nur bei schon verödeten Adnexen angewandt wissen (L. Fränkel). Wieder andere wenden sie an, aber noch immer in der Art und Weise, daß die Portio angehackt, der Uterus herabgezogen, also bewegt, der Gebärmutterhals erweitert wird (Dind, Mussatow u. a.). Wieder andere

Abb. 9. Intrauterinkatheter zum Aufstecken auf jede Rekordspritze, verwendbar zur intrauterinen Behandlung, zur Sekretentnahme aus der Gebärmutterhöhle, zur Eileiterdurchblasung und zur Salpingographie.

befürworten zur intrauterinen Behandlung noch die Mengeschen Formolstäbchen, warnen aber gleichzeitig vor jeder Erweiterung des Cervicalkanals (Jung); schließlich werden auch noch stark wirkende bzw. ätzende Medikamente und die ohne Erweiterung des Gebärmutterhalses kaum wirksame Braunsche Spritze angewendet. Um eine intrauterine Behandlung schadlos durchzuführen, muß nach unserer Überzeugung und Erfahrung jede Dehnung des Cervicalkanals, auch die geringste Verletzung der Cervix- und Uterusschleimhaut vermieden, jede thermische, mechanische und chemische Reizung ausgeschaltet, schließlich der Abfluß der überschüssig eingeführten Flüssigkeit gesichert sein. Zu diesem Behufe gehen wir bei der intrauterinen Behandlung so vor, daß wir die Portio im selbsthaltenden Speculum einstellen, reinigen und desinfizieren und das Medikament mittels einer mit einem ureterenkatheterähnlichen Ansatz oder mit einer ebenso dünnen Silberkanüle, die abgerundete Enden hat und auf eine Rekordspritze aufgesteckt wird, in die Uterushöhle in Mengen von nur wenigen Tropfen einführen. Der dünne Spritzenansatz gewährleistet das widerstandslose Eingehen in den engsten Cervicalkanal ohne Dehnung, ohne Verletzungen und läßt, wenn entsprechend dünn, noch genügend Raum zum Abfluß der überschüssigen Flüssigkeit. Durch dieses von uns geübte Verfahren wird das Anhacken der Protio, das Herabziehen des

Uterus, die Dehnung des Cervicalkanals — Schädlichkeiten, die die intrauterine Behandlung in Verruf gebracht haben — vermieden. Selbstverständlich muß die ganze Verrichtung unter dem strengsten Schutz der Asepsis durchgeführt werden. Geht man nach diesen Vorschriften vor und erwärmt überdies noch die einzuführende Flüssigkeit auf Körpertemperatur, so wird jeder stärkere Reiz vermieden. Es dürfen aus naheliegendem Grunde keine stärker ätzenden oder sonst reizenden Flüssigkeiten angewendet werden. Wir verwenden Elektrargol, $2^0/_0$ige Kollargollösung, $1^0/_0$ige Cholevallösung und führen, wie gesagt, die Flüssigkeit nur tropfenweise ein, so daß dieselbe vor Dehnung der Uterushöhle bzw. bevor sie in die Bauchhöhle ausgepreßt werden könnte, durch den Cervicalkanal abfließen muß. Antwortet eine empfindliche Gebärmutter trotzdem, wie hauptsächlich manchmal die in der Entwicklung zurückgebliebenen Organe, mit Krämpfen, so werden diese mit einem Belladonna-Pantopon Stuhlzäpfchen, das man gleichzeitig

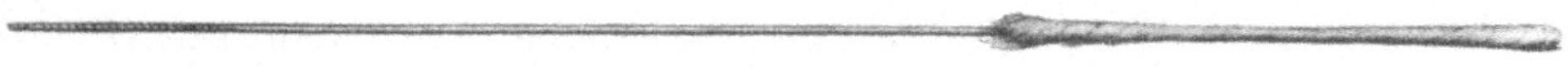

Abb. 10. Biegsames Metallstäbchen mit gerauhten Enden, 8 cm lang mit Watte umwickelt, zum intracervicalen oder intrauterinen Gebrauch.

verabreichen kann, sofort zum Verschwinden gebracht oder am Auftreten verhindert.

Scheut man diese Art der intrauterinen Behandlung, so verwende man medilkamentöse Uterusstäbchen. Es ist zwar nicht einzusehen warum diese Behandlungsart ungefährlicher sein soll. Vielleicht ist ihre Technik einfacher. Die intrauterinen Stäbchen sollen 7—8 cm lang, 2—3 mm dick, außerdem elastisch biegsam sein. Ein Fett als Vehikel ist unzweckmäßig. Es vermengt sich schlecht mit den Organsäften. Besser sind die Stäbchen aus Gummi arabicum. Man wahre auch bei dieser Medikation selbstverständlich alle Regeln der Anti- bzw. Asepsis. Heute noch sieht man allgemein oder mindestens recht häufig derartige medikamentöse Stäbchen — seien es Uterus-, Urethra- oder Cervixstäbchen — aus einer nicht mehr ganz reinen, gewöhnlichen Pappschachtel unvermittelt in das zu behandelnde Hohlorgan wandern. Derartig verwahrte Stäbchen dürfen wohl nicht Anspruch auf Keimfreiheit erheben! Man bewahre solche Stäbchen, wenn man sie schon anwendet, nicht zu dicht nebeneinander liegend in einer gut schließenden Glasdose und lege in die Glasdose in einem Extragefäßchen $40^0/_0$ige Formalinlösung oder einige Formalintabletten, so daß die Stäbchen stets von desinfizierenden Formalindämpfen umhüllt sind. So bleibt auch ihre Oberfläche keimfrei.

Eine andere Art der intrauterinen Behandlung sind die SAENGER-PAGENSTECHERschen elastisch biegsamen Silber- oder Nickelstäbchen, die dünn mit Watte umwickelt in das einzuführende Medikament getaucht werden. „Das Stäbchen gleitet, vorher nach der Form des Uterus gebogen, glatt hinein, wird schnell aus der Watteumhüllung herausgezogen und die langfaserig gut umwickelte Watte bleibt im Uterus, bis einige Kontraktionen das Mittel, mit dem die Watte getränkt war, ausgepreßt und so seine gleichmäßige Verteilung auf dem Endometrium besorgt haben. Die Form des Uterus muß natürlich bimanuell und nicht etwa durch Sonde festgestellt werden; der Wattepfropf bleibt 1—2 Minuten liegen und läßt sich dann leicht herausziehen." Als Medikamente werden benützt Jod oder Ichthyolvasogen bzw. 12%iges Jothionöl; bei leichter Durchgängigkeit des Muttermundes Jodtinktur oder reines Ichthyol (Asch). Wir benützen in geeigneten Fällen auch diese Stäbchenbehandlung, doch derart, daß geriefte dünne Metallstäbchen, die gut biegsam und in einer Ausdehnung von mindestens 8 cm mit Watte umwickelt sind, in die Arzneilösung eingetaucht und dann in die Gebärmutterhöhle eingeführt werden. Wir lassen das ganze Stäbchen und die Watte 1—2 Minuten in der Gebärmutter und entfernen dann die Watte mit dem Stäbchen zugleich. Diese umwickelten vorbereiteten Stäbchen werden in Blechdosen sterilisiert und diesen zur Behandlung entnommen.

Die Licht- oder Hitzeapplikation in die Uterushöhle halten wir für überflüssig und lehnen sie ab, da eine Wirkung nicht nachweisbar ist.

Es stehen uns somit drei erprobte Methoden der intrauterinen Behandlung zur Verfügung. Als schonendste und aseptischeste die von uns angegebene Art der intrauterinen Einführung von flüssigen Medikamenten, ohne Erweiterung des Cervicalkanals, ohne Anhacken der Portio, ohne Erweiterung des Uterus, mittels feinster, auf einer Rekordspritze angepaßter Kanüle. Zweifelsohne läßt sich aber sowohl mit dem Uterusstäbchen als auch mit den Saenger-Pagenstecherschen Sonden die Gebärmutterhöhle behandeln. Es können demnach alle drei Methoden der intrauterinen Behandlung empfohlen werden; es kommt sicherlich weniger auf die Methode, als auf ihre richtige Anwendung an.

Daß die intrauterine Behandlung, unzeitgemäß, kritiklos und falsch ausgeführt, Schaden stiften kann, ist selbstverständlich. Doch dies hat sie mit jeder wirksamen therapeutischen Maßnahme gemein.

Trotzdem wir im Bestreben die entzündlichen Erkrankungen radikal auszuheilen Verfechter der intrauterinen Behandlung sind, da wir durch Ausheilung der Gebärmutterhöhle eine Gewähr für das Ausbleiben der Rückfälle sehen, kommen wir dennoch immer seltener in die Lage, diese Behandlungsart auszuführen. Die Ursache, warum bei unserem Material eine Anzeige zur intrauterinen Behandlung immer seltener wird, liegt im Ausbau und in der Vervollkommnung der Vaccinebehandlung. Eine oberflächliche Erkrankung des Endometriums, gleichgültig ob sie gonorrhoischer Natur oder durch andere Keime bedingt

ist, wird rasch von selbst zur Ausheilung kommen, denn die oberflächlich sitzenden Krankheitslkeime werden durch den Abgang der oberflächlichen Schleimhautschichten während der menstruellen Blutung
ausgeschieden, wodurch die Endometritis sehr häufig zur endgültigen
Ausheilung kommt. Liegt der Prozeß aber tiefer, darunter verstehen
wir das Erreichen der Basalschichte des Endometriums oder das Überschreiten derselben, so ist der Prozeß als in den tiefen Organschichten
lokalisiert der Vaccinewirkung zugänglich und durch die Vaccine auch
leicht und rasch zur Ausheilung zu bringen. Und es ist Tatsache und an
unserem Material auch nachweisbar, daß bei der sachgemäßen Behandlung der entzündlichen Erkrankungen, wie wir sie jetzt unterstützt
von der Serodiagnose üben, langwierige, chronische Endometritiden
entzündlicher Natur immer seltener werden. Es heilt in unserem Material jede Endometritis sehr rasch aus, so daß nur allerseltenst lokale
Maßnahmen erforderlich sind.

Ist die örtliche Behandlung der Uterushöhle schon eine schwierige
und umstrittene Sache, so macht sie bei den Gebärmutteranhängen
eigentlich halt. Man kann, heute wenigstens, weder zu den Eileitern
und Eierstöcken, noch zum Beckenbauchfell, noch zum Beckenbindegewebe heran. Das Bestreben durch Einführen der Medikamente in
die Gebärmutterhöhle dieselben auch in die kranken Eileiter hineingelangen zu lassen, hat zwar viel Bestechendes an sich. Der Erfolg
und die Wirkung ist aber unsicher und meistens illusorisch, da die wirklich kranken Eileiter auch meist undurchgängig sind. Unser Bestreben,
diese Teile von der Nachbarschaft aus — Haut, Scheide, Mastdarm —
zu beeinflussen, wird später erwähnt werden. Eine wirkliche Heilung
damit zu erreichen, gelingt nur in einer nicht allzu großen Anzahl von
Fällen, obschon hierzu Wärmeverabfolgung mit den verschiedensten
Apparaturen, Arzneienwirkung nach Aufsaugung durch Scheide und
Bauchhaut, differente und indifferente Bäderbehandlung, dann Strahlenbehandlung u. a. m. zusammengefaßt ist. Es sind dies Maßnahmen, die
wir in der großen Überzahl, wie anderwärts hervorgehoben, zur sog.
Reiztherapie rechnen, zur unspezifischen Immunisierung. Dies macht
es auch verständlich, daß die Anzahl der Heilungen nur eine beschränkte
sein muß; auf unspezifische Beeinflussung weichen nicht alle Infektionen.

Der Mastdarmtripper heilt recht häufig nach längerem Bestand von selbst aus,
wo nicht geschwürige Prozesse die Erkrankung als Periproktitis und periproktale
Abscesse, die nach allen möglichen Richtungen auch gegen den Damm durchbrechen können, in die Tiefe geführt haben. Die unkomplizierte Mastdarmgonorrhöe heilt recht bald auf desinfizierende Spülungen, wozu man Kollargollösung 1 : 500, Höllenstein 1 : 2000, hypermangansaures Kali 1 : 3000 u. ä.
benützen kann. Auch Mastdarmsuppositorien mit Ichthyol, Kollargol oder
andere organische Silbersalze tun gute Dienste, sowie auch Instillationen mit
konzentrierteren Lösungen dieser Mittel. PEISER empfiehlt eine 5—20%ige Protargol-Vaseline auf 45° erwärmt in den Mastdarm einzuführen.

Als Spülapparat für die Ampulle des Mastdarmes hat sich uns ein Doppel-
röhrensystem als nützlich erwiesen, in der Art, daß ein olivenförmiger Ansatz
mit einer Schlußplatte, die den Mastdarm nach außen abschließt und verhindert,
daß der Apparat in den Mastdarm hineingerät, versehen ist. Diese Olive, die aus
Metall verfertigt sein soll, ist doppelläufig. Durch eine Öffnung führt der Zufluß-
katheter 8—10 cm hoch in den Mastdarm; bei der anderen Öffnung findet der
Abfluß statt durch ein nur wenig, 1—2 cm, in den Darm hineinragendes Rohr.
Man kann den Wassereinlauf durch einen zwischen Irrigator und Katheter einge-
schalteten Tropfapparat derart regeln, daß man dadurch eine Dauerspülung
der mäßig ausgedehnten Ampulle erreicht, ähnlich wie beim oben beschriebenen
Scheidenspülapparat.

Das, was über den Unterschied der Behandlung des akuten und des
chronischen Stadiums entzündlicher Erkrankungen oben gesagt wurde,

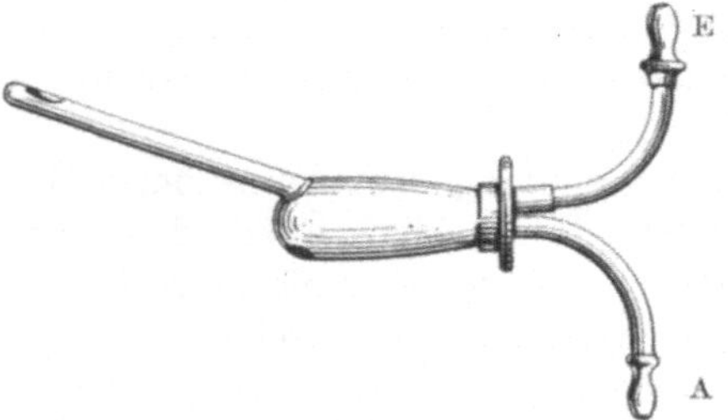

Abb. 11. Dauerspülapparat für den Mastdarm, bei gonorrhoischer Infektion desselben.
Zweifach durchbohrtes olivenförmiges Metallstück mit kleiner Abschlußplatte, die vor dem
After, demselben angepaßt, zu liegen kommt. Einflußrohr (E) führt die Spülflüssigkeit
aus einem Irrigator mit Tropfvorrichtung in die Mastdarmampulle.
Durch das Abflußrohr (A) wird die Flüssigkeit in einen Eimer geleitet.

ist bei *Erkrankungen der Gebärmutteranhänge* und des *Beckenbindegewebes* in noch höherem Grade zu berücksichtigen. Man gehe in diesem
Stadium therapeutisch gar nicht aktiv vor. Man kann mit jeder ener-
gischeren und eingreifenderen Maßnahme die ohnehin in Erscheinung
getretenen reaktiven Symptome nur steigern, ohne irgendwie zu nützen.
Ein Heilfaktor spielt bei diesen Maßnahmen zu dieser Zeit nicht mit.
Die Natur hilft sich hier vorerst selbst. Jede eingreifendere Maßnahme,
und sei es beispielsweise nur Kälte- oder Wärmeapplikation in die
Scheide mit den verschiedenen hierzu angegebenen Apparaten, möchten
wir im akuten Stadium vermieden wissen. Hygienische Selbstverständ-
lichkeiten, wie Reinlichkeit, Sorge für Stuhl, leichte Verdauung, kräftige
und bekömmliche Kost, möchten wir nicht besonders hervorheben.
Schmerzlindernde Mittel werden sich nicht ganz vermeiden lassen;
man sei aber mit deren Gaben recht vorsichtig. Man berücksichtige
hier ganz besonders die Individualität und Eigenart der Kranken. Besteht der Verdacht eine Süchtige vor sich zu haben, dann sei man um
so vorsichtiger. Denn gar manche Morphinistin hat mit der Spritze
während einer „Eierstockentzündung" begonnen; sie wurde ihr dann
zum Verhängnis. Mag auch die Süchtigkeit konstitutionell sein. Das

auslösende Moment ist nicht weniger wichtig als die ererbte Körperverfassung. Man greife also nicht gleich zu den Alkaloiden, versuche
vielmehr vorerst die entsprechenden physikalischen Maßnahmen, die
außerordentlich häufig Ausgezeichnetes leisten. Man steife sich aber
niemals auf kalte oder warme Behandlungsart, denn es gibt erfahrungsgemäß Kranke, die das eine oder das andere nicht vertragen, bei denen
aber Wärme oder Kälte ganz hervorragend schmerzlindernd wirkt.
Am gleichmäßigsten beruhigend auf lokale Beschwerden wirken die
feuchtwarmen Packungen, je nach der Örtlichkeit der Schmerzen, entweder als Überschläge am Leib, oder als Umschläge um Leib und Kreuz
gegeben. Muß man doch, wie gar häufig, zu schmerzstillenden Arzneien greifen, so trachte man vorerst mit den unschädlicheren und harm-
loseren auszukommen. Was die Verabfolgungsweise anlangt, so ist von
einer örtlichen Gabe in Form von Stuhlzäpfchen mehr zu erwarten
als von innerlicher Darreichung durch den Mund. Die Mittel, die wir
mit Vorliebe durch den Mastdarm anwenden, sind Pyramidon, gegebenenfalls mit Belladonna, erst in zweiter Linie Pantopon bzw. Mor-
phium u. ä. Nur im äußersten Notfalle greifen wir zur Spritze.

Solange das Fieber andauert, auch nur Temperaturen über 37,5, soll in
der Regel von jedweder Injektionstherapie, sowohl Proteinkörper als auch
Vaccinebehandlung, Abstand genommen werden. Bestehen hohe Temperaturen zu einer Zeit, wo dieselben nach dem Befund eigentlich zurückgegangen sein sollten, so haben wir recht häufig, ohne uns die Wirkung
restlos erklären zu können, einen Erfolg von Omnadin gesehen, für
einige Tage täglich verabfolgt. Sehr häufig ging auf diese Behandlung
die Temperatur herab, um sich dann noch weiter in normalen Grenzen,
auch ohne weitere Omnadingaben, zu bewegen. Von jeder anderen
Immunisierung, unspezifisch oder spezifisch, sehen wir in diesem Stadium,
wie schon erwähnt, fast immer ab. Wir wollen die eigenen immunisatorischen Vorgänge des Organismus nicht stören. Erst bei völligem
Nachlassen von Temperatursteigerungen kann mit einer unspezifischen
oder spezifischen Behandlung begonnen werden. Wir trachten vorher
jenes Stadium zu erreichen, bei welchem die Chronizität des Prozesses
sich durch gleichmäßige Temperaturen anzeigt. Vor Einsetzen der
Injektionstherapie soll jedenfalls eine längere Beobachtung der Temperaturen stattfinden und aufgezeichnet werden, um eine richtige Beurteilung der durch die Behandlung hervorgerufenen Schwankungen
zu ermöglichen.

Völlig auseinanderzuhalten als Behandlungsmethode ist die unspezifische von der spezifischen Immunisierung. Für ganz wertlos halten
wir die kritiklose Vermengung dieser zwei Verfahren. Es ist nicht
gleichgültig, ob man eine Reaktion durch „Proteinkörper" oder durch
Vaccine hervorruft.

Der Durchsicht der Angaben statistischer Arbeiten über die Behandlung der Adnexe ist zu entnehmen, daß eigentlich alle sonstigen therapeutischen Maßnahmen ganz unwesentliche Heilungsergebnisse aufweisen. Subjektiv ist durch dieselben so manches zu erzielen; wirkliche Heilungen recht wenig, und die wären noch viel geringer, wenn unter Heilung Dauerheilungen ohne Rückfälle verstanden würden. Desto unzulänglicher muten einem diese Ergebnisse an, je besser man die *Vaccinebehandlung* kennt. Wir haben wiederholt darauf hingewiesen und wollen es auch hier nicht unterlassen, daß bei der Vaccinebehandlung eine fortwährende Kontrolle der Vaccine unerläßlich ist. Die Ungleichmäßigkeit der einzelnen Packungen, die Wirkungslosigkeit einzelner Ampullen oder Fläschchen ist jedem geläufig, der sich mit der Vaccine beschäftigt hat. Die Mißerfolge, die auf augenblickliche Unzulänglichkeit auch sonst restlos bewährter Präparate zurückzuführen sind, müssen ausgeschaltet werden. Nur durch solche Fabrikations-, sicher auch, wenn auch seltener, Verabfolgungsfehler sind 20% Erfolge, bzw. 80% Versager der Vaccinebehandlung zu erklären. Die Vaccine ist bei richtiger Anwendung und bei Wirksamkeit des Präparates die Methode der Wahl, die durch keine andere ersetzt oder gar übertroffen werden kann. Ihre Ergebnisse schwanken zwischen 90 und 100% Heilungen.

Wir verweisen bezüglich der die Vaccine betreffenden verschiedenen Herstellungsfragen auf das Seite 36f. Gesagte und beschränken uns hier auf die klinischen Fragen und Gesichtspunkte.

Wir beginnen also mit der Vaccineverabfolgung erst nach Abflauen des akuten Stadiums bzw. wenn die Temperatur die Norm erreicht hat oder dieselbe nicht wesentlich übersteigt, auf alle Fälle stationär geworden ist. Schon die Wertung der Reaktion wäre sonst erschwert bzw. unmöglich. Ist doch der objektiv am leichtesten zu deutende Anzeiger derselben die Temperatursteigerung bzw. die Temperaturschwankung.

Handelt es sich um eine festgestellte Gonorrhöe — und die Feststellung soll sowohl bakteriologisch als auch serologisch erfolgen — so werden wir, wenn eine Vaccinebehandlung überhaupt angezeigt ist, und zwar, wie wiederholt hervorgehoben, infolge Übergreifens der Erkrankung auf tiefere Gewebsschichten, *Gonokokkenvaccine* verabfolgen. Wir können und wollen nicht irgendeine Vaccine hervorheben und empfehlen, da sie alle, wie sie im Handel zu haben sind, gleichzeitig gut und schlecht sind. Bei keiner haben wir die Gewähr — dies lehrt uns die Erfahrung — daß sie immer und in jeder Packung gleich gut und auch wirksam ist; ebenso aber können sie schlecht und unwirksam sein. Wir können auch nicht die Verabfolgungsweise jeder Vaccine hier erörtern. Wir beziehen uns bei der Dosierung auf die in der einzelnen Gabe enthaltenen Bakterienleiber als einziges maßgebendes Kriterium der

Dosierung, so daß die Verabfolgungsweise aus diesen Angaben auf jede Vaccine übertragen werden kann. Wir verwenden allerdings mit Vorliebe die Vaccine des Österreichischen serotherapeutischen Instituts, welches unter staatlicher Kontrolle steht (Professor Busson). Wir bevorzugen dieses Präparat, weil wir über seine Herstellung genau orientiert sind, dieselbe jederzeit kontrollieren können und die Vaccine vor ihrer Herausgabe stets auf ihre Wirksamkeit prüfen.

Wenn man den zu vaccinierenden Fall nicht genau kennt, ist es besser, mit ganz kleinen Dosen zu beginnen. Allerdings ist der Begriff „klein" sehr relativ, denn für manche Autoren bedeutet unsere Anfangsdosis schon eine wesentliche Überschreitung ihrer Maximalgaben. Wir beginnen also je nach der zu beobachtenden Vorsicht mit 300 Millionen bzw. höchstens 750 Millionen Keimen, was bei unserer Gonokokkenvaccine, die in einem Kubikzentimeter 3000 Millionen Keime enthält, $^1/_{10}$ bzw. $^1/_4$ ccm bedeutet. Wir steigern diese Gabe nach den bei Besprechung der Vaccine angegebenen Normen nach und nach bis zur Höchstgabe von 2 ccm, d. s. 6000 Millionen Gonokokkenleiber. Man gibt also vorerst 300 Millionen Keime d. i. $^1/_{10}$ ccm. Tritt keine Reaktion auf, so steigert man nach 3—4 Tagen die Gabe auf das Doppelte, nach weiteren 3—4 Tagen auf das Dreifache der Anfangsdosis. Hat man bisher keine Reaktion erzielt, so kann man als nächste Gabe $^6/_{10}$ ccm geben, d. s. 1800 Millionen Keime; bei weiter ausbleibender Reaktion als nächste Dosis 3000 Millionen d. i. 1 ccm; als weitere Dosis $1^1/_4$ ccm, $1^1/_2$ ccm, $1^3/_4$ ccm, dann 2 ccm als Höchstdosis. War einmal eine deutliche Reaktion aufgetreten, so muß in entsprechenden Zwischenräumen von 3 bis 4 Tagen dieselbe unveränderte Gabe so lange verabfolgt werden, bis die Reaktion ausbleibt. Erst dann kann die Gabe nach obigem Schema wieder gesteigert werden. Dieses Beispiel betrifft einen Fall, bei dem man wegen schwächlicher Körperverfassung oder aus anderen Gründen recht langsam und übervorsichtig vaccinieren will. Im allgemeinen aber handelt es sich um junge kräftige Personen, denen höhere Vaccinegaben zugemutet werden können. Dann beginnen wir gleich mit 750 Millionen Keimen, steigern bei fehlender Reaktion das nächste Mal auf das Doppelte, nächstens auf $^3/_4$ ccm, 1 ccm, $1^1/_2$ ccm und 2 ccm, verbleiben dann längere Zeit nach Bedarf auf 2 ccm. Die Regel aber, bei auftretender Reaktion die nächste Gabe nicht zu steigern, wird auch bei kräftigen, sonst gesunden Frauen streng eingehalten. Nur bei fehlender Reaktion darf die Dosis gesteigert werden.

Man darf es niemals verabsäumen, jede Vaccine vor dem Gebrauch ordentlich durchzuschütteln. Man vergegenwärtige sich, daß die Vaccine wohl abgetötete, sonst aber unversehrte Keime enthält, daß diese Keimleiber im flüssigen Medium nicht nur zu Boden sinken, sondern sich des öfteren, wie man sich schon mikroskopisch stets überzeugen kann, auch zusammenballen, daß sie aber in der Spritze gleichmäßig verteilt sein müssen, damit die geforderte Keimanzahl zustandekomme. Vergißt man dies bei keiner Verabfolgung, so wird man dem Umschütteln der Vaccine die größte Aufmerksamkeit zollen. Es hängt der Erfolg auch davon ab. In der Spritze soll die Vaccine eine gleichmäßig trübe Flüssigkeit ergeben.

Loeser gibt seine Lebendvaccine im ganzen nur 2—3mal, dafür in großen Gaben. Wir sind der Ansicht, daß gute, frische, nach unseren Forderungen richtig hergestellte Vaccine, ebenso wirksam sein muß wie Lebendvaccine. Jedenfalls wirkt unsere Verabfolgungsart ebenfalls spezifisch. Denn wir möchten die Ansicht Loesers: „Diese Therapie (seine Lebensvaccinebehandlung) ist eine spezifische Therapie im Gegensatz zu den Injektionen mit abgetöteten Handelsvaccinen" für ganz unberechtigt halten. Wir glauben vielmehr, daß, falls die Lebendvaccine tatsächlich einen Vorteil hat, derselbe nur quantitativer Natur sein kann. Wenn Loeser mit seiner Lebendvaccine Dauererfolge erzielt, trotz so wenig häufiger Verabfolgung, wobei man infolge der großen Gaben eine Dauerwirkung annehmen muß, so müßte auch unsere bzw. jede voll wirksame Vaccine dieselbe Wirkung haben. Es müßte also genügen, in denselben Zwischenräumen wie Loeser unsere Vaccine zu geben, wenn nur die Einzelgaben dieselben sind. Diesbezügliche Versuche sind im Gange. Übrigens sind wir mit unseren Erfolgen derart zufrieden, daß wir es nicht nötig haben, dieselben durch Verstärkung der Vaccinewirkung irgendwie zu ändern.

In denjenigen Fällen, wo wir annehmen müssen, daß nebst der bestehenden Gonorrhöe auch andere Infektionskeime mit im Spiele sind — und das sind meistens Streptokokken, Staphylokokken und Kolibacillen —, geben wir nebst der Gonokokkenvaccine noch Vaccine von diesen Keimen. Ein ziemlich sicherer Beweis, daß nebst Gonokokken auch noch andere Keime vorhanden sind, ist die nicht völlige Beeinflußbarkeit d. h. die nicht völlige Ausheilung mittels der Gonokokkenvaccine. Dort also, wo wir mittels Gonokokkenvaccine nicht das gewünschte Ergebnis erzielen, geben wir in Fortsetzung der Behandlung die sog. *Vollmischvaccine*. 1. ccm dieser Vaccine des Österreichischen serotherapeutischen Institutes enthält 3000 Millionen Gonokokken, je 1000 Millionen Staphylokokken, Streptokokken und Kolibacillen. Eine genaue Dosierung der Vollmischvaccine läßt sich nicht für alle Fälle im voraus geben. Gerade hier muß man streng individualisieren, denn es hängen die Gaben von der vorhergehenden Behandlung mit Gonokokkenvaccine ab, von den erreichten Mengen derselben und von den Reaktionen, mit welchen der Fall darauf geantwortet hat. Im allgemeinen wird man bei der Vollmischvaccine in schon mit Gonokokkenvaccine vorbehandelten Fällen, mit $^1/_4$—$^1/_2$ ccm beginnen, dann langsam um $^2/_{10}$—$^1/_4$ ccm steigend, bis zur Höchstdosis von 2 ccm in 3—5tägigen Zwischenräumen geben.

Für die Fälle entzündlicher Erkrankungen des weiblichen Genitale
mit Ergriffensein tieferer Gewebspartien, vornehmlich der Gebärmutteranhänge und des Beckenbindegewebes, bei denen eine Gonorrhöe ausgeschlossen werden kann — und die Komplementablenkungsreaktion
auf Gonokokken besagt uns dies, wie wir gehört haben, auf unzweifel-
hafte Art und Weise — haben wir die Mischvaccine d. h. Vaccine, die
aus je 1000 Millionen Staphylokokken, Streptokokken und Kolibacillen
auf 1 ccm (ohne Gonokokken) besteht. Die Gegenanzeige ist bei der
Vollmischvaccine und bei der Mischvaccine eine viel strengere als bei der
Gonokokkenvaccine, da ruhende Krankheitsherde von in der Mischvaccine
enthaltenen Keimen sich im Organismus beim Erwachsenen sehr leicht
vorfinden. Jede Lungenaffektion enthält schon Keime der Mischvaccine;

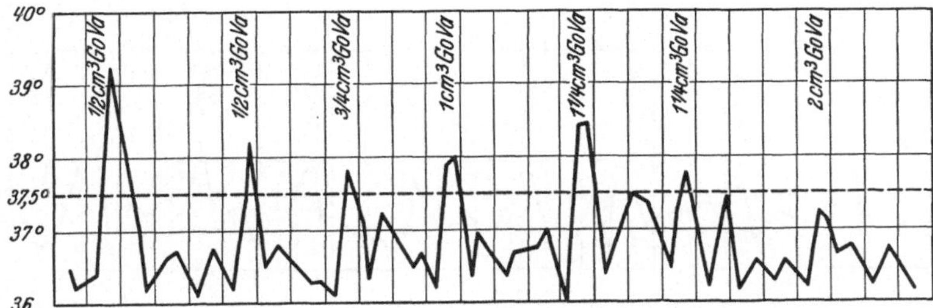

Abb. 12. Temperaturkurve bei intramuskulärer Gonokokkenvaccineverabfolgung.
Nach der ersten Gabe Anstieg bis 39,2. Bei der zweiten gleichstarken Gabe nurmehr 38,2.
Die weiteren Steigerungen bringen mäßige Temperaturen hervor, die bei den letzten Gaben,
trotz Steigerung der Dosis, immer geringer werden, als Zeichen der aufgetretenen
Immunisierung. (Prot.-Nr. 107/29 Th. J.)

Nebenhöhlenerkrankungen, chronischeWurmfortsatzentzündungen, Osteo-
myelitiden, ja sogar Schädel- und Gehirnprozesse, Magengeschwüre, können
durch Mischvaccine zum Mitreagieren, zum Aufflackern gebracht werden,
allerdings gegebenenfalls auch zur Ausheilung. So erfuhren wir nachträglich — denn die Patientin hatte uns dies vorerst verschwiegen —, daß
eine langjährige Stirnhöhlenerkrankung im Verlaufe einer Vollmischvac-
cinebehandlung wegen Pyosalpingen mitreagierte, ihre Reaktion immer
schwächer wurde, bis sie ganz ausblieb und nach beendeter Vaccinebehandlung der Stirnhöhlenkatarrh zur großen Freude der Patientin
geschwunden war. Doch ist die Beeinflussung und Ausheilung anderer
als gynäkologischer Krankheiten nicht unsere Aufgabe. Nicht nur die
Kontraindikationen sind bei der Misch- und natürlich auch bei der
Vollmischvaccine streng zu beachten. Wir werden auch in der Dosierung
uns vorsichtig tappend einschleichen, hauptsächlich bei schlecht aussehenden Patientinnen. Es ist gerade bei der Vollmisch- und Mischvaccine sehr zweckmäßig mit $^1/_{10}$ ccm zu beginnen und erst nachdem
man über die Reaktionsart des in Frage kommenden Organismus unterrichtet ist, die Dosis entsprechend zu erhöhen. Die Höchstdosis der

Vollmischvaccine und der Mischvaccine sind, wie gesagt, 2 ccm. Sie
wird aber nicht häufig erreicht. Es kann auch früher eine Heilung eintreten, so daß eine weitere Verabfolgung nutzlos wäre.

Bei der Vaccineverabfolgung soll man nicht ängstlich sein. Man
halte sich an die Kontraindikationen d. s. bei der Gonokokkenvaccine
ausgedehnte, tiefreichende Lungenprozesse, schwere Herzschäden, die
nicht auf Gonorrhöe beruhen, da bei gonorrhoischen Herzerkrankungen
die Gonokokkenvaccine das einzig richtige Heilmittel ist (LUITHLEN).
Selbstverständlich werden wir bei aus anderen Gründen schwer ge-
schwächten Frauen, bei schweren Kachexien, bei sonstigen den Organismus auszehrenden Zuständen, keine Vaccinebehandlung einleiten; ein derartig darniederliegender Körper wird keine Schutzstoffbildung aufbringen.
Bei der Mischvaccine oder Vollmischvaccine sind die Grenzen, wie schon

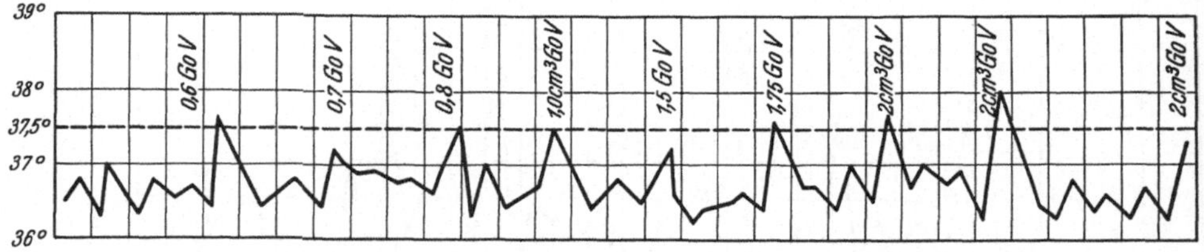

Abb. 13. Mäßig starke Reaktion auf Gonokokkenvaccine, intramuskulär verabfolgt.
(Prot.-Nr. 40/28 M. W.)

erwähnt, enger gesteckt. Hier betrachten wir als Gegenanzeige jede
Erkrankung, auch in chronischem oder latentem Zustand, die in halbwegs wichtigen Organen Wundkeime enthalten kann, also chronische
Entzündungen der Lunge, der Gallenblase, der Nieren usw. mehr, wo
die Gefahr besteht, daß ein Mitreagieren dieser Stellen Schaden bringen
kann. Wegen der manchmal sehr schweren Reaktion schalten wir auch
schwerere Herzschäden aus, tuberkulöse Prozesse der Lungen, noch aktive
Knochenprozesse, gegebenenfalls Ohren-, Nasennebenhöhleneiterungen.
Lues ist keine Gegenanzeige. Es ist vielmehr anzunehmen, daß die Heilung
der Lues durch die Vaccine gefördert wird wie bei der Typhus- und
Malariatherapie. Hat man durch genaue Untersuchung eine der angeführten Gegenanzeigen nicht gefunden, dann kann man ohne Bedenken
und Angst, sich an das oben angeführte Schema im großen und ganzen
haltend, die Vaccinetherapie einleiten und unter genauer Kontrolle
von Puls, Temperatur und Allgemeinbefinden durchführen. Sie schadet
bei richtiger Auswahl der Fälle und richtigem Durchführen und richtiger
Wahl der Präparate unter Ausschaltung von unbekannten Vaccinen,
deren Inhalt man nicht kennt, in gar keiner Beziehung. Eher ist ein
allgemein wohltuender Einfluß auf die ganze Körperverfassung zu beobachten. Wenn auch manchmal in den ersten Wochen eine Gewichts-
abnahme festzustellen ist, gegen Ende der Behandlung, auf alle Fälle

nach Aussetzen derselben, tritt eine allgemein wohltuende Beeinflussung des ganzen Körpers auf. Anämien, Schwäche, Müdigkeit beachte man aber auch während der Behandlung und gehe gegen dieselben nötigenfalls vor. Wir haben schon wiederholt hervorgehoben, daß wir in noch akutem Stadium einer Entzündung Vaccine nicht geben. Erst nach Abflauen aller Erscheinungen, vor allem hoher Temperaturen, schreiten wir zur Vaccinetherapie. Es ist deshalb falsch, entzündliche Adnexe bei großer Schmerzhaftigkeit und hohem Fieber zu vaccinieren. Falsch, weil man durch Steigerung aller Erscheinungen Schaden stiften kann (Bauchfellreizung, auch Durchbruch eines Eiterherdes durch die infolge der Reaktion auftretende akute Schwellung), falsch, weil die Vaccine bei bestehender natürlicher Reaktion — und die akuten Erscheinungen sind nichts anderes als die natürliche Reaktion —, unnötig ist. Der Organismus will sich ja selbst helfen, er braucht die Vaccine noch nicht. Sie ist erst dann nötig, wenn der Körper von selbst eine Reaktion nicht mehr aufbringt, wie dies in chronischem Stadium der Entzündung der Fall ist.

Weniger theoretische Erwägungen — eine befriedigende Erklärung läßt sich heute nicht geben — wohl aber die Erfahrung hat uns gelehrt, daß je näher dem Krankheitsherde die Vaccineinjektion erfolgt, desto stärker die auftretende Reaktion ist und zwar nicht nur stärker, sondern auch viel schneller und wirksamer der Vaccination folgend. Wir geben seit Jahren überall dort, wo wir eine besonders starke Wirkung erzielen wollen, vor allem dort, wo die gewöhnliche Vaccineverabfolgung nicht zum erstrebten Ziele führt, Gonokokkenvaccine direkt in das Gewebe der Portio, in die vordere oder rückwärtige Muttermundlippe. Wir verwenden dazu die zahnärztlichen Injektionsspritzen, die einen höheren Druck aushalten, ohne daß dabei die Nadel ausgestoßen wird. Es wird die Portio im selbsthaltenden Spiegel eingestellt, gereinigt und desinfiziert. Bei einiger Übung erübrigt es sich, die Portio zu fixieren; immerhin kann man sie mittels eines feinen scharfen Häkchens festhalten. Bei guter Nadel kommt man mit einem Ruck ins Portiogewebe. Man achte darauf, die Nadel nicht durch die Cervixsubstanz in den Halskanal auszustoßen; man vergewissere sich deshalb immer, daß die Nadelspitze im Gewebe der Muttermundlippe steckt und die injizierte Flüssigkeit tatsächlich im Gewebe verblieben ist. Um einen Rückfluß durch die Stichöffnung zu vermeiden, lasse man die Nadel mit der Spitze eine Zeit lang stecken. Wir beginnen bei Portioinjektionen mit ungefähr 100—300 Millionen Gonokokkenleibern (wenn nötig durch Verdünnung der Vaccine) und steigern sehr allmählich bis auf höchstens 3000 Millionen d. i. 1 ccm. In einer ausländischen Veröffentlichung fanden wir vor längerer Zeit Angaben, aus denen klar hervorging, daß die Technik unserer Portioeinspritzungen mißverstanden wurde. Deshalb möchten wir hier hervorheben, daß wir bei Injektion in die Portio, das Einführen der Vaccine in das Gewebe des Gebärmutterscheidenteiles

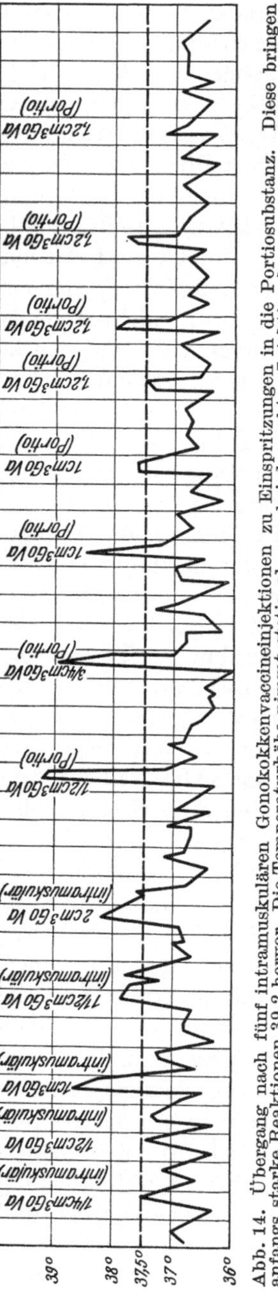

Abb. 14. Übergang nach fünf intramuskulären Gonokokkenvaccineinjektionen zu Einspritzungen in die Portiosubstanz. Diese bringen anfangs starke Reaktionen 39,2 hervor. Die Temperaturhöhe nimmt stetig ab, um bei der achten Injektion kaum mehr merklich zu sein. Prot.-Nr. 222/28 E. H.

meinen, in die Substanz der vorderen bzw. rückwärtigen Muttermundslippe, nicht in den Cervicalkanal nach Art der intrauterinen Behandlung, nicht als örtliche Behandlung der Schleimhaut des Gebärmutterhalses, indem die Vaccine der Schleimhaut aufgetragen wird. Wir stechen in das Portiogewebe ungefähr 1—1¹/₂ cm tief ein und spritzen die Vaccine in das Bindegewebe ein. Dieses Einführen der Vaccine in das Bindegewebe erfordert einen stärkeren Druck, den nicht jede Rekordspritze aushält; bei den gewöhnlichen Injektionsspritzen wird die Nadel infolge des starken Druckes undicht und es fließt die Flüssigkeit zwischen Nadelansatz und Kolben aus. Bei der zahnärztlichen Spritze aber wird die Nadel durch den Bleiansatz im Spritzenhals festgeklemmt, so daß die Spritze eher als ganze gesprengt wird, bevor der Nadelansatz undicht wird.

Die Reaktion nach Vaccineeinspritzungen in das Portiogewebe unterscheidet sich eigentlich nur durch die Stärke von den unter die Haut verabfolgten. Aber die Stärke ist beträchtlich größer. Und während bei den gewöhnlichen Einspritzungen die Reaktion erst nach einer bis mehreren Stunden auftritt, pflegt sie nach diesen Injektionen in ganz kurzer Zeit, manchmal schon nach 10 Minuten einzusetzen. Dies ist hauptsächlich bei ambulanten Behandlungen zu beachten. Wir machen deshalb die Portioinjektionen nicht sehr häufig ambulatorisch.

Wenn der Reaktionsunterschied auch nur ein quantitativer ist, so ist die Wirkung der Portioinjektionen doch eine ganz andere. Nicht nur, daß sie überhaupt stärker wirkt, also bei gonorrhoischen Adnexerkrankungen auch da noch wirksam ist, wo eine gewöhnliche Verabfolgung versagt; sie erweist sich als erfolgreich auch dort, wo die in der Cervix sitzenden Gonokokken durch keine andere Maßnahmen vertrieben werden konnten. Es scheint die Nähe des Keimherdes

im Vaccinedepot von großer Bedeutung zu sein. Wegen der stärkeren
Reaktion sind bei der Gonokokkeninjektion in die Portio alle Gegenanzeichen noch strenger einzuhalten als bei der gewöhnlichen Verabfolgungsart, und zwar die Gegenanzeichen sowohl bei bestehenden Erkrankungen (Lunge, Herz usw.) als vornehmlich bei noch akuter Entzündung. Gerade hier kann die starke Reaktion fühlbaren, wenn allerdings kaum dauernden Schaden stiften. Im allgemeinen geben wir
die Injektionen in die Portio erst dann, bis die gewöhnlichen Einspritzungen nicht mehr wirken.

Die Reaktion nach der Vaccinierung äußert sich durch verschiedene
Erscheinungen. Wir unterscheiden vor allem Allgemeinsymptome,

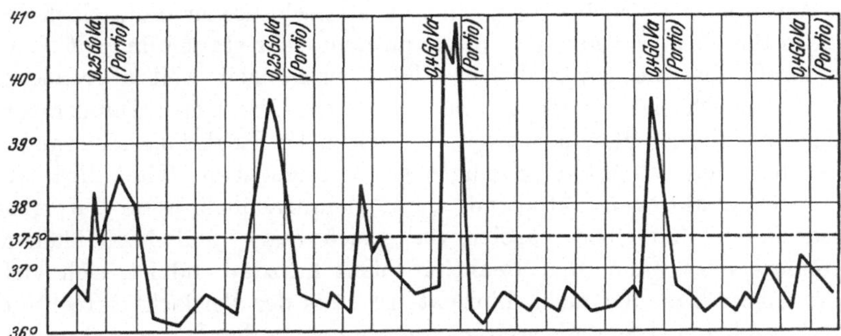

Abb. 15. Temperaturkurve bei Gonokokkenvaccineinjektionen in die Portio,
aus der ersichtlich ist, daß auch bei starker Reaktion bei erfolgter Immunisierung
die Reaktion aufhört. (Prot.-Nr. 121/28 A. W.)

die sich in Gliederschmerzen, Mattigkeit, des öfteren Magenbeschwerden,
Schüttelfröste, an die sich nicht selten außerordentlich hohe Temperatursteigerungen anschließen, dann die lokale Herdreaktion im erkrankten
Organ, die sich in reaktiver Schwellung, Steigerung oder Erstauftreten
der Schmerzhaftigkeit, bei bestehendem Ausfluß in Steigerung des
Ausflusses und in der Zunahme evtl. Stauungen und Schwellungen
äußert, schließlich in der Reaktion an der Impfstelle, die, so weit sie
die Haut betrifft, d. i. bei subcutaner oder intramuskulärer Verabfolgung,
auch hier in Rötung und Schwellung besteht. Die Zeit, die vom Einspritzen bis zum Auftreten der Reaktionssymptome verstreicht, ist
verschieden je nach der Einverleibungsart. Bei subcutaner oder intra-

zufällige Nebenerkrankungen gestört sind, soll im allgemeinen nur wenige Stunden andauern. Schon nach 24 Stunden soll jede Spur der Reaktionssymptome geschwunden sein. Es kann die Vaccine auch bei ganz schwacher Reaktion von Nutzen sein und die anzugehende Erkrankung zur Ausheilung bringen. Nach dem, was wir bisher gesehen haben, ist aber eine Beeinflussung der Krankheit bei ganz fehlender Reaktion unwahrscheinlich. Wir konnten dies wenigstens bisher niemals nachweisen. Wir haben vielmehr den sicheren Eindruck, daß je schwächer die Reaktion, desto langwieriger der Heilungsverlauf. Eine kräftige Reaktion ist unschädlich, wenn sie nur von kurzer Dauer ist und vor der neuerlichen Behandlung gänzlich und spurlos abklingt. Auch glauben wir mit Bestimmtheit sagen zu können, daß, je spezifischer die Wirkung der Vaccine, desto in sich abgeschlossener ohne Nachwirkungen die Reaktion abläuft. Sie kann auch sehr stark sein, mit Temperaturen, die die gewöhnlichen Fieberbewegungen weit übersteigen, das Wesentliche ist nur das rasche Abklingen. Die hohen Temperatursteigerungen aber flauen, soweit sie wirkliche Reaktionssteigerungen sind, bei den nächsten gleichgroßen Vaccinegaben allmählich ab. Sind die Reaktionen auffallend stark, hauptsächlich wenn sie trotz Wiederholung derselben Vaccinegabe gleich stark und hoch bleiben, besonders aber wenn eine Reaktion nicht kurzdauernd ist, sich vielmehr auf 2 Tage und mehr hinzieht, ist stets der Verdacht berechtigt, daß Krankheitsherde, anderweitige Infektionen, vorhanden sind (Lungenerkrankungen, Pyelitiden, Nebenhöhleneiterungen u. dgl. mehr), die mitreagieren.

Die als Reaktion auf die Gonokokkenvaccine beschriebenen Erscheinungen können sich nicht allzu häufig, aber doch in einer gewissen Anzahl von Fällen, auch bei nicht in das Portiogewebe gesetzten Vaccinegaben, derart an Intensität steigern, bzw. sich mit anderen Zufällen vereinigen, daß aus der im allgemeinen unscheinbaren Reaktion sich manchmal auch schwere Krankheitserscheinungen ergeben. Es gehören hierher alle nach Serumverabfolgung beobachtete Zwischenfälle, alle nach anderen Vaccinen beschriebenen Erscheinungen, es gehören Zufälle hierher nach Proteinkörperverabfolgung, auch die sog. Impfschäden nach Schutzpockenimpfung. Denn so ziemlich all diese Beobachtungen lassen sich auch nach der Gonokokkenvaccine nachweisen, wohl meistens in viel geringerem Grade, vor allem aber viel rascher auftretend, rascher ablaufend und rascher verschwindend. So ist es z. B. bekannt, daß Schutzpockenimpfschäden des Zentralnervensystems durchschnittlich erst 10 Tage nach der Impfung auftreten, gleichgültig, ob diese Schäden in Form der Meningitis serosa, der Encephalitis, der Poliomyelitis erscheinen. Hirnsymptome nach Vaccine kommen nur rudimentär vor und laufen meist in wenigen Stunden ab.

Von weniger bekannten Erscheinungen nach der Vaccination mit
Gonokokken möchten wir vor allem den Herpes labialis hervorheben;
dieser ist nicht ganz selten zu beobachten. Er tritt regelmäßig einige
Stunden nach der Injektion oder auch erst am nächstfolgenden Tage
auf, als ganz typische Herpeseruption mit ziemlich stark gestörtem
Allgemeinbefinden und Temperaturen, die gewöhnlich zwischen 38⁰
und 39⁰ schwanken. Die Krankheit als solche flaut in 1—2 Tagen ab.
Die Herpeseruption braucht bis zur Austrocknung 3—4 Tage. Daß
bei einigen Menschen die Vaccinereaktion als Herpes in Erscheinung
tritt, dürfte so zu erklären sein, daß es eine spezifische Einstellung des
Individuums ist, gerade mit dem Bläschenausschlag zu reagieren, daß
es sich um eine latente Herpeserkrankung oder um Herpesbereitschaft

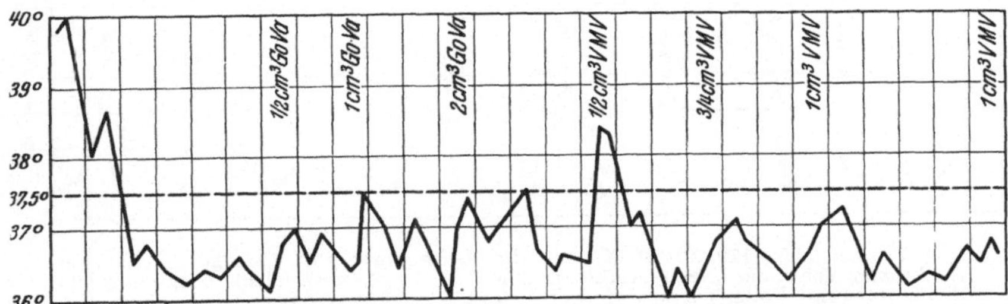

Abb. 16. Subakute Adnextumoren. (K. Sch. Prot.-Nr. 126/29.)
Nachlassen der von selbst aufgetretenen Temperatursteigerung; darauf dreimal Gonokokkenvaccine, die keine richtige Reaktion auslöst. Deshalb wird dann Vollmischvaccine gegeben, deren anfängliche hohe Reaktion rasch abflaut.

handelt, die durch die Gonokokkenvaccine aktiviert wird. Wir haben
Fälle gesehen, wo diese Reaktion mit Herpes sich nicht nur regelmäßig
nach jeder Injektion wiederholte, sondern auch wieder auftrat, nachdem
monatelang mit der Vaccination pausiert und erst nach dieser Zwischen-
zeit neuerlich Gonokokkenvaccine gespritzt worden war.

Eine glücklicherweise recht seltene Reaktionsart der Gonokokkenvaccine sind schwerere nervöse Störungen, entweder in Form von De-
lirien, ohne daß die Temperatur außergewöhnlich hoch wäre, oder aber
in Form von meningealen Reizungssymptomen, so beispielsweise sehr
argen Kopfschmerzen, gewissen Graden von Nackensteifheit, Empfindlichkeit gegen Licht und schwerstes Krankheitsgefühl. Wie soll
man sich diesen Symptomenkomplex erklären? Vielleicht sind es auch
hier alte latente meningeale Herde überstandener leichter encephali-
tischer Prozesse; vielleicht sind es sogar latente Meningokokken, die
durch die stammesverwandten Gonokokken mobilisiert werden. Die
Symptome waren in den wenigen Fällen, die wir beobachten konnten,
derart schwer und besorgniserregend, daß wir doch glauben, es müsse
sich um tiefere Prozesse handeln, nicht einfach um toxische Erschei-

nungen. Allerdings sind die Symptome in allen Fällen in 1—2 Tagen restlos geschwunden.

Häufiger sieht man als Reaktion starke Übelkeiten mit schwerem Erbrechen, akute Diarrhöe, Magendarmkrämpfe und in ganz vereinzelten Fällen schwere Gefäßkrämpfe mit krampfartigen Gefühlen im Rückgrat, die wir aber bisher nur nach Injektionen in die Portiosubstanz beobachtet haben.

So alarmierend und unangenehm manche dieser Erscheinungen auch sein mögen, so konnten wir bei den vielen tausenden Injektionen, die wir bisher entweder selbst ausgeführt haben oder ausführen ließen, niemals eine halbwegs ernste auch nur einige wenige Tage andauernde Störung des Allgemeinbefindens beobachten, geschweige denn eine bleibende

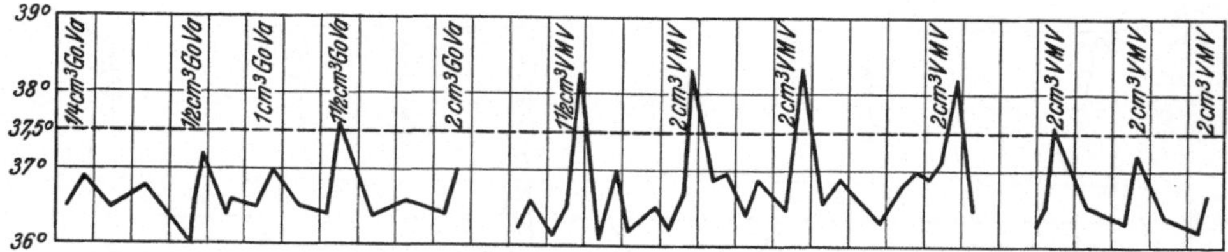

Abb. 17. Prot.-Nr. 179/29. M. K. Vorerst Behandlung mit Gonokokkenvaccine. Reaktionen schwach. Nach Aufhören der Reaktion (Kurve nicht ausgezeichnet) Behandlung mit Vollmischvaccine; mittelstarke Reaktion, die nach und nach abflaut (Kurve wegen der Länge unterbrochen); schließlich Aussetzen jeglicher Reaktion.

Schädigung oder gar einen Todesfall. Dies möchten wir um so mehr hervorheben und unterstreichen, als die Gegner und Warner dieser Behandlungsart die Möglichkeit und Wahrscheinlichkeit, ja eigene Erfahrungen über schwere Schädigungen erwähnen, ohne aber derlei konkrete Fälle anzuführen. Jeder Todesfall, der bei Vaccineverabfolgung vorkommen sollte, müßte auf das genaueste analysiert werden, damit auch nicht der Schein eines ursächlichen Zusammenhanges bestehen bleibe, oder aber der Zusammenhang muß restlos und eindeutig erwiesen sein. Es geht nicht an, eine verläßliche und erprobte Heilungsmethode nur gefühlsmäßig zu diskreditieren. Nach dem, was wir bisher gesehen haben, sind wir überzeugt, daß auch dort, wo der Schein gegen die Vaccine ist, sich schließlich doch einwandfrei eine andere Ursache des üblen Zufalles feststellen lassen wird.

Unaufgeklärt ist leider ein von R. St. Hoffmann mitgeteilter Fall. Eine 32jährige Frau mit akuter Gonorrhöe, die mit Gonostyli lokal behandelt wurde, bekam Gonoyatreninjektionen, nach welchen sich nur eine geringe Reaktion zeigte. Zwei Tage nach der vierten Injektion, die — und das sei ganz besonders hervorgehoben — nur 100 Millionen Keime enthielt, trat eine akute Adnexschwellung auf, Kollaps und der Tod, und zwar drei Wochen nach der ersten Injektion. Die gerichtliche Obduktion ergab Eiter in den Tuben, Herzklappenfehler mit Dilatation, aber keine Peritonitis. Irrtümlicherweise wurden weder die Geschlechtsorgane noch das Blut bakteriologisch untersucht. Die Vaccination erfolgte hier mit so geringen

Dosen und in derart langen Intervallen, daß eine Vaccineschädigung wohl ganz ausgeschlossen werden kann. Aber auch eine Yatrenschädigung ist hier infolge der geringen Mengen ebenfalls auszuschließen, trotzdem solche Schädigungen von den Behring-Werken selbst bekannt gegeben worden sind.

Klar liegt folgender von uns selbst beobachteter Fall, der aber bis ganz zum Schluß bei einiger Skepsis doch der Vaccine hätte zur Last fallen müssen, wenn nicht die Blutuntersuchung den wahren Sachverhalt aufgedeckt hätte: Prot.-Nr. 145/27 V. A. 21 Jahre alt, Kinderkrankheiten unbekannt, mit 9 Jahren Typhus, mit 11 Jahren Grippe, einen Monat bettlägerig mit hohen Temperaturen. Erste Menstruation mit 11 Jahren, vierwöchig, achttägig, mäßig stark. Niemals schwanger gewesen. Mit 17 Jahren erkrankte Patientin im Ausland an Gonorrhöe und wurde dortselbst zwei Jahre lang behandelt. Vor zwei Jahren sahen wir sie zum erstenmal mit schweren Adnexen, Urethritis und Cervicitis, mit in allen Sekreten nachweisbaren Gonokokken. Patientin vertrug schon im Anfang, also vor zwei Jahren, die Vaccine ziemlich schlecht, indem sie auch nach mehreren Injektionen immer

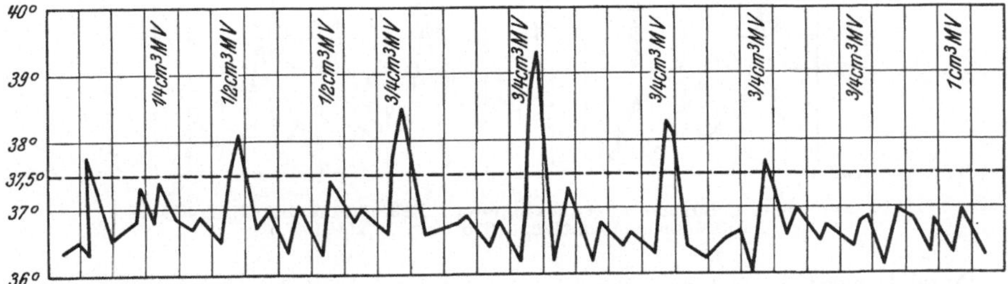

Abb. 18. K. F. Doppelseitige Adnextumoren. (Prot.-Nr. 43/29.) Bakteriologische und serologische Untersuchung auf Gonorrhöe negativ. Verabfolgung von Mischvaccine erzeugt steigende Reaktion, die bei Fortsetzung derselben Gabe von ³/₄ ccm ziemlich rasch abflaut.

stark reagierte und sich von der Reaktion nur sehr schwer erholte. Eine Ursache dieser starken Reaktion konnte trotz wiederholter internistischer Untersuchungen nicht recht aufgedeckt werden, obschon sie auf eine angeblich ganz leichte Apicitis zurückgeführt wurde. Aus diesem Grunde, sowie infolge wiederholter Abreisen und Fernbleibens von Wien wurde eigentlich niemals eine vollständige Kur durchgeführt. Vor zehn Tagen ungefähr kam Patientin wieder und wollte sich behufs Eheschließung ausheilen lassen. Sie drängte darauf, daß eine ordentliche und ausgiebige Behandlung durchgeführt werde. Auf eine einzige Vaccineinjektion reagierte Patientin mäßig hoch; die Temperatur stieg nicht über 38,5⁰. Zu einer zweiten Injektion kam es diesmal nicht. Die Temperatur von 38,5 sank in ein bis zwei Tagen zur Norm, schnellte aber am dritten Tage bis über 40 hinauf und hielt dann intermittierend weiter an. Vormittägige Temperatursenkungen 37—37,5, meist Früh- bezw. Vormittagstemperatur zwischen 39 und 40. Gynäkologisch war überhaupt nichts zu tasten. Die inneren Geschlechtsorgane vollkommen normal, es bestand nur die alte Urethritis und Cervicitis mit Gonokokken. Seit zwei Tagen entwickelte sich plötzlich ein schwerer Ikterus. Jetzt fand sich ein Milztumor, sowie eine unklare Resistenz in der Lebergegend. Da die Fieberbewegung den Eindruck einer septischen machte, mußte an einen Leberabsceß gedacht werden und es wurde vom Chirurgen die Probelaparotomie ausgeführt, die aber einen vollkommen negativen Befund hatte. Es bestand nur ein chronischer Milztumor, eine etwas vergrößerte, sehr harte Milz, Leber vollkommen normal, ebenso die inneren Geschlechtsorgane. Es war demnach die alte Adnexitis vollkommen ausgeheilt. Einige Stunden nach der Probelaparotomie Exitus. Leider wurden

erst nach dem Exitus Blutpräparate, die vor der Probelaparotomie entnommen
worden waren, untersucht. Die Blutuntersuchung ergab, daß es sich um einen
akuten Anfall einer chronischen, sehr alten Malaria gehandelt hat. Patientin hatte
also seit vielen Jahren eine latente Malaria. Dies die Ursache, daß sie Vaccine
schlecht vertrug. Durch die letzte Injektion wurde die ruhende Malaria frisch
angefacht und führte zu einem tödlich verlaufenden Anfall. Warum gerade diese
Injektion so verhängnisvolle Folgen gehabt hat, warum nicht schon eine der früheren
Vaccinegaben die Provokation verursacht hatte, läßt sich nicht sagen. Die letzte
Dosis war eine sehr schwache; Patientin hatte vorher schon doppelt so hohe Gaben
bekommen. Auch von einer Kumulierung der Vaccinewirkung, was übrigens niemals
beobachtet wurde, kann nicht die Rede sein; denn es war dies die erste Injektion
nach einer monatelangen Pause. Als anaphylaktisch kann der Zufall seinem
ganzen Verlauf nach auch nicht angesprochen werden. Es war nichts anderes
als ein Aufflackern einer ruhenden Malaria, wie sie im Kriege so häufig mittels

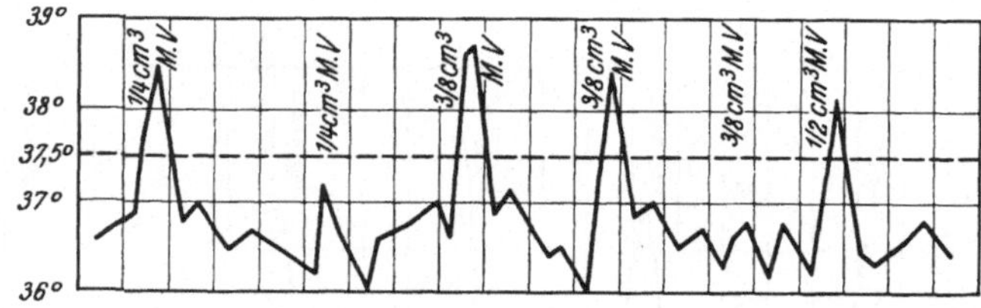

Abb. 19. Nicht gonorrhoische Adnextumoren. Behandlung mit Mischvaccine.
Mittelstarke Reaktion. (Prot.-Nr. 76/29 H. V.)

Proteinkörpern zur Sicherung der Diagnose bezw. der noch bestehenden Behand-
lungsbedürftigkeit absichtlich veranlaßt wurde, nur daß sie hier mit einer enormen
Stärke und rasch tödlichen Wirkung zum Vorschein kam.

Es wurde schon oben bei Besprechung der Vaccineverabfolgung
erwähnt, daß sowohl die Anfangsdosis als auch jede weitere gesteigerte
Gabe so oft zu wiederholen ist, bis sie keine Reaktion mehr auslöst.
Da im voraus fast niemals gesagt werden kann, wie oft dieselbe Dosis
wiederholt werden muß, um keine Reaktion mehr auszulösen, so ist
schon aus diesem Grunde eine Vorhersage über die Dauer der Vaccinebehandlung so gut wie ausgeschlossen. Unter 2 Monaten ist ein Erfolg
kaum zu erreichen. Vor Beendigung der Behandlung können auch
4—5 Monate vergangen sein. In manchen Fällen ist eine Wiederholung
der Vaccinebehandlung nach einer Pause von mehreren Wochen bzw.
auch Monaten geboten, um so mehr als eine längere Unterbrechung
um so zweckmäßiger ist, als es keine seltene Erscheinung ist, daß der
scheinbare Mißerfolg gerade in der Pause sich zu einem vollen Erfolg
umwandelt. Wir sehen sowohl bei der Gonorrhöe einen bakteriellen
positiven Befund, der während der ganzen Vaccinebehandlung positiv
geblieben war, erst nach einer mehrwöchigen Pause negativ werden,
als auch gonorrhoische und nicht gonorrhoische Adnextumoren, die
während der Behandlung keine Verkleinerung, kein Zurückgehen aufwiesen, plötzlich zurückgehen, oft auch gänzlich verschwinden, nachdem
jedwede Behandlung eine Zeit lang unterbrochen worden war. Wie

diese Nachwirkung der Behandlung zu erklären ist läßt sich nicht sagen. Es scheint doch die Vaccinegabe die Schutzstoffbildung auf lange Zeit anzuregen. Wir sehen dies auch bei der Seroreaktion. Unabhängig von einer Erkrankung wird die Komplementablenkung Gonokokken nach Gonokokkenverabfolgung positiv und bleibt auch auf längere Zeit positiv, ohne daß die Gonokokkenvaccinezufuhr fortgesetzt wird. Es wirkt also der einverleibte Impfstoff auf eine gewisse Zeit, die individuell ganz verschieden zu sein scheint, nach. Und mit der serologischen wird ja auch die therapeutische Wirkung ebenso längere Zeit anhalten. Bei Wiederaufnahme der Vaccination nach längerer Pause muß man sich mit schwachen Anfangsgaben einschleichen, um überraschend starke Reaktionen zu vermeiden.

Daß die Schutzstoffbildung längere Zeit nach der Vaccinegabe anhält, sehen wir an diesen Nachwirkungen sehr häufig. Und zwar so häufig, daß wir wiederholt in Versuchung kamen, die Vaccine, ganz besonders die Gonokokkenvaccine, nur in größeren Zwischenräumen zu geben. Wir wollten derart das Vorgehen LOESERs mit unseren Vaccinen nachahmen. Wir haben uns im Interesse unserer Kranken noch nicht getraut, diesen Versuch zu machen, wir konnten natürlich den uns geläufigen guten Erfolg unserer bisherigen Verabfolgungsart bei Änderung der Methode nicht garantieren. In geeigneten Fällen aber wollen wir in Hinkunft es doch versuchen.

Infolge des Versagens jeder anderen Therapie — und das besagt jede diesbezügliche Statistik, wenn man sie nur genau liest — haben wir uns schon anfangs, schon vor jetzt 22 Jahren, auf die Vaccinetherapie eingestellt, von der Überlegung und Überzeugung ausgehend, daß sie die einzige spezifische Behandlungsart darstellt, daß sie demnach, wenn nur die Vaccinebereitung eine richtige ist, auch sicher heilend wirken muß. Wir haben so schon anfangs an die Vaccinewirkung geglaubt. Und man muß, wenn man mit Vaccine arbeitet, an die Vaccinewirkung *glauben*. Nicht um sich die Erfolge vortäuschen und einreden zu lassen, sondern um die Wirkung zu erzwingen. Nur dann, wenn man an sie glaubt und überzeugt ist, daß sie im Prinzipe wirken muß, wird man auf alle Fehler, die der Vaccine noch so häufig anhaften, kommen. Man darf einen Versager nicht der Methode zuschreiben. Man muß nach der Ursache suchen. Man wird dort, wo anfangs keine wesentliche Reaktion zu erreichen ist, auch die Reaktion, vielleicht durch Wechsel der Vaccine, vielleicht durch verschiedene eingeschobene Sensibilisierungen des Organismus, erzwingen und schließlich den gewünschten Erfolg auch sicher erzielen.

Daraus ist zu ersehen, daß wir für die entzündlichen Erkrankungen des weiblichen Genitale in der Vaccine die Methode der Wahl erblicken, ohne irgendwo einen auch nur ähnlichen Heilfaktor sehen zu können. Alle anderen Maßnahmen, die angewandt werden und zeitweilig auch von uns in Verwendung kommen, bedeuten nur eine Unterstützung der Vaccinebehandlung. Trotzdem oder gerade deshalb sind diese Maßnahmen nicht gering anzuschlagen, um so mehr als eine gewisse Anzahl von Erkrankungsfällen auch durch diese Maßnahmen allein, als unspezifische Immunisierung, zur vollen Ausheilung zu bringen sind.

Auch hier sei nochmals unterstrichen, daß die Vaccine für uns das um und auf der wirklich heilenden Behandlung ist, immer aber — ganz

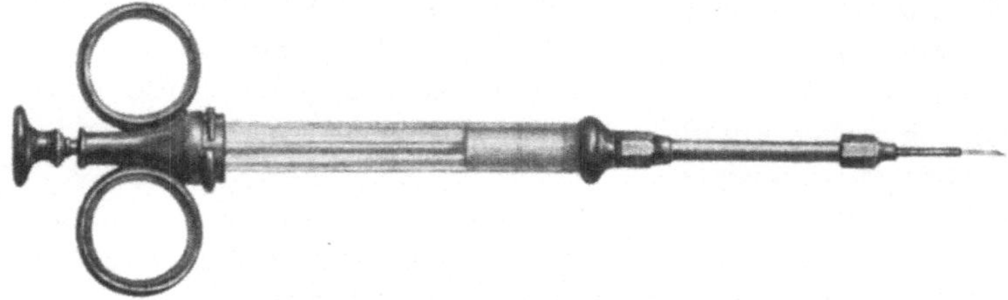

Abb. 20. Spritze zur Injektion in die Portiosubstanz, identisch mit der zahnärztlichen Spritze.

besonders bei der Gonorrhöe — in Zusammenhang mit der örtlichen Behandlung der gegebenenfalls bestehenden Keimherde. Diese pflegen meist an der ersten Einbruchspforte oder an den übrigen Lieblingsansiedlungsstellen lange zu haften und müssen von hier unbedingt weggeschafft werden, will man eine endgültige Heilung erzielen.

Bei den Heilungen entzündlicher Erkrankungen des weiblichen Genitale unterscheiden wir 3 Gruppen. Eine Gruppe, die viel größer

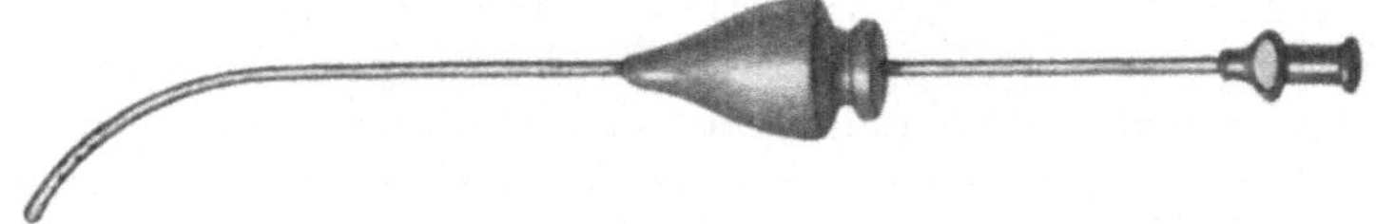

Abb. 21. Derselbe Intrauterinkatheter wie Abb. 9, nur seitlich gelocht und mit Abdichtungsolive versehen zur Eileiterdurchblasung oder Salpingographie.

ist als allgemein angenommen wird, umfaßt die Selbstheilungen. Ganz besonders im akuten Stadium, aber auch im subakuten, allerdings viel weniger im chronischen, kann bei im Organismus genügend freiwerdenden Schutzstoffen jede Keiminvasion vollständig abgewehrt werden. Die zweite Gruppe wird von den Fällen gebildet, wo die unspezifische Immunisierung eine Ausheilung bringt. Sowohl Gonorrhöe als auch die anderen entzündlichen Erkrankungen heilen in einem gewissen Prozentsatz durch die unspezifische Immunisierung aus. Darunter verstehen wir mit MUCH die verschiedensten therapeutischen Maßnahmen, wie die ganze physikalische Therapie, die Bäderbehandlung (allgemeine Balneotherapie, Frauenheilbäder, Radiumbäder u. dgl.), die ganze Proteinkörper- und Fiebertherapie. Die weder spontan noch durch die unspezifische Immunisierung ausgeheilten Fälle stellen die dritte große Gruppe dar, die nur durch die spezifische Therapie erfolgreich angegangen werden kann. Über die erste Gruppe läßt sich auch nur schätzungsweise keine Angabe machen. Es genügt zu wissen, daß sie tatsächlich vorhanden ist. Die durch unspezifische Immunisierung heilbaren Erkrankungen schätzen wir einschließlich der Selbstheilungen auf 50—60%. Die auf spezifische Behandlung erfolgreich angegangenen Fälle bewerten wir, hauptsächlich bei der Gonorrhöe, natürlich einschließlich der Selbstheilungen und der Fälle, die durch die unspezifische Therapie ausgeheilt werden, auf Grund des eigenen Materiales auf 90—98%[1]. Daß es immer wieder einige ganz refraktäre Fälle geben wird, liegt ja wohl in der Natur der Sache. Es werden sich immer Organismen finden, die, sei es infolge von Krankheit, sei es infolge konstitutioneller Momente, nicht in der Lage sind, Schutzstoffe zu produzieren, auch nicht durch den Anreiz der Vaccine.

Hier muß nochmals darauf hingewiesen werden, worauf wir bei Besprechung der Serodiagnose aufmerksam machten. Bleibt ein Fall von unkomplizierter Urethritis, von oberflächlicher Vestibulitis oder Cervicitis trotz richtig und mit wirksamer Gonokokkenvaccine durchgeführter Behandlung ungeheilt, d. h. verschwinden die Gonokokken mit den durch sie hervorgerufenen Krankheitserscheinungen von den erkrankten Organen nicht, so ist es falsch, dem Versagen der Vaccine den Mißerfolg zuzuschreiben. Man kann in derlei Fällen nur den Vorwurf mit Berechtigung erheben, daß die örtliche Behandlung unzweckmäßig durchgeführt wurde und sie versagt hat. Denn — und das muß immer wieder unterstrichen werden — die Vaccine wirkt nur bei in tiefere Gewebsschichten eingedrungenen Keimen. Auf die auf der Schleimhautoberfläche wuchernden Gonokokken hat sie keinen Einfluß. Die oberflächlich sitzenden Schleimhauterkrankungen müssen durch örtliche Behandlung, wie sie in dem entsprechenden Abschnitt erörtert worden ist, zur Heilung gebracht werden und nur die örtliche Behandlung ist für den Erfolg verantwortlich zu machen, nicht die Vaccine. Die Vaccine ist bei nur oberflächlichem Sitz auf der Schleimhautoberfläche gar nicht angezeigt.

Es ist nicht der Zweck unserer Ausführungen, auch im entferntesten, in irgendeine Polemik einzugehen. Aus diesem Grunde haben wir es auch vermieden, Vergleichsstatistiken und genaue Literaturstudien aufzustellen und wiederzugeben. Nicht unerwähnt aber soll es bleiben, daß es Statistiken gibt, in welchen beispielsweise die Proteinkörpertherapie ebensoviele Heilerfolge aufweist wie die Behandlung mit Prießnitzumschlägen, Lichtbogen und Bettruhe; andere Statistiken, die der Diathermie einen viel größeren Heileffekt zuschreiben als der Proteinkörpertherapie. In anderen Zusammenstellungen wieder finden wir die Vaccinetherapie nicht höher bewertet als die übrigen physi-

---

[1] Vgl. darüber Bauer und Schwarz. Beitrag zur Behandlung der weiblichen Gonorrhöe auf Grund statistischer Erhebungen. Wien. klin. Wschr. **1929**, Nr 38.

kalischen Heilmethoden. Nur ganz vereinzelte Veröffentlichungen anerkennen heute schon in der Vaccinebehandlung eine überragende Wirkung, trotzdem auch in diesen behandelten Fällen eine besondere Prüfung und Wertung der Vaccine nicht stattgefunden hat, sondern einfach die im Handel erhältliche in Anwendung kommen mußte. Die Wertigkeit der verschiedenen statistischen Arbeiten ist derart verschieden und die Gesichtspunkte, nach denen sie verfaßt wurden, für den Außenstehenden meist so sehr unergründbar, daß sich Vergleiche als völlig wertlos gar nicht lohnen und nur zu Fehlschlüssen führen müssen.

Jeder Unvoreingenommene wird es als sinnlos, ja als unverantwortlich ansprechen müssen, wenn die ganze Vaccinetherapie auf Grund einiger Fälle, die gar nicht selbst, sondern von einem meist jungen, wenig erfahrenen Mitarbeiter beobachtet wurden und über welche nur gelegentlich „referiert" wurde, abgelehnt und als „unwirksam", höchstens als Fieberwirkung, als „gefährlich" gebrandmarkt wird. Nur im Interesse der Sache und der vielen kranken Frauen, die dann gezwungen werden, ungeheilt zu bleiben und auch trotz verstümmelnder Operationen weiter krank zu sein, sei auf diesen Unfug hingewiesen. Ein anderes als das Interesse an der *Heilung der Krankheit* haben wir an der Sache nicht. Wir sind weder Erfinder noch Entdecker der Methode; wir haben uns auch niemals darauf hinausgespielt. Wir haben auch keine „Beteiligung" an der Fabrikation der unseren Namen tragenden Vaccine des Österreichischen serotherapeutischen Institutes — auch dies wird uns zugemutet —. Wir haben durch Dr. NEUER unserer Abteilung, der — und das sei aus naheliegenden Gründen hier ebenfalls festgelegt — in absolut selbstloser Weise sich der Sache annimmt, Einfluß auf die Zubereitung, einzig und allein um unsere schon vorher geäußerten, durch die Prüfung der Erfolge bzw. Mißerfolge gesammelten und immer wieder frisch geprüften Erfahrungen als Forderungen bei der Zusammenstellung und Erzeugung der Vaccine verwerten zu können. Unser einziger Wunsch ist es, eine sicher wirksame Vaccine zu haben; wer sie herstellt, ist uns völlig gleichgültig. Wir brauchen eine Vaccine, auf die wir uns immer verlassen können. Und es ist dies heute die Vaccine des Österreichischen serotherapeutischen Institutes. Andere Bande verbinden uns mit dieser Erzeugungsstelle nicht.

Die Namen Mischvaccine für Streptokokken, Staphylokokken und Kolibacillen und Vollmischvaccine für Streptokokken, Staphylokokken, Kolibacillen und Gonokokken sind unverfänglich. Unangenehmer und des öfteren zu Weiterungen führend ist der, von so gut wie allen Patientinnen richtig gedeutete Name der Gonokokkenvaccine. Um dem Übelstande, daß bei Verschreibung dieser Vaccine die Patientin zugleich den wahren Namen ihrer Krankheit erfährt, was denn doch in manchen Fällen nicht wünschenswert ist, abzuhelfen, haben wir veranlaßt, daß in Hinkunft die neu herauszugebenden Serien der Gonokokkenvaccine des staatlichen österreichischen Seruminstitutes die Bezeichnung „Blenovaccine" erhalten. Blennorrhöe ist ja der griechische Ausdruck für Tripper. Der Name Blenovaccine wird jedem Arzt leicht zu deuten sein, dem Publikum aber im großen und ganzen unverständlich bleiben.

Wir verwenden von den *physikalischen und anderen Heilmethoden* bei den entzündlichen Erkrankungen des weiblichen Genitale nicht sonderlich viele, da gerade bei diesen Erkrankungen den Nerven, die ohnehin schon allzusehr in Anspruch genommen sind, nicht noch unnütze Belastungen zugemutet werden dürfen. Wir schränken die durchzuführenden Maßnahmen auf das Allernotwendigste ein. Eine ausgezeichnete Sensibilisierung des ganzen Organismus, außerdem auch besonders der Beckenorgane für die Schutzstoffbildung und Schutzstoffeinwirkung erblicken wir in der Diathermie, die wir wegen der erzielten guten Resultate immer so ausführen lassen, daß der aktive Pol in die Scheide, nicht ins Rectum eingeführt wird. Wo tunlich, dort verabfolgen wir die Diathermie gleich im Beginne der Behandlung und zwar anfangs häufiger, gegebenenfalls täglich, später seltener, 2—3mal in der Woche. Die Vaccine geben wir wenn möglich anschließend an eine Diathermiesitzung.

Eine gute Hyperämisierung der Organe im kleinen Becken ist auch durch die Landeckerlampe (Ultrasonne) zu erreichen, deren Strahlen durch einen entsprechenden Tubus auf die Portio bzw. auf das Scheidengewölbe geleitet werden. Ob eine direkt die Keime beeinflussende Wirkung mitvorhanden ist, mag dahingestellt bleiben.

In mehrfacher Beziehung wirken bei chronisch entzündlichen Erkrankungen Bäder. Sie zeitigen sowohl eine günstige Allgemeinwirkung durch Beeinflussung des Stoffwechsels, sie wirken aufsaugend auf Infiltrate und Exsudate, sie regen die Leukocytose an (HAUFFE, LACHMANN, MATTHES, SCHOBER, SCHWENINGER, STRASSER). Eine ähnliche Wirkung haben gewöhnliche laue Wannenbäder, wie die verschiedenen medikamentösen und natürlichen Bäder mit den verschiedenen Zusätzen. Ob die Wirkung nur quantitativ verschieden ist, mag hier unentschieden bleiben. Man sieht wenigstens, daß gewöhnliche Bäder von jedem Kulturmenschen auch im tagtäglichen Gebrauch anstandslos vertragen werden, während Bäder mit Zusätzen im täglichen Gebrauch doch den Organismus angreifen. Gynäkologisch werden Solbäder sowohl als Sitz- als auch als Vollbäder verwendet. Die natürlichen Solbäder enthalten 1—30⁰/₀ Chlornatrium. Man berechnet ungefähr 5 kg Kochsalz auf ein Vollbad bei einer Temperatur von ungefähr 34⁰. Von ganz ausgezeichneter Wirkung sind die natürlichen Kohlensäurebäder, besonders als kohlensaure Stahlbäder. Sie haben eine stärkere Wirkung als die Solbäder, ganz besonders auf das Allgemeinbefinden. Ihr Einfluß auf die entzündlichen Erkrankungen der Geschlechtsorgane dürfte teils auf dem Wege des Blutkreislaufes, teils auf einer unspezifischen

Erhöhung der Schutzstoffmobilisierung beruhen. Weniger in Verwendung, wahrscheinlich nur weil noch weniger bekannt und erprobt, sind hier die radioaktiven Wässer. Wir sahen von denselben sehr gute Erfolge. Nur ist die Durchführung einer wirksamen Kur bei der großen Flüchtigkeit des Radiums etwas umständlicher. Auf alle Fälle müssen solche Kuren an Ort und Stelle gemacht werden (Gastein, Baden-Baden, Joachimstal) und zugleich sowohl als Bäderkur, als Trinkkur und als Inhalationen. Nur dann ist eine energische Radiumaufnahme gewährleistet. Als Schema einer Kur wären zu verordnen beispielsweise: täglich Emanatorium, täglich Trinkkur, vaginale Dauerspülungen mit dem radioaktiven Wasser ebenfalls täglich und 4—5 Bäder die Woche. Das Ganze mindestens 4—6 Wochen (Lachmann). Die Wirkung der Moorbäder ist eine noch kompliziertere als der übrigen Bäder. Hier spielt die Wärmestauung durch den schlechten Wärmeleiter eine große Rolle nebst ihrer energischen Stoffwechselanregung. Die resorptive Wirkung tritt bei den entzündlichen Erkrankungen stark in den Vordergrund. Ähnlich wirken die übrigen Schlamm- und Fangobäder auf die entzündlichen Unterleibsorgane.

Da wir die ganze Bäderwirkung als unspezifische Immunisierungsvorgänge des Organismus auffassen, so schrecken wir bei denselben auch vor einer Reaktion nicht zurück. Wie bei den Reaktionen bei der Vaccinetherapie, so ist vor allem auch hier auf Kontraindikationen wie dort zu achten, im übrigen aber so vorzugehen, daß man es zu einer neuerlichen Reaktion niemals früher kommen läßt, bevor die angefachte Reaktion nicht zur Gänze überwunden ist, und mindestens 2—3 Tage vergangen sind, ohne daß irgendein Reaktionsanzeichen noch nachweisbar wäre, weder allgemeiner noch örtlicher Natur. Wir glauben, daß unter solchen Gesichtspunkten durchgeführte Bäderbehandlungen bessere Erfolge zeitigen müssen als wie bisher, wo jede Steigerung der Krankheitssymptome unwiderruflich als Grund zur Unterbrechung der Behandlung angesehen wird. Immerhin muß man die Bäderbehandlung bei den entzündlichen Erkrankungen nur als das werten, was sie ist und was sie sein kann. Wir erwähnten, daß unspezifische Behandlungsarten ungefähr 50—60% Heilungen der Gonorrhöe und der übrigen entzündlichen Erkrankungen ergeben dürften. Deswegen werden wir von der Bäderbehandlung nicht verlangen können, daß sie alle Fälle zur Ausheilung bringt. Dazu ist sie keine spezifische Behandlungsart. Jeder Frauenarzt kennt durch eine oder mehrere Bäderbehandlungen geheilte, aber auch dauernd ungeheilte Fälle, die jahrelang Frauenbäder aufsuchen, sich einige Wochen oder Monate nach der Kur wohlbefinden, dann aber immer wieder rückfällig werden. Das sind diejenigen Fälle, die nicht zur früher erwähnten Gruppe gehören, die auf unspezifische Maßnahmen heilen; es sind vielmehr solche Erkrankungen, die zu ihrer wirklichen Ausheilung spezifischer Behandlungsmethoden bedürfen.

Aber gerade von einer Vereinigung von Frauenheilbad mit der Vaccinetherapie würden wir uns ganz besondere Erfolge erwarten. Wir wissen aber andererseits, daß dies kaum im Bereiche der Möglichkeit gelegen ist. Es müßte die ganze Art des Kurgebrauches in den Frauenheilbädern geändert werden. Weder die enorme Inanspruchnahme der Ärzte während der Kursaison, noch der auf 4 bis längstens 6 Wochen limitierte Aufenthalt der Kurbedürftigen in den Frauenbädern ermöglichen heute die Durchführung einer solchen kombinierten Behandlung. Vielleicht genügt dieser Hinweis, um den Versuch anzuregen, hier Wandel zu schaffen. Jedenfalls ist die genaue Kenntnis und Übung in der Vaccinetherapie erforderlich, bevor man dieselbe in einem Heilbad durchführt. Mit den Kenntnissen, die aus den Gebrauchsanweisungen, die die Fabriken ihren Präparaten beifügen, stammen, darf eine Vaccinetherapie nicht durchgeführt werden. Denn jede lax, ungenügend oder falsch durchgeführte Vaccinebehandlung wird nicht heilen, sondern die Methode, sagen wir die einzige Methode der spezifischen Behandlung, nur in Verruf bringen.

Die *Proteinkörpertherapie* (R. Schmidt) — gleichbedeutende Ausdrücke dafür sind Protoplasmaaktivierung, Leistungssteigerung (Weichardt), Reizkörpertherapie (Goldscheider), Kolloidtherapie (Luithlen), Organtherapie (Schultz) — verwenden wir hauptsächlich dort, wo die Vaccineeinspritzungen nicht recht und nicht genügend stark wirken, also hauptsächlich als Sensibilisierung zur Vaccinebehandlung. Verschiedene Erscheinungen, die bei der Proteinkörpertherapie sich vorfinden — wir begegnen fast ganz denselben Symptomen nur im verstärkten Maße auch bei der spezifischen Vaccineverabfolgung — finden in experimentell oder sonst biologisch nachgewiesener Beeinflussung des Organismus ihre Erklärung. So dürfte die Erklärung für die nachweisbar stattfindende höhere Empfindlichkeit des Organismus auf Vaccine in den Mengen- und Verhältnisverschiebungen der Blutformbestandteile, die von Lindig, Schittenhelm, Weichardt, Busson nachgewiesene Leukocytenvermehrung, in der Zunahme von Jugendformen, Blutplättchenvermehrung u. a. m. zu suchen sein. Weiters finden unsere Beobachtungen, die wir diagnostisch verwerten, daß auf Gonokokken serologisch undeutlich reagierende Fälle nach Proteinkörperverabfolgung des öfteren stark positive Reaktionen geben, ihre Erklärung in der nachgewiesenen Zunahme des Komplementbindungsvermögens nach Caseosaninjektionen. Auch die von uns immer wieder gemachte Beobachtung von teils fördernder, teils hemmender Beeinflussung von Gebärmutterblutungen stimmt mit Versuchen van der Veldens u. a. überein, durch welche nachgewiesen wird, daß durch parenterale Eiweißzufuhr Veränderungen der Gerinnungsfähigkeit des Blutes auftreten. Wir bevorzugen im allgemeinen von den unzähligen zur Proteinkörpertherapie herangezogenen Stoffen das Eigenblut, frisch sterilisierte Milch, Caseosan, Aolan und von Gewebsextrakten das Omnadin. Das frisch entnommene Eigenblut wird gleich nach der Entnahme aus einer Vene intramuskulär eingespritzt. Milch geben wir frisch ausgekocht in einer Menge von 5—20 ccm intraglutäal; Aolan in 5 bis 10 ccm, Caseosan in viel geringeren Gaben, 1—2 ccm; Omnadin eine Ampulle, 2 ccm, täglich oder jeden zweiten Tag. Eine längere Proteinkörperbehandlung führen wir nicht durch. Wir geben vereinzelte Injektionen zwischen den Vaccineeinspritzungen zum erwähnten Zweck der Sensibilisierung.

Die *Tamponbehandlung*, die eigentlich die ganze gynäkologische konservative Behandlung in eine unfruchtbare Sackgasse geführt hat, ist in vielen — wir können ruhig sagen in den meisten Fällen — als solche zu entbehren. Man überlege, daß ein Medikament, mit welchem der Wattebausch durchtränkt ist, kaum in irgendeiner nennenswerten Menge von der Scheide resorbiert wird, also kaum je in dieser Beziehung therapeutisch wird wirken können. Auch lösliche Scheidenkugeln sind zu entbehren, weil wirkungslos. Will man eine sedative Wirkung erzielen, so gibt es andere Mittel und Wege als solche, die den normalen Sekretabfluß aus der Scheide behindern. Daß durch einen Tampon die vielleicht notwendige sexuelle Abstinenz leichter zu erzielen sein wird, ist ein Schlagwort. Man braucht nur Erkundigungen einzuziehen, um zu erfahren, daß gerade die Tampons als antikonzeptionelle Mittel recht beliebt sind, somit in dieser Beziehung das Gegenteil vom Erstrebten erreicht wird. Wertvoll sind die Tampons und unter ihnen hauptsächlich die Glycerin- und Ichthyolglycerin- bzw. Thigenol- und Cehasolglycerintampons bei Ödem und Entzündung des Beckenbindegewebes bzw. bei subakuten Entzündungen, die mit Organschwellung einhergehen. Hier spielt das Glycerin als wasserentziehend eine nicht unwichtige Rolle. Man überzeugt sich von dieser Wirkung durch die Angaben der Frau, daß nach der Einführung solcher Tampons sehr häufig gleich oder erst nach ihrer Entfernung ein sehr starker Abfluß von Flüssigkeit erfolgt, wodurch ein Abschwellen der Organe erzielt wird. Also eine unmittelbare therapeutische Wirkung sprechen wir den medikamentösen Tampons mit obiger Einschränkung ab. Trotzdem können wir sie nicht ganz entbehren. Wir brauchen sie, um eine Arznei, am wirksamsten in Pulverform (Xeroform, Dermatol, Vioform, Vulnodermol u. a. m.), einer erkrankten Stelle (Geschwüre, Substanzverluste usw.) direkt aufzulegen, dann aber auch noch zum Abschluß der Portio und Scheide gegen die Außenwelt, zum Schutz gegen Verunreinigung durch Vulvakeime bei kleinen Eingriffen bzw. bei Behandlungen von Scheide und Portio, die kleine Gewebsdefekte setzen oder setzen können, wie nach Cervixbehandlung u. dgl. m. Auch diese Tampons tauchen wir vor der Einführung in ein desinfizierendes Pulver.

Mit den bisher beschriebenen Maßnahmen ist die eigentliche von uns durchgeführte medikamentös-konservative Behandlung der entzündlichen Erkrankungen erledigt. Die Behandlung dieser die Frauen so sehr plagenden Gruppe von Erkrankungen ist so lange fortzusetzen, bis jede wirkliche Entzündung restlos geschwunden ist. Überlegt man, daß jede Entzündung nichts anderes ist als eine Reaktion auf eingewanderte Keime — abgesehen von den abakteriellen Entzündungen, von denen anfangs die Rede war und die ohne wesentliche Behandlung rasch und restlos zu schwinden pflegen —, so wird man auch zur Einsicht kommen müssen, daß eine *Dauerheilung* ohne Auslöschung der Entzündung undenkbar ist, da die noch vorhandenen Keime aus ihrem Ruhestadium jederzeit wieder heraustreten können und dies auch bei jeder sich bietenden Gelegenheit tun werden. Gelingt es durch die Behandlung nicht, auch tiefsitzende, versteckte Keimherde auszuschalten, so kann von einer Heilung nicht gesprochen werden. Deshalb verstehen wir unter Heilung niemals das Abflauen eines Anfalles, sondern das dauernde Ausbleiben jeden Rückfalles. Denn nur dann wissen wir, daß die Behandlung eine wirkliche Heilung gebracht hat, eine völlige Vernichtung der die Entzündung hervorrufenden Keime.

Die Prüfung auf erfolgte Heilung ist schwierig und verantwortungsvoll. Sie wird weiter unten, bei Besprechung der Bedingung zur Operation nach entzündlichen Erkrankungen, ausführlich erörtert werden. Hier sei hauptsächlich die Frage gestellt, wann eine Frau als von einer Gonorrhöe geheilt anzusprechen ist. Wenn eine Frau bei früher normalen Geschlechtsorganen einen akuten Tripper bekommt, mit allen Anzeichen der Erkrankung an den äußeren Geschlechtsorganen und am Gebärmutterhals, dann alle Erscheinungen, sei es von selbst, sei es durch Behandlung, restlos schwinden, so daß die äußeren und inneren Organe ihr vorheriges völlig einwandfreies Aussehen aufweisen und bei wiederholter mikroskopischer Untersuchung im Verlaufe von 3 Monaten nach der nachgewiesenen klinischen Heilung in keinem Sekret bei Aussetzen jeder Therapie Gonokokken mehr nachweisbar sind, dann wird man wohl ohne Bedenken die Patientin als gesund bezeichnen können. Nicht so einfach ist aber die Entscheidung in denjenigen Fällen, in welchen entweder vor der Tripperinfektion ein Ausfluß bestanden hat oder aber ein sog. postgonorrhoischer erst aufgetreten ist, oder gar die objektiven Erscheinungen nach Adnexschwellungen nicht ganz zurückgehen wollen und Verdickungen des Eileiters noch tastbar sind, also in denjenigen Fällen, wo nach genauester Behandlung bzw. bei durch Ausbleiben der Vaccinereaktion erwiesener Beendigung der erfolgreichen Therapie, verdächtige Symptome noch zurückbleiben. Hier muß man in der Beurteilung der Heilung ungemein vorsichtig sein. Man mache es sich zur Regel bei bestandener Gonorrhöe jedes Symptom, welches noch verdächtig erscheint, insolange nicht der Beweis der Heilung erbracht ist, als gonorrhoisch anzusprechen. Jede Cervicitis betrachte man als gonorrhoisch, jede Adnexschwellung als durch wenn auch ruhende, so doch noch lebende abgekapselte Gonokokken bedingt und handle danach. Man behandle die Cervicitis, die Adnexschwellung, jede diesbezügliche Erscheinung weiter, bis sie auch klinisch, subjektiv und objektiv, restlos geschwunden ist. Und nur in sehr wenigen Fällen wird dies nicht gelingen. Dort wo die Erscheinungen weiter bestehen, ohne wirkliche Krankheitssymptome auszulösen, dort also, wo man eine Latenz des Prozesses anzunehmen gezwungen ist, scheue man sich nicht, ein Wiederaufflackern hervorzurufen. Es sind dies Fälle, bei denen man durch energische Maßnahmen, wie Wärme, häufige Diathermie, ja durch forcierte Massage, Bäderbehandlung, den Prozeß wieder aufleben lassen soll. Denn ein Prozeß, der Erscheinungen verursacht, ist viel besser beeinflußbar als ein ganz ruhender. Man trachte also durch alle Mittel, solange der Fall nicht unverdächtig ist, die Krankheitskeime aus ihrer Ruhe aufzuscheuchen. Gelingt dies in keiner Weise, erst dann halte man den vorgefundenen Befund als nicht durch Krankheitsherde, sondern bloß durch sekundär anatomische Veränderungen bedingt. Zur Feststellung der Heilung verfahren wir in allen in Behandlung oder Beobachtung stehenden Gonorrhöefällen derart, daß wir schon während der Behandlung bzw. Beobachtung fortlaufend mindestens 2mal im Monat die in Betracht kommenden Sekrete mikroskopisch untersuchen, so daß wir schon jetzt genau darüber unterrichtet sind, seit wann Gonokokken nicht mehr nachweisbar sind. Tritt nunmehr klinische Heilung auf oder bleiben die verdächtigen Erscheinungen trotz mehrfacher Versuche den Prozeß in Bewegung zu bringen, unverändert und durch die Behandlung in keiner Weise mehr beeinflußbar, was meist erst einige Wochen nach dem letzten Gonokokkennachweis der Fall zu sein pflegt, so brechen wir die weitere Behandlung ab, also in einem Zeitpunkte, wo der bakteriologische Befund schon längere Zeit negativ war. Von nun an wird der Fall 3 Monate lang beobachtet. Mindestens einmal im Monat knapp postmenstruell, besser zweimal im Monat, dann knapp ante- und knapp postmenstruell, werden alle in Betracht kommenden Sekrete gründlichst bakteriologisch untersucht, bei ganz gewöhnlicher Lebensweise der Patientin, bei erlaubtem Coitus condomatus, bei Ausschluß jeder lokalen Behandlung oder Vaccinetherapie. Höchstens kann man mit Proteinkörpereinspritzungen vor der Sekretentnahme provozieren. Verlaufen auch die 3 Monate, ohne daß sich mikroskopisch Gonokokken gezeigt hätten, ohne daß eine klinische objektive oder subjektive Veränderung sich gezeigt hätte, bei völlig normalen oder unveränderten und auch bei der Untersuchung schmerzfreien Adnexen, so haben wir kein Bedenken, den Fall als ausgeheilt zu bezeichnen. Und bisher haben wir in all diesen Fällen keine Enttäuschung erlebt. Serologisch läßt sich heute die erfolgte Ausheilung leider noch nicht feststellen. Wir wissen noch nicht genau, wann die Komplementablenkung auf Gonokokken nach der Ausheilung negativ wird, wir wissen nicht genau, wann sie nach Vaccineverabfolgung ihre Positivität verliert. Auch scheinen die individuellen Schwankungen hier zu große zu sein, als daß die Serodiagnose bei der Frau eine verläßliche Anzeige ergäbe für die erfolgte Heilung.

Bei richtig durchgeführter Behandlung des Trippers mit wirksamer und sachgemäß verabfolgter Vaccine, selbstverständlich in Verbindung mit der notwendigen örtlichen und übrigen Therapie, gibt es kaum Mißerfolge. Die wenigen Mißerfolge, die in unserem Material in Erscheinung treten und kaum einige wenige Perzente betragen, lassen sich vor Beginn der Behandlung fast voraussagen. Anderweitig kranke oder schwer geschwächte Frauen, die eine Schutzstoffbildung weder von selbst noch durch die Anregung, die die Behandlung ergibt, aufbringen, oder die eine Behandlung mit ihren allgemeinen und örtlichen Reaktionen gar nicht vertragen, werden zu wirklichen Mißerfolgen führen. Die meisten Mißerfolge aber, die man doch hie und da antrifft und sieht, haben nach unserer Erfahrung zwei Hauptursachen. Wir sehen natürlich ganz ab von den an und für sich falschen Behandlungen. Die zwei Hauptursachen des Mißerfolges sind entweder das Übersehen eines Gonokokkenherdes — meist in der Harnröhre, im Vestibulum oder ganz besonders im Cervicalkanal —, von wo aus eine Ansteckung der übrigen Geschlechtsorgane immer wieder erfolgt oder aber das immer wieder Angestecktwerden der zu heilenden Frau durch den chronisch kranken, für gesund gehaltenen Partner. Was die Überschwemmung der Geschlechtsorgane von einem übersehenen Gonokokkenherd anlangt, so muß vor allem neuerdings darauf hingewiesen werden, daß die Vaccine nur tiefer im Gewebe liegende Gonokokken verläßlich unschädlich macht, während die Heilung der oberflächlich sitzenden Gonorrhöe der, allerdings sehr häufig nur lax betriebenen örtlichen Behandlung, überantwortet bleibt. Während der Vaccinebehandlung müssen alle offenen Herde zur Ausheilung gebracht werden. Mißerfolge, die durch das Übersehen eines ungeheilten Gonokokkenherdes verursacht sind, dürfen nicht der Unzulänglichkeit der Vaccinebehandlung zugeschrieben werden. Was die immer wieder stattfindende Reinfektion durch den Partner anlangt, so kann nur darauf hingewiesen werden, daß es Männer genug gibt, die ihre geheilten Frauen wieder krank machen, indem irgendein versteckter Gonokokkenherd in der Prostata oder in den übrigen männlichen Adnexen hie und da Gonokokken abgibt. Wie solche Reinfektionen zu vermeiden sind, ist eigentlich Sache der Andrologen; wir können nur darauf hinweisen, sowohl hier als auch im Einzelfalle. Es sind aber gerade diese Fälle etwas außerordentlich Häufiges, hauptsächlich bei uralten Gonorrhöen, wo die Infektion des Mannes viele viele Jahre, ja des öfteren mehrere Jahrzehnte, zurückliegt.

Die genaue Prüfung der wirklich erfolgten Ausheilung nach entzündlichen Erkrankungen ist abgesehen von persönlichen Momenten schon deshalb von so großer Wichtigkeit, weil wir erst den Zustand, der nach der Ausschaltung jeden entzündlichen Überrestes, nach der Ausschaltung aller Krankheitskeime besteht, als unveränderlich und unbeeinflußbar von weiteren gegen die Entzündung gerichteten Maßnahmen ansehen können. Bleibt jetzt noch wesentliche Veränderungen, die objektiv betrachtet, einer Verbesserung bedürfen oder aber subjektiv wesentliche Beschwerden verursachen, dann muß man sich sagen, daß es andere Maßnahmen sein müssen, die jetzt anzuwenden sind, um die Beschwerden und Veränderungen zu heilen, als die bisher angewandten, die gegen den entzündlichen Prozeß als solchen gerichtet waren. Je radikaler und vollständiger die bakterielle Ausheilung war, desto geringer und unwesentlicher die Folgezustände solcher entzündlicher Erkrankungen. Folgezustände der Gonorrhöe sind vor allem „perimetritische" Verwachsungen und dadurch bedingte Lageveränderungen des Uterus und der übrigen Geschlechtsorgane, während die Wundkeimerkrankungen eher schwartige Veränderungen und Verziehungen der Beckenbindegewebslager verursachen. Als Folge beider Entzündungsarten sind Verdickungen der Eileiter, Sackbildungen derselben und Eierstockveränderungen anzusehen, sowie Verklebungen von Eierstöcken und Eileitern mit der Gebärmutter, mit dem Beckenbauchfell, mit Darm und Netz. Selbstverständlich kann aber jede Entzündung mit völliger Wiederherstellung ausheilen, ohne daß auch durch den Augenschein bei Operationen oder Sektionen irgendeine Veränderung nachgewiesen werden könnte. Wir haben uns wiederholt von dieser Tatsache nach auch schwersten Gonorrhöen überzeugt, in einigen Fällen sogar dadurch, daß bei einer Probelaparotomie schwere Adnextumoren festgestellt wurden, bei nach Jahren aus anderer Anzeige ausgeführter neuerlicher Laparotomie die völlig unveränderten Adnexe nachgewiesen werden konnten.

Die *Ansteckung* durch den Gonokokkus erfolgt am leichtesten durch Berührung der erkrankten Schleimhaut mit gesunder Schleimhaut, die mit zarteren Deckzellen versehen ist (geschlechtlicher Verkehr, Ansteckung der Kinder während der Geburt). Es genügt auch, daß der gonokokkenhaltige Eiter auf eine für diesen Erreger anfällige Schleimhaut gelangt (Ejaculation ohne Immissio penis u. ä.). Der Gonokokkus ist wenig widerstandsfähig; je entfernter örtlich und zeitlich vom Krankheitsherd, desto unwahrscheinlicher die Ansteckung. Deshalb kann der mit feuchtem Trippereiter noch behaftete Finger, oder ein solches ärztliches Instrument ohne weiteres eine Schleimhaut der Geschlechtsteile, des Mastdarmes, die Bindehaut der Augen, die Schleimhaut der oberen Luftwege krank machen. Deshalb ist, wie durch Versuche festgestellt, eine Ansteckung durch ein Bad nicht von der Hand zu weisen (REUTER, RYM); so erklären sich die Endemien in Pensionaten und Schulen. Unglaubwürdig dagegen müssen Klosettinfektionen u. ä. Entschuldigungen anmuten.

Eines der schwierigsten Probleme ist das *Verhalten des Arztes nach Feststellung einer Infektion* der Frau. Mit allgemeingültigen Regeln läßt sich dies nicht abtun.

Fast jeder Fall ist anders. Gar oft gerät man in Pflichtenkollision. Die ärztliche Schweigepflicht, die Wahrung des Berufsgeheimnisses, gefährdete Ehe, Schonung des Mannes, Deckung der Aussagen der Kollegen und schier unendlich viele andere Wendungen, verwickeln jeden einzelnen Fall. Es ist unmöglich alle mitsprechenden Komplikationen in Einklang zu bringen. Deshalb muß man sich hier Richtlinien zurechtlegen, die wenigstens die wichtigsten und wertvollsten Interessen wahren. Wir halten an dem Standpunkt unentwegt fest, daß der Arzt vor allem da ist, um demjenigen, der sich an ihn wendet, zu helfen, ihn richtig zu beraten, immer seine Interessen zu wahren, die mit dem Beratungsgegenstand in Beziehung stehen. Es ist somit Pflicht des Arztes, ihn wahrheitsgetreu über seinen Zustand aufzuklären; selbstverständlich nur dann, wenn er seiner Sache ganz sicher ist. Es wird manchmal erforderlich sein, der Patientin etwas zu verschweigen, vielleicht nicht alles beim richtigen Namen zu nennen, aber nur soweit es ohne Lüge geht. Wir verwerfen es ein ganzes Lügengewebe zu spinnen. Wir sind nicht der Ansicht, daß es gerade dem Arzte erlaubt ist, nach Belieben zu lügen. Es geht bei richtigem Takt, auch ohne Lüge auszukommen, ohne die Psyche der Kranken zu arg zu belasten. Die hilfesuchende Frau hat ebenso das Recht auf Wahrheit, wie der Mann. Ist der Arzt seiner Diagnose sicher, so hat er auch das Recht, in Fragen der Geschlechtskrankheiten wahrheitsgemäß aufklärend zu wirken. Wir kennen eine genügende Anzahl von Fällen, wo durch Wahrheitsverheimlichung großes Unglück verursacht wurde.

Ein Ehemann infiziert seine junge Gattin mit Gonokokken. Die Erkrankung verläuft symptomarm, fast ohne Beschwerden. Der Arzt verheimlicht der Frau die wahre Natur ihres Leidens. Aus diesem Grunde bleibt die Erkrankung unbehandelt und ungeheilt. Die Ehe wird später aus anderen Gründen gelöst. Die Frau heiratet in Unwissenheit ihres Zustandes nach kurzer Zeit wieder. Sie steckt ihren zweiten Gatten mit ihrer chronischen Gonorrhöe an, weswegen auch diese zweite Ehe für beide Teile zur Hölle wird. Hätte die Frau ihren wahren Zustand gekannt, so wäre ihre Ausheilung ganz leicht gewesen und die zweite Ehe ungestört.

Eine junge Witwe befragt einen Frauenarzt wegen eines Ausflusses, der sie seit ihrer Verheiratung plagt. Ein Kollege findet Gonokokken, was er der Patientin mitteilt, die allein, ohne Begleitung, zu ihm gegangen war. Sie erzählt dies ihrem Partner, der sie zur Sicherung der Diagnose zu seinem Arzt führt. Letzterer bezeichnet den Ausfluß als harmlosen Katarrh, womit die Angelegenheit erledigt ist. Patientin bekommt ein Spülmittel, womit sie sich täglich Scheidenirrigationen macht. Fünf Jahre nach dieser Sache kommt die Frau, die seither fortwährend kränkelte, trotzdem ihre Beschwerden vom Arzte ihres Partners als belanglose „Eierstockreizung" dahingestellt wurden, mit schwersten, doppelseitigen, faustgroßen entzündeten Adnexen zur Behandlung.

Von wahrheitsgemäßer Aufklärung der Frau sahen wir aber niemals unliebsame Komplikationen, allerdings nur dann, wenn nicht ein anderer Kollege eine mangelhafte Diagnose stellte, oder aus uns unbekannten Gründen unsere Feststellung widerrief. Zu einer Aufklärung einer verheirateten Frau entschlossen wir uns niemals, bevor wir nicht den Mann zu einem vollen Geständnis veranlaßt hatten. Durch Rücksprache mit dem Gatten und Aufklärung der Frau haben wir jeden Fall zu einer befriedigenden Lösung gebracht, vorausgesetzt, daß der Mann mit seiner Frau gekommen war.

Vor Rücksprache mit dem Manne muß man sich allerdings immer in irgendeiner Form die Sicherheit verschaffen, daß die Frau ihre Gonorrhöe nicht außerhalb der Ehe bekommen hat.

Die Maßnahmen, die bei den *Folgezuständen* der Entzündungen zu ergreifen sind, sind durchwegs rein physikalischer Natur. Verwachsungen, Schwarten und Organverklebungen, bei sicherem Fehlen von aktiven Entzündungen, können medikamentös nicht beeinflußt werden. Hier kann nur eine Dehnung, eine mechanische Zerrung, ein Zerreißen der Verwachsungen eine Änderung herbeiführen. Dies zu erreichen versucht man entweder durch die gynäkologische Massage oder durch die sog. Belastungstherapie. Stellt man die Anzeige so streng, daß man sowohl zur Massage, als auch zur Belastung das unbedingte Fehlen jeder Entzündung fordert, so wird man kaum nennenswerte Erfolge durch diese Behandlungsarten erzielen. Nur dort, wo die Massage oder die Belastung eine Reaktion hervorrufen, ist eine wesentliche Änderung der Verhältnisse zu erwarten. Dies ist aber nur bei noch halbwegs aktiver Entzündung der Fall. Dort jedoch, wo noch eine Entzündung vorhanden ist, fordern wir die vorherige antibakterielle Behandlung. Haben wir es tatsächlich nur mit bindegewebigen Verwachsungen, Verklebungen und Schwarten zu tun, bar jeden bakteriellen Inhaltes, so wird weder die Massage noch die Belastung Nennenswertes leisten. Dies der Grund, warum wir diese zwei Behandlungsmethoden nur in den allerseltensten Fällen üben und befürworten; im wesentlichen hauptsächlich dann, wenn wir, wie oben erwähnt, ganz torpide Prozesse zum Aufflackern bringen wollen, um dann für die ursächliche Behandlung einen besseren Angriffspunkt zu haben. Vielleicht ist die Massage und Belastungstherapie bei fixierter Rückwärtsbeugung der Gebärmutter in vereinzelten Fällen angezeigt. Wir möchten aber im allgemeinen auch dies bezweifeln. Nach unserer Überzeugung macht die Retroversio uteri fixata, wenn an den Parametrien, an den Adnexen, hauptsächlich an den Eileitern jede Entzündung, auch eine versteckte, fehlt, gar keine Beschwerden; nur die Entzündung ist es, die hier Schmerzen, Blutungen u. dgl. verursacht, nicht die Lageveränderung der Gebärmutter als solche. Es wird also auch hier die antibakterielle Behandlung einen Erfolg erzielen und bei wirklicher Ausheilung der Entzündung jede weitere Behandlung meistenteils überflüssig werden. Es mag sein, daß in seltenen Fällen die Behebung der fixierten Retroversio uteri angezeigt erscheint, was durch vorsichtige Massage bzw. Lüftungsversuche des öfteren gelingt. Es sind dies hauptsächlich solche Fälle, wo bei Neigung zu Varixbildungen im breiten Mutterband und bei Lageveränderungen, die tatsächlich erst infolge der Entzündung zustande gekommen sind, Stauungserscheinungen nachweisbar sind. Eine angeborene Rückwärtslagerung der Gebärmutter macht dagegen niemals Stauungen oder andere Störungen.

Es bleibt also nicht sehr viel übrig für die nicht antibakterielle Behandlung der entzündlichen Erkrankungen bzw. ihrer Folgezustände. Die Einschränkung dieser im ganzen nicht sympathischen Behandlungsmethode verdanken wir wohl der eingreifenden Beeinflussung jeder entzündlichen Erkrankung durch die spezifische Therapie. Was diese nicht heilt, kann eine andere Behandlungsmethode auch nicht wegbringen. Alle Folgezustände nach entzündlichen Erkrankungen, die durch die antibakterielle Therapie unbeeinflußbar bleiben, können, wenn eine Anzeige besteht dieselbe auszuschalten, in den meisten Fällen nur durch Operation ausgeheilt werden.

In der Natur der entzündlichen Erkrankungen ist es gelegen, daß es auch bei durchwegs leistungsfähiger konservativer Behandlung immer Fälle geben wird, die ein operatives Eingreifen erfordern. Die richtige konservative Behandlung vermag der fortschreitenden Entzündung Einhalt zu tun, die krankmachenden Keime zu vernichten. Die Wirkung der konservativen Behandlung auf durch die Entzündung hervorgebrachte anatomische Veränderungen ist, wie eben erörtert, nicht sehr nennenswert. Die Erfolge der konservativen Behandlung beschränken sich naturgemäß auf die Beeinflussung der Krankheitskeime und Entzündungsherde. Anatomisch und palpatorisch werden wir dadurch wohl ganz beträchtliche Veränderungen bzw. Zurückgehen der subjektiven Symptome und auch des objektiven Befundes erzielen. Eitrige parametrane Infiltrate werden zur Aufsaugung gebracht, die das Infiltrat ersetzenden Narben bleiben bestehen. Nach Salpingitiden, hauptsächlich frischeren, können bei Verschwinden der Entzündung und der Keime die Eileiter zur anatomischen Unversehrtheit zurückkehren. Wir konnten uns wiederholt davon überzeugen. Auch Pelveoperitonitiden können ohne Funktionsstörung der Organe zum Rückgang gebracht werden. Dickwandige Eitersäcke der Eileiter, ganz besonders des Eierstockes, werden durch die konservative Behandlung bzw. Vaccinetherapie ihres entzündlichen Inhaltes entledigt, dadurch wohl zum Rückgang, zur Schrumpfung und wesentlichen Verkleinerung gebracht, nicht aber immer zum Verschwinden bzw. zur Rückkehr der Organe zur Norm. Ebenso werden Verwachsungen, in denen noch Entzündungserreger, seien es Gonokokken oder Wundkeime, vorhanden sind, durch die konservative Behandlung des öfteren praktisch so gut wie zum Schwinden gebracht. Je nach ihrer Lokalisation aber können sie auch bei geringer Ausdehnung zu dauernden subjektiven Störungen Anlaß geben. Es werden also Reste von Pyosalpingen und Ovarialabscessen, Adhäsionen, Verklebungen der Geschlechtsorgane untereinander und mit dem Darm, dann auch geringfügige Veränderungen, die zu Funktionsstörungen führen, beispielsweise Sterilität, Dysmenorrhöe, Spasmophilie u. dgl. m. je nach der Empfindlichkeit der betreffenden Patientin, je nach ihrer sozialen Stellung, je nach ihrem Anspruch auf Fähigkeit zu schwerer Arbeit, auf ungestörten Lebensgenuß und Lebensfreude, verschieden oft zu operativen Maßnahmen die Anzeige ergeben.

Aus dem Gesagten geht schon hervor, daß eine halbwegs genaue und für viele Situationen richtige *Indikationsstellung zur Operation* bei den Folgezuständen nach entzündlichen Erkrankungen des weiblichen Genitale nicht gegeben werden kann. Erst eine genaue Analyse des ganzen Falles, eine Erwägung aller mitspielenden Faktoren, Berücksichtigung des Alters usw. werden im Einzelfalle den Weg vorzeichnen, ob zu operieren ist oder nicht. Letzten Endes ist auch die Erwägung maßgebend, welche Chancen die Operation in bezug auf Lebenssicherheit, auf Verschwinden der Beschwerden und nachträglichen ungestörten Wohlergehens ergibt.

Schon hier versagt die Vorhersage ganz, da es kaum möglich ist, einen Vergleich zwischen verschiedenen Statistiken durchzuführen. Nicht einmal der Vergleich des eigenen Materials aus verschiedenen Zeitläuften gestattet uns hier einen halbwegs verläßlichen Einblick. Ändern sich doch die Methoden mit Recht fortwährend in der Erwartung und Hoffnung, immer richtigere Operationsanzeigen aufzustellen. Wir glauben nicht, daß diesbezügliche Normen auf lange Sicht bisher aufzustellen waren; und es ist auch recht so, denn nur die Hoffnung auf Verbesserungen gewährleistet den Fortschritt. Je wirksamer und erfolgreicher die konservative Behandlung, desto seltener wird der operative Eingriff angezeigt sein. Heute stehen wohl alle Autoren auf dem Standpunkt, daß frische Adnexe bzw. im ersten Anfall, ohne vorhergehende konservative Behandlung, nicht zu operieren sind. Dieser Standpunkt, der wohl unbedingt richtig ist, wird aber leider nur offiziell proklamiert; in der Praxis sieht die Sache, wie schon hervorgehoben, heute noch ganz anders aus. Warum die Dinge beschönigen, wo Aufrichtigkeit vielleicht Wandel schaffen kann? Unauslöschlich bleibt uns ein Fall in Erinnerung: Ein kaum 18 jähriges Mädchen wird infiziert; wir sehen sie in der ersten Woche der Infektion mit einer typischen Vulvitis und Cervicitis von reinster Gonorrhöe. Wir ordnen ihr Bettruhe, mindestens Schonung an und bestellen sie nach 3 Wochen zur evtl. Einleitung der Behandlung wieder. Sie erscheint auch pünktlich nach 3 Wochen in der Sprechstunde, aber mit einer Laparotomienarbe. Wegen Schmerzen suchte sie einen Kollegen auf, der in ihrer Nähe wohnte. Sie wurde „dringend" operiert und wegen einer Eierstockentzündung ihrer rechten Adnexe beraubt. Es kam selbstverständlich zu einer rapiden Ausbreitung der Gonorrhöe am Stumpf und an den anderen Adnexen. Sie wurde dann durch konservative Behandlung innerhalb 3 Monaten völlig geheilt. Allerdings bei ungerechtfertigtem Verlust der einen Adnexe. Und solche Fälle lassen sich in großer Zahl anführen. Wir verfügen über eine ganze Auslese derlei Fälle, die nicht nur unserer Stadt entstammen.

Eine unbestrittene Anzeige zum operativen Eingreifen ist wohl Lebensgefahr. Doch ist dies ein sehr dehnbarer Begriff, der gegebenenfalls dazu bestimmt ist, nachträglich jeden Eingriff zu rechtfertigen. Er hätte nur dann Berechtigung, wenn er ganz aufrichtig und von Erfahrenen gehandhabt würde. Denn, wie leicht erscheint im Beginne dem Unerfahrenen eine gonorrhoische Pelveoperitonitis, die bei richtiger

Wertung und geduldigem Abwarten in wenigen Tagen trotz der anfänglich so stürmischen Symptome erledigt ist, als ein das Leben unmittelbar bedrohender Vorfall.

Da eine genau abzugrenzende Anzeigestellung nicht gegeben werden kann, so wird man um so mehr fordern müssen, daß die Bedingungen, die erfüllt sein müssen, um entzündliche Erkrankungen operieren zu dürfen, ohne mehr zu schaden als zu nützen, strengstens beachtet werden.

Seit jeher gingen wir an die Operation wegen entzündlicher Erkrankungen des weiblichen Genitale nur mit Widerwillen und einer gewissen Scheu. Nicht, daß uns primäre Mißerfolge und schlechte Resultate diese Hemmungen auferlegten. Man hat ja Mittel und Wege, bei halbwegs richtiger Indikationsstellung jede, auch die frühzeitigste derartige Operation, so gut wie ungefährlich zu gestalten. Was uns aber immer die größte Zurückhaltung auferlegte, war die Überlegung, daß es keinem Menschen einfiel, einen Mann wegen auch arger Komplikationen einer Gonorrhöe zu operieren bzw. zu kastrieren, während bei der Frau dieses Vorgehen bis vor nicht langer Zeit, man kann wohl sagen an der Tagesordnung war und auch heute noch, wenn auch nicht offiziell, so doch noch immer allzuhäufig geübt wird. Der Vergleich mit der Gonorrhöe des Mannes ist um so mehr gestattet, als man jede entzündliche Erkrankung der Frau, die zur Operation kam, operierte, ohne sicher zu sein, ob es sich nicht doch nur um eine Gonorrhöe handle. Nur die Seroreaktion, die wir in jedem Falle seit mehr als $1^1/_2$ Jahren ausführen lassen, gestattet uns diese Differentialdiagnose. Dann ist zu bedenken, daß gerade die gonorrhoischen Erkrankungen bei richtiger, hauptsächlich ätiologischer Behandlung in der Überzahl der Fälle restlos ausheilen, ohne wesentliche anatomische Veränderungen, vor allem ohne subjektive Beschwerden zu hinterlassen. Die Bestimmung des Zeitpunktes, wann der Fall operationsbedürftig ist, d. h. wann die nicht operativen Maßnahmen erschöpft sind, ohne die gewünschte Heilung zu bringen, ist das Allerschwierigste aber auch das Allerwesentlichste. Deswegen war eine der hauptsächlichsten Triebfedern unserer Bemühungen die Feststellung der Grenze der Leistungsfähigkeit der medikamentös-konservativen Behandlung. *Hat das konservative Verfahren das geleistet, was es vermag, ohne die gewünschte Beschwerdefreiheit und Heilung gebracht zu haben, dann erst sind wir berechtigt, eine Operation in Erwägung zu ziehen.* Wir halten diese Formulierung der Anzeigestellung für die einzig zu vertretende, allerdings *unter der Voraussetzung, daß die konservativen Bestrebungen auch die richtigen sind und alle Möglichkeiten unseres heutigen Könnens und Wissens erschöpfen.* Da sowohl theoretisch als auch nach unserer Erfahrung praktisch die einzige ätiologische aber auch wirksame Behandlung der entzündlichen Erkrankungen des Weibes die spezifische Immunisierung darstellt, so halten wir es für *untunlich*

12*

— außer bei ganz besonderen Umständen — *an eine Operation zu denken, ohne entweder die erfolgte Heilung des Infektionsprozesses festzustellen, oder aber diese Heilung durch die spezifische Vaccinierung zu erzwingen.* Denn erst *nach Ausheilung des Infektionsprozesses sollte gegebenenfalls zur Operation geschritten werden,* womit gleichzeitig ausgedrückt wird, daß wir *niemals wegen der entzündlichen Erkrankung operieren dürfen.* Niemals sollte eine Entzündung die Operationsanzeige abgeben; schon gar nicht die Gonorrhöe. Die *Operation sollte nur zur Behebung von Folgezuständen herangezogen werden.* Operieren wir bei bestehender Infektion von Organen bzw. von Organteilen, so müssen wir, um die Möglichkeit des Weiterschreitens der Infektion sicher auszuschalten, alle erkrankten Organe opfern und mitentfernen. Wir müssen also ebenso wie bei einer bösartigen Geschwulst im Gesunden operieren, um nicht infektiöse Teile zurück zu lassen, wodurch ein Fortschritt der Infektion in Form von Exsudaten, Entzündungen der Nachbarorgane u. ä. ermöglicht werde. Damit ist schon gesagt, daß wir auch bei bestehender Entzündung, in den meisten Fällen wenigstens, wohl Mittel und Wege haben, die gefürchteten Gefahren zu bannen. Allerdings aber nur auf Kosten der Unversehrtheit des weiblichen Körpers, indem wir gezwungen sind gegebenenfalls die ganzen inneren Geschlechtsorgane zu entfernen, demnach die Frau in ihrer Vollwertigkeit zu schädigen. Wir vermögen die Gefahren der Operation bei entzündlichen Erkrankungen durch sehr weitgehenden Radikalismus, durch Entfernung aller erkrankten und auf Erkrankung verdächtigen Organe auf ein kaum in Betracht zu ziehendes Mindestmaß herabzudrücken. Trotzdem ist eben wegen der Möglichkeit der Ausheilung der Infektiosität und der dadurch gegebenen Einschränkung des Radikalismus, jedes zu frühe Operieren entzündlicher Erkrankungen unbedingt zu vermeiden. Ist die Infektiosität geheilt, so werden wir bei sich als notwendig ergebender Operation die Teile, die die Beschwerden und Störungen verursachen, entweder ohne Opferung von Organen in Ordnung bringen oder uns auf Entfernung von wenig wichtigen Organen und Organteilen beschränken können, womit den Frauen die wesentlichen Teile ihres Geschlechtsapparates erhalten bleiben.

Die Gefahren der zu zeitlichen Operation sind verschieden, immer aber bedingt durch die noch bestehende Infektiosität, d. h. durch das noch Vorhandensein von giftigen oder vermehrungsfähigen Keimen, gleichgültig ob es sich um Gonokokken oder um Wundkeime handelt. Durch diese im Gewebe noch vorhandenen Keimherde kann es, trotzdem der Prozeß vor der Operation ruhte, durch die Operation zum Aufflackern der Entzündungen kommen. Je nach der Vitalität der Keime und der konstitutionellen oder konditionellen Verfassung des Organismus kann es nach der Operation bzw. durch die Operation zu einem Fortschreiten der Entzündung kommen, wodurch es dann zu einer

Bauchfellentzündung oder Sepsis mit ganz unsicherem Ausgang kommen kann, in günstigeren Fällen zu einer Exsudatbildung oder zu einer Bauchdeckeneiterung. Lauter Zufälle, die das Operationsresultat nicht nur primär, sondern auch im späteren Verlauf sehr trüben. Es wäre noch hervorzuheben, daß schwere und tödliche Prozesse hauptsächlich bei Wundkeiminfektionen vorkommen, ebenso die Bauchdeckeneiterungen. Die postoperativen Zufälle bei noch aktiver gonorrhoischer Infektion können im ersten Anprall recht bedrohlich aussehen, indem sie schwere Beckenbauchfellentzündungen auslösen; in ihrem Verlauf aber sind sie, wenn auch oft langwierig, so doch meist harmloser. Sind wir, wie oben erwähnt, gezwungen, in seltenen Fällen einen noch infektiösen Fall operativ anzugehen, so werden wir uns gegen die erwähnten postoperativen Komplikationen vor allem dadurch schützen, daß wir, wie schon hervorgehoben, die Operation möglichst radikal ausführen, demnach alles. Erkrankte und Infektionsverdächtige rücksichtslos opfern. Bei diesem radikalen Vorgehen wird die primäre Sterblichkeit stark herabgedrückt und auch die Exsudatbildung oft vermieden. Bauchdeckeneiterungen, die heute, wo die Asepsis auch bei primitivsten Operationsverhältnissen gewahrt werden kann, in nicht infektiösen Fällen so gut wie gar nicht mehr vorkommen, lassen sich in infizierten Fällen nicht immer vermeiden. Hier nützen auch Waschungen der Bauchdeckenwunden u. dgl. m. nicht immer. Wenn wir uns also auch gegen die Bauchdeckeneiterung als solche mit Sicherheit nicht schützen können, so sind wir doch in der Lage, die für die Frauen nicht ungefährlichen und arg belästigenden Folgen derselben, die Hernienbildung zu vermeiden. Wir wenden seit geraumer Zeit aus diesem Grunde mit ganz seltenen Ausnahmen den Fascienquerschnitt an, womit die Herniengefahr auch bei Bauchdeckeneiterungen auf ein Mindestmaß beschränkt erscheint.

Wir bannen also in den Fällen, wo wir gezwungen sind, bei noch bestehender Infektion zu operieren, die Gefahren der vorzeitigen Operation durch möglichsten Radikalismus und durch die prinzipielle Anwendung des Fascienquerschnittes oder aber dort, wo es halbwegs möglich ist, durch Beschreiten des vaginalen Weges. Doch ist die vorzeitige Operation, wie aus den Ausführungen wohl deutlich zu ersehen, nicht unsere Methode der Wahl. Sie wird nur ganz vereinzelt notgedrungen, gegen unseren Willen beschritten. *Unser unabänderliches Prinzip ist es, die Infektion vor der Operation zu heilen bzw. uns vor der Operation zu überzeugen, daß eine Infektiosität nicht mehr besteht.*

Die Methoden, durch welche wir uns vergewissern, daß im gegebenen Fall die Infektiosität mindestens so weit zurückgedrängt ist, daß sie bei einer Operation nicht mehr gefährlich werden kann, sind bekannt und des öfteren genügend erörtert und durchgesprochen. Man hofft durch den Nachweis, daß mehrere Wochen, $^{1}/_{4}$—1 Jahr nach dem ersten

Entzündungsanfall verstrichen ist, daß keine wesentliche Leukocytose und kein Fieber besteht, gesichert zu sein, daß der postoperative Verlauf ein glatter bzw. durch unliebsame Komplikationen und Gefahren ungestörter sein wird.

Uns erscheinen alle diese Proben für die fehlende Infektiosität nicht genügend verläßlich. Die verläßlichste ist nach unserer Erfahrung noch die Blutsenkungsprobe, aber auch diese nur bedingt, da sie durch Anämien, Schwangerschaft u. ä. eine Infektiosität vortäuschen kann. Wir haben uns auf Grund unserer Erfahrungen mit der Vaccinebehandlung und in den letzten $1^1/_2$ Jahren durch die Kontrolle der Fälle mit der Serodiagnose ein Schema zurechtgelegt, wie wir jeden Fall vor der Operation auf das Fehlen seiner Infektiosität prüfen.

Handelt es sich um einen schon längere Zeit in unserer Beobachtung oder Behandlung stehenden Fall, der also entsprechend der Notwendigkeit vacciniert und anderweitigen Maßnahmen unterworfen worden war, so ist eine weitere Prüfung nicht mehr notwenig. Allerdings ist zu beachten, daß die Reaktion auf die Behandlung mit Vaccine schon längere Zeit vor der Operation nicht mehr aufgetreten sein darf. Es darf ein Fall auf die Höchstdosis der Vaccine schon längere Zeit nicht mehr reagieren, damit er ungefährdet so konservativ wie nur möglich operiert werden könne. Die Erfahrung lehrt uns, daß ein Fall, wenn er noch in der Reaktionsphase ist, d. h. in der Zeit, wo er auf Vaccine deutlich reagiert, operiert wird, ganz besonders gefährdet erscheint. Ganz speziell ein Fall ist uns in Erinnerung, wo aus äußeren Gründen noch in der Reaktionszeit operiert wurde und wo die Weiterverbreitung der Infektion nach der Operation in Form einer schweren Peritonitis derart rasch verlaufen ist, daß eine ganz besondere Anfälligkeit und Empfindlichkeit des Organismus angenommen werden mußte. Deshalb haben wir es uns zur Regel gemacht niemals vor völlig beendeter Behandlung zu operieren. Ist man aus äußeren Gründen dazu doch gezwungen, dann wird auch hier das radikale Vorgehen angezeigt sein, um keine Infektionsherde, die dann zur Propagation der Prozesse führen, zurückzulassen.

Die nicht vorbehandelten Fälle prüfen wir auf das Fehlen der Infektiosität dadurch, daß wir vor allem Temperatur und Puls, sowie lokale Empfindlichkeit bei bimanueller Untersuchung mehrere Tage hindurch beobachten. Diese Zeit benützen wir auch zur Durchführung der Blutsenkungsprobe und der Serodiagnostik. Eine Blutsenkungsprobe, wobei die volle Senkung innerhalb einer Stunde erreicht wird, bezeichnen wir als für ziemlich frische Entzündung sprechend, erst eine Blutsenkung über 2 Stunden erachten wir als für die Operation eine halbwegs gute Prognose ergebend. Wir verlangen aber auch noch, daß der Fall auch auf Vaccine nicht reagiere. Je nach Ausfall der Serodiagnose verwenden wir zur Probe entweder reine Gonokokkenvaccine oder Mischvaccine. Ergeben diese Proben — und für uns sind die Hauptproben die Blutsenkung und Vaccineprobe — ein negatives Resultat, d. h. einen Ausschluß von bestehender Infektiosität, so schreiten wir zur Operation mit der Überzeugung, bei derselben infolge Fehlens aktiver Infektionsherde möglichst organerhaltend vorgehen zu dürfen. Ist die Probe auf Infektiosität positiv ausgefallen, so werden wir von der Operation womöglich abstehen und den Fall vorerst so lange physikalisch, medikamentös und mit Vaccine behandeln, bis wir den gewünschten Zustand der fehlenden Infektiosität erzwungen haben. Sind wir aber trotzdem aus nicht zu verallgemeinernden Gründen genötigt, operativ vorzugehen, dann sind wir uns der drohenden Gefahren bewußt, machen über dieselben auch der Patientin bzw. ihren Angehörigen gegenüber kein Hehl und trachten, aus den oben besprochenen Gründen, möglichst radikal vorzugehen, d. h. wie bei einem malignen Tumor im Gesunden zu operieren.

Es wäre ganz verfehlt, einen allgemein gültigen *Operationsplan* zu machen und sich auf dieses Schema einzustellen. Es ist gerade bei den entzündlichen Erkrankungen die Situation fast in jedem Falle anders und so verschieden, daß unser Vorgehen wohl meistens nicht planmäßig erfolgt, sondern während der Operation selbst erst zurechtgelegt werden muß. Deshalb kann man für die Operation entzündlicher Erkrankungen im allgemeinen nur Richtlinien geben.

So sehr wir auch das vaginale Operieren vor der Laparotomie im Interesse der Patientin im allgemeinen bevorzugen, so vorsichtig sind wir beim Betreten des vaginalen Weges bei entzündlichen Erkrankungen. Technisch ist so gut wie jeder Fall auch vaginal zu erledigen. Hat doch schon WERTHEIM vor jetzt 30 Jahren dieses Verfahren im hohen Maße geübt, um so mehr als damals die große Zeit der operativen Behandlung entzündlicher Adnexe war. War sogar, eben bei WERTHEIM, meine erste Bauchhöhlenoperation eine schwierige Exstirpation des Uterus und zweier großer Pyosalpingen auf vaginalem Wege. Der Nachteil des vaginalen Operierens in diesen Fällen ist aber das in den meisten Fällen vorgezeichnete radikalste Vorgehen. Natürlich spielen bei dem Entschluß der Wahl des Operationsweges auch andere Momente mit. Vor allem ist es in schwierigen Fällen immer ein unheimliches Gefühl, wenn man bei der Lösung von Darmverwachsungen mit den Adnexen den Bauchfellüberzug auch nur geringfügig verletzt und die Wundflächen kaum oder nur schlecht versorgen kann. Ebenso unbefriedigend ist es, wenn man findet, daß die rechten Adnexe, die entfernt werden müssen, in irgendwelcher Beziehung zum Wurmfortsatz stehen, ohne denselben genau betrachten oder im Notfalle entfernen zu können. Es ist demnach im allgemeinen — Ausnahmefälle gibt es genügend — lebenssicherer und komplikationsloser bei stärker verwachsenen Adnexen den Bauchschnitt zu wählen. Daß die vaginale Exstirpation eine geringere Mortalität (obschon auch dies nicht allgemein zutrifft) ergibt, als die durch die Laparotomie durchgeführte Entfernung der Gebärmutter und Adnexe bei entzündlichen Erkrankungen, liegt sicherlich nicht nur an dem gefahrloseren Verfahren, sondern auch daran, daß der Laparotomie die viel schwereren und gefährlicheren Fälle zugeführt werden, während dem vaginalen Vorgehen die unkomplizierteren, leichteren Fälle reserviert bleiben.

Was den operativen Konservatismus anlangt, so ist derselbe mit allen Mitteln anzustreben. Betrachtet man größere Statistiken, so wird es einem vorerst kaum sehr auffallen, wenn einige Fälle über gewisse postoperative Beschwerden klagen bzw. wenn einige Perzente Todesfälle verzeichnet sind. Dies gehört einmal zur Statistik und im Rückblick pflegt das auch die eigenen Statistiken nicht sonderlich zu belasten. Kommen doch derartige Vorkommnisse bei allen Operationen und bei allen Operateuren vor. Betrachtet man aber jeden einzelnen Fall als solchen, bedenkt man, daß es sich fast durchwegs um junge und jüngste Frauen handelt, erwägt man schließlich, daß kaum je ein solcher Fall wegen Lebensgefahr zur Operation kommt — im Rückblick läßt sich ja Lebensgefahr in manchen schweren Fällen konstruieren, nicht aber ernstlich vertreten — so wird man ohne weiteres zugeben müssen, daß es die oberste Pflicht der Gynäkologie ist, die entzündlichen Erkrankungen derart zu behandeln und zu heilen, daß auch, wenn eine Operation sich zur Sicherung der Arbeitsfähigkeit und des Lebensgenusses als notwendig erweist, weder ein Todesfall vorkommen darf, noch nach der Operation ärgere Störungen zurückbleiben dürfen. Es ist wohl viel verlangt, doch gerade hier ist — bis auf Zwischenfälle, die ganz außerhalb unserer Machtsphäre liegen — eine Mortalität von Null Perzent zu beanspruchen. Bei richtiger Auswahl der der Operation zuzuführenden Fälle, vor allem bei richtiger Untersuchung und Vorbehandlung derselben, glauben wir, daß die Erfüllung dieser Forderung im Bereiche der Möglichkeit gelegen ist und erzwungen werden muß.

Der Verlauf von gonorrhoischen Adnexen im Vergleich mit dem der Wundkeiminfektion ist heute mit Sicherheit noch nicht auseinanderzuhalten. Es ist doch Tatsache, daß in großen Statistiken diese zwei ätiologischen Momente nicht zu trennen sind. Auch die Todesfälle sind mit Sicherheit nicht der einen oder der anderen Ätiologie der entzündlichen Erkrankungen zuzuerkennen. Erst nachdem jeder Fall, wie es bei uns derzeit geschieht, systematisch, gleichgültig ob konservativ oder operativ behandelt, serologisch untersucht wird, wird man sagen können, welche Fälle, die Gonorrhöe oder die Wundkeimerkrankungen, die gefährdeteren sind bzw. aus der Ätiologie der Erkrankung Rückschlüsse auf die Art der Operation bzw. unseres Vorgehens und auf die Vorhersage ziehen können. Nach dem, was wir bisher diesbezüglich gesehen haben, möchten wir unsere oben geäußerte Meinung vertreten, daß bei

Operationen die Gonorrhöe die schlechtere Prognose ergibt, was das Fortschreiten auch nur geringfügiger zurückgelassener Infiltrate anlangt, daß demnach die Komplikationen nach Gonorrhöe sehr häufig sind: Adnexentzündungen nach Ausschabungen, Erkrankung der zurückgebliebenen Adnexe nach einseitiger Adnexotomie, schwere Entzündungserscheinungen nach konservativer Operation an Eierstöcken oder Tuben, Entzündungen des Netzes usw., daß aber die Wundkeimerkrankungen eine schlechtere Voraussage ergeben, was die Lebenssicherheit anlangt. Wir werden uns demnach, wenn nicht absolut, so doch im gewissen Maße bei der Operationswahl von diesem Gesichtspunkte leiten lassen.

Die Operation bei entzündlichen Erkrankungen ist sehr oft langwierig und manchmal von unerwartet langer Dauer, besonders wenn auf Komplikationen Rücksicht zu nehmen ist, die meist vom Darm aus gegeben sind, sei es, daß eine schwierige Appendektomie angeschlossen werden muß, sei es, daß seröse Entblößungen des Darmes zu versorgen sind u. dgl. m. Schon um den Shock der Operation bei den meist schon mitgenommenen und herabgekommenen Kranken geringer zu gestalten, bevorzugen wir, wie oben erwähnt, den PFANNENSTIELschen Querschnitt. Trotz bester Abdeckung und Versorgung der Bauchhöhle ist ein Freiliegen und eine Abkühlung des Darmes bei medianer Laparotomie nicht immer zu vermeiden. Beim Querschnitt dagegen kommt man bei guter Narkose und richtiger Lagerung der Kranken, mit dem Dünndarm überhaupt nicht, mit dem Dickdarm nur wenig in Berührung. Es ist auch unbedingt anzuerkennen, daß der postoperative Verlauf beim Querschnitt auch bei schwerster Operation viel mehr einer vaginalen Operation ähnelt mit ihrer geringgradigen Beeinflussung des Allgemeinbefindens, als einer medianen Laparotomie.

Beherzigenswerte Richtlinien sind bei dieser Operation weiters, daß schon im ganzen Operationsplan unser Bestreben dahin gehen muß, die Verhältnisse für ein streng organerhaltendes Vorgehen so günstig als möglich zu gestalten, außerdem die Wundverhältnisse derart zu beeinflussen, daß eine restlose Peritoneisierung ohne stärkere Verschiebung der Organe möglich ist. Die Peritoneisierung ist unerläßlich, um postoperative Verwachsungen, die wenn ungünstig gelegen, zu tödlichen Komplikationen führen können, zu vermeiden. Dieselben können auf alle Fälle, auch bei gutem primären Erfolg, das Operationsresultat doch häufig derart ungünstig beeinflussen, daß die postoperativen Beschwerden den vor der Operation bestehenden nicht viel nachstehen, oder gar dieselben übersteigen.

Über die Technik der Totalexstirpation des ganzen Genitale von einem Bauchschnitt aus ist nicht viel zu sagen. Sie gehört ja zu den typischen Operationen. Wir schließen in einem derartigen Fall durch

Vernähung des Blasenperitoneums an das Douglasperitoneum den Bauchraum vom subperitonealen Raum vollständig ab, indem wir die Stümpfe der Ligamenta infundibula-pelvica subperitoneal versenken Gelingt es beide oder wenigstens ein Ovar zu erhalten, was wir vor den Wechseljahren unbedingt anstreben, so belassen wir das Ovar intraperitoneal, versenken aber seinen Stumpf in den subperitonealen Raum, indem wir das Peritoneum knapp um den Ovarialstiel manschettenartig schließen. Empfehlenswert — und wir tun es immer — ist es, die entsprechende Tube, auch wenn sie unverändert erscheint, bei Entfernung des Uterus immer mit zu entfernen. Ist sie auch infektionslos, so erscheint ihr Erhaltenbleiben auf alle Fälle vollkommen zweck- und wertlos. Andererseits kann sie bei der allergeringsten Infektion namhafte Beschwerden verursachen. Wir halten überhaupt die Tube für das bei Entzündungen gefährlichste Organ, was wir, wie gleich zu erwähnen sein wird, auch beim konservativen Operieren stets berücksichtigen. Sehr häufig werden wir erst bei eröffneter Bauchhöhle ermessen können, wie weit wir konservativ vorgehen können. Aber auch dann läßt sich ein fester Operationsplan nicht immer ohne weiteres vorwegnehmen. Operiert man wegen schwerer subjektiver Beschwerden, nicht wegen des Befundes und der vorgefaßten Meinungen, so wird man recht selten so konservativ vorgehen können, daß man mit Lösung einiger belangloser Adhäsionen bei sonst normalen Organen auskommt. Dies sind ganz seltene Ausnahmefälle und am ehesten noch vorzufinden, wenn es sich um eine chronische Appendicitis handelt und um Reste einer Douglasinfektion vom Appendix aus bzw. anderen extragenitalen Ursprungs. Sind wirkliche schwerere Erkrankungen der Gebärmutteranhänge die Operationsanzeige, so wird auch bei abgelaufener Infektion nur selten ein ganz konservatives Vorgehen möglich und angezeigt sein. Je einfacher sich eine solche Operation gestaltet, desto berechtigter der Zweifel, daß mit strenger Indikationstellung operiert wurde. Der günstigste Fall ist wohl der, daß die Adnexe nur einseitig schwer verändert sind. Wie dem auch sei, man soll den endgültigen Operationsplan nicht voreilig gleich nach Eröffnung des Peritoneums machen. Die weitere Präparation und Freimachung der Adnexe zeigt oft viel einfachere Verhältnisse, als sie im ersten Augenblick scheinen. Aus diesem Grunde halten wir es auch für verfehlt, zur Vereinfachung des Operationsverfahrens mit Maßnahmen zu beginnen, die die Gebärmutter opfern. Wir gehen vielmehr immer derart vor, daß wir auch bei schweren Netz- und Darmverwachsungen vor allem das Genitale zur völligen Darstellung bringen. Oft ist es nötig Netzanteile zu durchtrennen, manchmal Netz zu resezieren, den Darm teils stumpf teils scharf vom kleinen Becken abzulösen, bevor man die Genitalorgane auch nur halbwegs zu Gesicht bekommt. Sind die Adnexe schwer darstellbar und wie gewöhnlich mit der Hinterwand des Ligamentum

latum und mit der Hinterfläche der Gebärmutter selbst verklebt, so
kommt man am ehesten zum Ziele, wenn man sich vor dem Rectum
in den Douglas hineinarbeitet und vorerst trachtet den Adnextumor
von der Hinterwand des Uterus und des breiten Mutterbandes loszu-
lösen. Selbstverständlich muß jede Gewaltanwendung vermieden
werden. Es ist das Tastgefühl, das uns bei genügender Erfahrung ähnlich wie bei der manuellen Placentalösung anweist, welche Kraftan-
wendung gestattet ist. Auf diese Art löst man häufig Adnexe, die vorerst nicht darstellbar erscheinen, verhältnismäßig leicht. Dort, wo
man durch diesen Handgriff nicht zum Ziele kommt, wird man natürlich mit Schere und Messer die Verwachsungen freipräparieren. Am
sichersten zum Ziele führen beide Methoden vereint, indem manchmal
nur wenige Scherenschläge einen schier unbeweglichen Adnextumor
dem stumpfen Ablösen wieder zugänglich machen. Bei zartem Vorgehen wird es so gut wie immer gelingen, einen eitrigen Adnextumor
uneröffnet heraus zu befördern. Dies heißt aber nicht, daß bei der Ab-
lösung nicht Eiter abfließen wird. Bleibt der Adnextumor, wie so oft,
trotz Eiterabflusses unversehrt, so stammt der Eiter nicht aus einer
Pyosalpinx oder einem Ovarialabsceß, sondern er war zwischen Darm
und Adnexen als peritubarer oder periovarieller Absceß eingekapselt.
Bei einem gut vorbehandelten Falle ist dieser Eiterabfluß nicht allzu
tragisch zu nehmen. Die Heilung ist dadurch für gewöhnlich gar nicht
beeinträchtigt. Ein sorgfältiges Abtupfen des Eiters mit trockenen
Tupfern ist auch alles, was hier nottut. Man vermeide jede Vielgeschäftig-
keit, vor allem das Ausspülen der Bauchhöhle u. dgl. m., was nur zu einer
Ausbreitung der evtl. Infektion führt. Vor einer Verschleppung eröffneter Infektionsherde schütze man sich am besten dadurch, daß
man das engere Operationsterrain gegen die übrige Bauchhöhle mittels
einer dicken Lage Gaze abdeckt, wobei wir, wenn möglich, in der engsten Umgebung des Operationsfeldes Jodoformgaze benützen. Hat
man die Gebärmutteranhänge derart zur Darstellung gebracht und
von allen Verwachsungen und Auflagerungen gereinigt, dann wird man
sehr häufig finden, daß die eigentlichen geschädigten Organe nur die
Eileiter sind. Es lassen sich die Eiterstöcke und die Gebärmutter erhalten und dies ist schon, wie uns die nachträgliche Hysterosalpingographie gezeigt hat, ein ganz besonderer Vorteil.

Unser Vorgehen ist nämlich bei der isolierten Entfernung der Eileiter ein verschiedenes, je nach den vorgefundenen anatomischen Verhältnissen und dem Alter der Patientin. Verzichten wir wegen des vor-
geschrittenen Alters der Patientin auf die Möglichkeit einer weiteren
Empfängnis, so bevorzugen wir die Keilexcision der Tuben am uterinen
Ende, während der übrige Eileiter von der Mesosalpinx derart entfernt wird, wie wir das Mesenteriolum des Wurmfortsatzes zu versorgen
gewohnt sind. Zu achten ist auf die vollständige Entfernung der

Fimbria ovarica, die Entzündungsreste noch beherbergen kann. Bei der Keilexcision des uterinen Tubenendes verzichten wir auf die Durchgängigkeit der Eileiter. Durch die flächenhafte Wunde in der Muskulatur und durch die flächenhafte Verwachsung derselben ist ein Abschluß der Gebärmutterhöhle von der Peritonealhöhle gewährleistet, vorausgesetzt natürlich, daß die Keilexcision doppelseitig geschieht. Davon, daß der Abschluß ein vollkommener ist, überzeugten wir uns wiederholt durch die Hysterosalpingographie oder Durchblasung. Bei dieser isolierten Eileiterexstirpation ist auf die Erhaltung des runden Mutterbandes zu achten. Wenn man darauf sieht, so ist sie auch so gut wie immer zu erreichen. Es ist das runde Mutterband für die Statik des Uterus doch von Wichtigkeit. Zur Peritonealisierung der Stümpfe, gleichzeitig aber auch um den restlichen Organen einen besseren Halt zu geben, verfahren wir derart, daß wir das Ovarium durch eine Naht seiner Basis an die Uteruskante heranziehen. Die Schlinge, die in der Mesosalpinx bleibt, wird durch ein bis zwei Nähte geschlossen.

Ist die Erhaltung der Empfängnisfähigkeit erwünscht, so vermeiden wir die Keilexcision des Eileiters. Wir resezieren nur den distalen Teil der Tube und zwar so weit als er anatomisch verändert ist. Meistens ist der uterine Anteil in einer Strecke von 1—2 cm unverändert und zart. In so einem Falle resezieren wir durch etappenweises Abbinden der Mesosalpinx den distalen Tubenanteil, versorgen aber den uterinen Anteil des Eileiters derart, daß die Tube bloß mit einer Catgutligatur unterbunden wird. Durch Aufsaugung des Catgut verbleibt die Tube, wie wir uns ebenfalls wiederholt durch die Hysterosalpingographie überzeugt haben, durchgängig, wodurch die Möglichkeit einer Empfängnis bestehen bleibt. Auch hier wird der Eierstock durch eine Naht dem Tubenende bzw. der Uteruskante genähert.

Alle Möglichkeiten von Operationskombinationen, die durch die vorgefundenen Verhältnisse gegeben sind, durchzugehen, ist zwecklos. Grundsätzlich vermieden wissen möchten wir bei entzündlichen Erkrankungen die supravaginale Amputation des Uterus. Das Zurücklassen eines Stumpfes des Gebärmutterhalses ist bei jeder Entzündung unzweckmäßig. Es ist nicht nur das Stumpfexsudat, das wir hier als Quelle neuer Beschwerden fürchten, sondern auch die gerade bei entzündlichen Erkrankungen so häufige Granulombildung um die Fäden der Stumpfversorgung, die zu einem unleidlichen Ausfluß führen kann, der nicht gar selten die Anzeige ergibt, den Stumpf nachträglich zu entfernen. Auch wirkliche zurückbleibende Cervicitiden können einen unleidlichen Zustand verursachen.

Die transfundale Keilexcision des Uterus nach O. Beuttner ist manchmal ein sehr zweckmäßiges Vorgehen. Je besser aber der Fall zur Operation vorbereitet ist, d. h. je sicherer die Infektiosität ausgeheilt ist, desto seltener wird eine Resektion des Uterus notwendig sein. Das

Erhaltenbleiben der menstruellen Blutung ohne Möglichkeit der Konzeption scheint uns mit 2—3% Mortalität — Statistiken ergeben diese Zahl — zu teuer erkauft zu sein. Ist der Uterus noch entzündlich verändert, so bleibt nichts anderes übrig als ihn ganz zu entfernen oder ihn entsprechend zu behandeln ohne zu operieren. Uterusinfektionen sind der Vaccinebehandlung sehr gut zugänglich und heilen aus. Sicher gibt es aber Fälle, wo die BEUTTNERsche Operation zweckmäßig und segensreich ist.

Noch einer Anzeige zum operativen Eingreifen ist in diesem Zusammenhang zu gedenken, d. i. die *Behebung der Sterilität*, so weit sie durch Folgezustände nach entzündlichen Erkrankungen bedingt ist. Gerade hier hüte man sich ganz besonders einen Fall auch nur diagnostisch anzugehen (Pertubation, Salpingographie), so lange eine Infektion besteht. Wie viele Fälle schwerster Rückfälle, schwerster Erkrankungen bisher gesunder Adnexe durch Hinaufbringen des Infektes aus dem Uterus hat die unzweckmäßige Behandlung oder Untersuchung hervorgerufen. Die Mißerfolge und üblen Zufälle kommen meist dem ersten Untersucher oder behandelndem Arzte nicht zu Gesicht; sie sind trotzdem nicht gering an Zahl. Vor jedem Eingriff, sei er diagnostisch oder therapeutisch, ist das Fehlen eines noch aktiven Prozesses einwandfrei festzustellen, sonst kann es, wie recht häufig beobachtet, vorkommen, daß statt der Behebung einer Sterilität eine schwere Erkrankung mit bedrohlichen Symptomen ausgelöst wird, wodurch dann die Empfängnismöglichkeit erst recht für immer verloren ist.

Bei der Sterilität als Folgezustand entzündlicher Erkrankungen handelt es sich vornehmlich um Undurchgängigkeit des Eileiters, ein Zustand, der durch die bimanuelle Untersuchung nicht nachzuweisen ist, da der Verschluß auch bei vorhandener Flüssigkeitsansammlung im Eileiter zu zart und der Eileitersack zu schlaff sein kann, um getastet werden zu können. Hauptsächlich die auf Seite 103 erwähnte Endosalpingitis lenta adhaesiva kann zu symptomlosen und palpatorisch nicht nachweisbaren Eileiterverschlüssen führen. Die Wiederherstellung der Durchgängigkeit der Tube gelingt leicht; schwerer ist es, die Durchgängigkeit zu erhalten. Doch scheint die Durchgängigkeit nicht allein das Ausschlaggebende zu sein. Wir verfügen über durchgängig gemachte Tuben, deren Durchgängigkeit erhalten geblieben ist, ohne daß eine Konzeption stattgefunden hätte und zwar auch bei sonst vollkommen normalen und intakten Geschlechtsorganen.

Die Zeugungsfähigkeit des Mannes als Vorbedingung der operativen Korrektur der Sterilität der Frau auf entzündlicher Basis ist ebenso selbstverständlich, als auch die Unversehrtheit der übrigen Geschlechtsorgane. Es ist ein grober Fehler, die Durchgängigkeit der Tuben operativ zu erzwingen bei ausgesprochen infantilem Genitale oder gar bei noch bestehender gonorrhoischer Vestibulitis und Cervicitis, welch letztere selbst die Ursache von Sterilität sein kann.

Es gibt aber immerhin Fälle genug, wo als einzige Dauerfolgeerscheinung entzündlicher Erkrankungen ein Eileiterverschluß übrig bleibt, und hier erscheint uns der Versuch der Wiederherstellung der Durchgängigkeit berechtigt.

Wenn möglich noch strenger als bei allen anderen operativen Eingriffen der Komplikationen entzündlicher Erkrankungen, muß das Fehlen jeder Infektiosität dann verlangt werden, wenn man nichts anderes vor hat, als durch die Operation die Durchgängigkeit der Tube zu erreichen. Alle früher besprochenen Proben müssen vorangehen, gegebenenfalls eine lang ausgedehnte Vaccinebehandlung. Vor der Operation ist allerdings, wenn eine Vaccinebehandlung knapp vorangegangen ist, die Durchgängigkeit der Tube nochmals zu prüfen, denn wir haben wiederholt gesehen, daß undurchgängige Eileiter nach einer genauen Vaccinebehandlung durchgängig geworden sind.

Was die Technik der Eröffnung der Tube anlangt, so sei vor allem auf einen nicht selten gemachten Fehler hingewiesen. Häufig werden Hydrosalpingen an ihrem kolbig aufgetriebenen Ende einfach eröffnet und der Wundrand umsäumt. Man nimmt an, daß der Eileiter nunmehr auch tatsächlich durchgängig ist. Sehr ratsam ist es, in derartigen Fällen die Tubendurchblasung bei offener Bauchhöhle vorzunehmen und sich derart zu überzeugen, ob der eröffnete Eileiter auch tatsächlich durchgängig ist. Des öfteren wird man sehen, daß trotz aufgeschnittener Hydrosalpinx sich der Eileiter als undurchgängig erweist und die Verschlußstelle weiter zentral gelegen ist als angenommen wurde, auch ohne daß hier ein Hindernis äußerlich nachweisbar wäre; davon haben wir uns mehrmals überzeugt.

Die von A. MARTIN schon im Jahre 1885 vorgeschlagene Tubeneröffnung wird verschiedenartig ausgeführt. Je einfacher der operative Eingriff, desto größer die Wahrscheinlichkeit des Erfolges. Wir glauben nicht, daß den komplizierten Methoden der Tubenimplantation in den Uterus, der künstlichen Eileiterbildung usw., mehr als ein Zufallserfolg beschieden sein wird. Die Erhaltung bzw. Wiederherstellung der Durchgängigkeit eines fast capillaren Schleimhautkanals nach operativen Eingriffen an demselben ist sicherlich keine regelmäßig zu erwartende Folge. Wir bevorzugen deshalb das Vorgehen NÜRNBERGERs bzw. HALBANs, deren Grundgedanke es ist, den isthmischen Teil der Tube zwischen zwei Catgutligaturen zu durchschneiden, wodurch der uterine Tubenabschnitt nach Aufsaugung der Catgutligatur durchgängig bleibt. Ob der distale Tubenanteil belassen werden soll oder zu resezieren bzw. zu exstirpieren ist, wird durch die obwaltenden Umstände vorgezeichnet. Wir haben im vorhergehenden beschrieben, wie hier die Tube versorgt wird.

Die Catgutunterbindung der Eileiter ergibt in mehreren nachuntersuchten Fällen wohl die Erhaltung der Durchgängigkeit des Eileiterkanals gegen die Bauchhöhle. Man ist eigentlich darauf gekommen durch Mißerfolge der Tubenunterbindung zur Erzielung von Unfruchtbarkeit. Hier kamen die Operierten trotz der Unterbindung in die Hoffnung, als Beweis dafür, daß dieser künstliche Eileiterverschluß versagt hatte. Aus dieser Erfahrung — nicht alle absichtlichen Sterilisierungen ergaben Mißerfolge — muß man sich aber sagen, daß auch die Catgutligatur des Eileiters nicht immer zum beabsichtigten Erfolg führen wird. Es werden in einigen Fällen durch die Catgutligatur die Eileiter verschlossen bleiben, sei es, daß die Ligatur sich nicht auflöst und aufgesogen wird, sei es, daß sich im zarten Kanal auch infolge abakterieller Entzündung Verklebungen bilden, die zum dauernden Verschluß führen. Ganz besonders wird letzteres der Fall sein, wenn unbeachtete Überreste einer Infektion zurückgeblieben waren und hier an der Pars minoris resistentiae zur Auswirkung gelangen. Aus diesem Grunde trachten wir bei der Operation zur Behebung einer sekundären Sterilität diesem Mißerfolge aus dem Wege zu gehen vor allem dadurch, daß wir gutes Catgut verwenden und zwar in solcher Feinheit, wie es eben der Zug des Knopfes noch aushält; außerdem trachten wir dadurch den Erfolg zu sichern, daß wir die Methode der Catgutunterbindung mit der alten Methode der Salpingostomie vereinen. Bei letzterer (Aufschneiden der verschlossenen Eileiter und Umsäumen der bleibenden Ränder) muß man darauf bedacht sein, nur eine sicher durchgängige Tube zu eröffnen. Es ist nichts Seltenes, daß die Auftreibung des ampullären Eileiterendes eine Durchgängigkeit des isthmischen Teiles nur vortäuscht. Es ist demnach ein Gebot der Vorsicht, noch während der Operation, wie schon angedeutet, die Tuben durchzublasen, um sich von ihrer Durchgängigkeit zu überzeugen. Ein Sondieren halten wir für verfehlt; auch beim zartesten Hantieren setzt man dabei kleine Verletzungen der zarten Schleimhaut. Diese kleinen Schleimhautwunden können erst recht zu Verklebungen führen.

K. K. O. Pro.-Nr. 189/28, 28 Jahre alt, verheiratet, bis auf Lungenheilstättenbehandlung 1909 und 1928 wegen Apicitis und 1906 und 1909 Mittelohrentzündung Anamnese belanglos. Erste Menstruation mit 12 Jahren, unregelmäßig, 5—6 Tage dauernd, schmerzhaft, niemals ausgeblieben; Patientin war nie schwanger. Seit mehreren Monaten Kreuzschmerzen und Schmerzen beim geschlechtlichen Verkehr, sowie krampfartige Schmerzen im Unterleib. Vor vier Jahren wegen ähnlicher Beschwerden in einem Wiener Spital wegen „Gebärmutterknickung" operiert. Der gynäkologische Befund ergibt (internistisch nur Dämpfung der linken Spitze, dortselbst verschärftes Atmen und Rasselgeräusch, rechte Spitze unreines Atmen) eine Narbe am vorderen Scheidengewölbe, die mit der Vorderwand des Uterus verwachsen erscheint (Vaginäfixation). Der Uterus in maximaler Anteflexion in seinen Bewegungen eingeschränkt. Rechts das Ovar gut tastbar, an Stelle der linken Adnexe eine undeutliche Resistenz, die Parametrien frei. Patientin stand während $1^1/_2$ Jahren teils in Beobachtung, teils in Behandlung wegen eines geringen aber hartnäckigen Ausflusses. Da sie sich Kinder wünschte, wurde ihr eine diagnostische Durchblasung und gegebenenfalls Operation angeraten.

Operation am 20. August 1928 Fascienquerschnitt. Bei offenem Bauch wird die Tubendurchblasung versucht, sie gelingt nicht. Die rechten Adnexe sind als solche gleich sichtbar, die linken erst nach Entfernung von Verwachsungen darstellbar. Die Eileiter beiderseits zu abgeschlossenen schlaffen Säcken umgewandelt, weswegen nach Lösung von Verwachsungen der distale Teil der Eileiter-

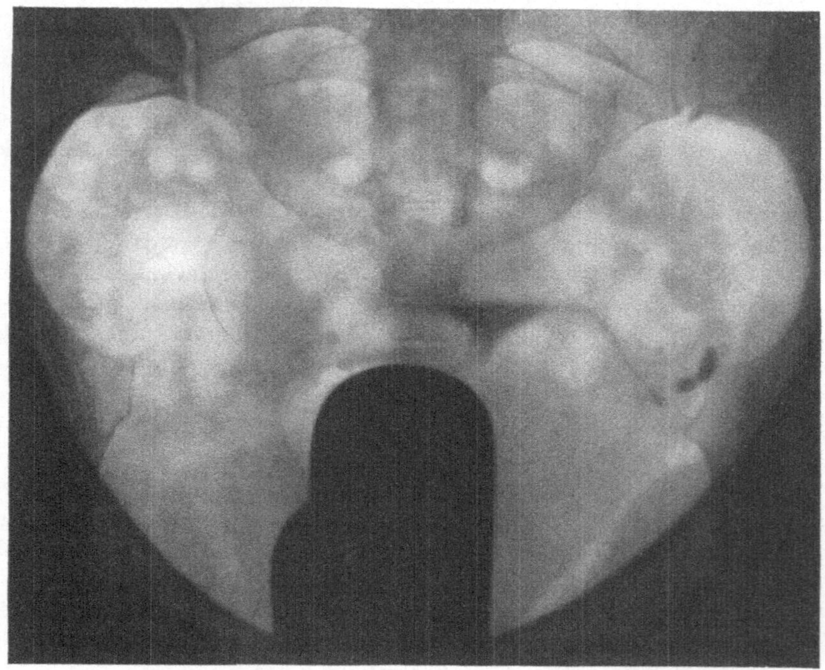

Abb. 22. Salpingographie nach Sterilitätsoperation. Beide Tuben waren verschlossen und schwer verwachsen. Salpingotomie, Unterbindung des uterinen Eileiteranteils mittels Catgut. Sechs Monate nach der Operation erwies sich bei der Salpingographie der rechte Eileiter als undurchgängig, der linke als durchgängig. K. K. O. Prot.-Nr. 189/28.

säcke reseziert wird. Der uterine Anteil der Tuben, der beiderseits kaum 1—2 cm übrig bleibt, wird mit einem Catgutfaden ligiert und der Tubenstumpf durch Naht den Eierstöcken genähert. Beide Eileiter waren vor ihrer Ligatur, wie die Durchblasung ergab, vollständig durchgängig. Der Wurmfortsatz erweist sich als normal und wird belassen. Typischer Verschluß der Bauchdecke.

Da die Besichtigung und Untersuchung des Eileiters noch entzündliche Erscheinungen in demselben ergab, wird, um eine eventuelle latente Gonorrhöe an weiterer Ausbreitung zu verhindern, sofort mit Gonokokkenvaccine begonnen und es wird innerhalb zweier Monate bei anfänglicher starker Reaktion so lange vacciniert, bis die Vaccineverabfolgung reaktionslos verbleibt.

Die Nachuntersuchung am 8. September ergibt beide Ovarien dem Uterus genähert, gut tastbar, nirgends eine Resistenz. Am 18. Januar 1929 der gleiche Tastbefund. Die Röntgenkontrolle nach Füllung mit Jodipin ergibt die linke Tube durchgängig.

Nachwort.

Wir haben in dieser Zusammenfassung das gebracht, was uns eine über 2 Jahrzehnte lange Beobachtung als das wirksamste und beste erwiesen hat. Wir sind mit den Erfolgen zufrieden. Wir zweifeln zwar nicht, daß die Verfahren noch ausbaufähig sind. Die Methoden an und für sich aber sind als die richtigen anzusehen. Die Vaccineanwendung für die Behandlung, die Serologie für die Erkennung der chronisch entzündlichen Erkrankungen sind für heute und für die Zukunft die Methoden der Wahl. Das können wir nicht mehr bezweifeln nach all dem, was wir bisher gesehen und erfahren haben.

Und doch begegnen beide starken Widerständen. Von vielen wird der Vaccinebehandlung nachgesagt, entweder sie sei unwirksam, keinesfalls spezifisch, in ihrer Wirkung bestenfalls einem Proteinkörper entsprechend, andererseits gefährlich. Die Serologie weise in der Komplementablenkungsreaktion bei Gonorrhöe zu viel Versager auf.

Die Vaccine ist nicht unwirksam, wenn sie nur richtig hergestellt ist, wenn sie frisch ist und wenn sie richtig verabfolgt wird. Wer sie als unwirksam bezeichnet, muß den Nachweis erbringen, daß sie trotz Zutreffens obiger Forderungen unwirksam ist. Nur dann hat er das Recht, der Methode die Schuld des Mißerfolges zu geben.

Die Vaccine wirkt spezifisch. Dies wird jeder bestätigen, der mit der Vaccine ernstlich gearbeitet hat. Denn er hat die unspezifische Behandlung erfolglos, anschließend daran erst die spezifische Behandlung mit durchschlagendem Erfolg durchgeführt.

Die Vaccine ist ungefährlich, wenn man mit ihrer Anwendung vertraut ist. Kennt man das Wesen der aktiven Immunisierung, achtet man auf deren Anzeigen und Gegenanzeigen, die sich aus dem Wesen der Vaccine selbst ergeben und heute in ungezählten Fällen erprobt und festgelegt sind, so kann man durch Impfbehandlung unmöglich Schaden stiften. Kein einziger beglaubigter Fall ist bekannt.

Allerdings ist die Vaccine keinem Unerfahrenen in die Hand zu geben. Man erwarte sich keine guten Wirkungen, keine großen Erfolge, man sei der Schadlosigkeit nicht sicher, wenn man dieselbe jemand überläßt, der sein Können nur aus den den Präparaten beigegebenen Gebrauchsanweisungen geschöpft hat. Für eine so fein abgestimmte Behandlung ist ein tieferes Wissen unerläßlich.

Die serologische Diagnose der Gonorrhöe, die Komplementablenkungsreaktion, gibt keine Versager. Voraussetzung hierzu ist allerdings vor allem, daß der Versuch richtig und aufs genaueste durchgeführt wird. Als Nichtserologe möchten wir uns kein Urteil anmaßen darüber, ob die Reaktion leicht oder schwer auszuführen ist. Dem Erfahrenen und Geübten dürfte sie keine Schwierigkeiten bereiten. Aus der Klinik der vielen verfolgten Fälle sind wir heute in der Lage, schon *vor* der serologischen Untersuchung zu wissen, welche Fälle sicher positiv, welche sicher negativ sind. Eine dritte Gruppe umfaßt diejenigen Fälle, über deren Reaktion wir uns erst durch den Komplementbindungsversuch unterrichten müssen. Durch die Fälle der ersten zwei Gruppen sind wir nunmehr jederzeit imstande, das untersuchende Institut auf seine Verläßlichkeit einwandfrei zu prüfen. Auf Grund dieser Erfahrungen muß man allerdings leider sagen, daß nur ganz vereinzelte Stellen verläßliche serologische Ergebnisse zeitigen. Und auch die Ergebnisse dieser wenigen Institute sind nicht zu jeder Zeit ganz verläßlich. Es gibt vielmehr Zeiten, wo auch hier die Proben versagen, sei es infolge des nicht tadellosen Antigens, sei es infolge anderer Zufälle. Diese Tatsache ist unbestreitbar. Allerdings gibt es selten solche Zeiten des Versagens. Sie kommen aber vor. Es ist somit mit ihnen jederzeit zu rechnen, dies um so mehr, als sie oft unvermutet auftreten. Wir konnten uns schon vor langem in die Ergebnisse der Serodiagnose, die damals lange keine Versager ergab, auf das genaueste einführen. Dadurch muten wir uns auch das nicht zu widerrufende Urteil zu, daß — ebenso wie die Vaccine — so auch die Serodiagnose niemals enttäuscht allerdings nur unter der wiederholt hervorgehobenen Voraussetzung, daß der Versuch richtig, genau und mit wirksamen Mitteln angestellt war, daß man jedes positive Ergebnis als solches bucht, auch die sog. schwachen und spurenweise positiven Ergebnisse, daß man schließlich die Serologie richtig wertet, so beispielsweise dasjenige nicht als Fehlergebnis ansieht, wo bakteriologisch Gonokokken festgestellt wurden, die Serodiagnose aber ein negatives Resultat zeigt. Es gibt eben Gonorrhöen, die bakteriologisch positiv, serologisch aber aus ganz bestimmten Gründen negativ sein müssen. Die richtig ausgeführte Serodiagnostik zeigt also richtig an. Auch hier müssen wir darum sagen, nicht die Methode gibt Fehlergebnisse; wohl aber kann der Untersucher die Ursache der unrichtigen Resultate sein.

Das Forschen nach der Ursache der Mißerfolge und des Versagens des Einzelfalles ist dringendst notwendig. Die Mißerfolge sind nicht an den Methoden gelegen. Und es wäre schade, zwei Methoden, die die Erkennung und Heilung der entzündlichen Erkrankungen der weiblichen Geschlechtsorgane derart fördern, ja erst ermöglichen, wie keine andere, grundlos, ungerechterweise und leichtfertig zurückzuweisen; es ist schade um die zahlreichen, dadurch schwer benachteiligten Frauen, schade um die Hemmung der wissenschaftlichen Erkenntnis.

Literatur.

ADLER, L.: Die entzündlichen Erkrankungen des Uterus. Halban-Seitz IV. —
AICHEL: Colpitis emphysematosa. Zbl. Gynäk. **1913**. — ASCH, R.: Die Behandlung
der Gonokokkeninfektion des Weibes im Kriege. Berlin 1917. — Zur Behandlung
der Gonorrhöe. Verh. dtsch. Ges. Gynäk. **5**, 443 (1893). — Diagnostische und
therapeutische Ratschläge für den gynäkologischen Praktiker. Beiheft zur Med.
Klin. **10**, H. 6 (1914). — ASCH u. ADLER: Die Degenerationsformen der Gonokokken. Münch. med. Wschr. **1915**, 1309. — Der diagnostische Wert der Gonokokkenvaccine. Münch. med. Wschr. **1916**, 73. — ASCOLI: Grundriß der Serologie.
Wien 1921. — ASHTON: Erkennung und Behandlung der gonorrhoischen Infektion
des Uterus und seiner Adnexe. Ther. Gaz., Jan. **1912**. — AUHOFF: Pathologische
Anatomie. Jena 1919. — AULHORN: Die Behandlung entzündlicher Adnexerkrankungen mit intrauterinen Injektionen. Arch. Gynäk. **90**, 213 (1910); Zbl.
Gynäk. **1910**, 48 u. **1913**, 256.

BAUER u. SCHWARZ: Beitrag zur Behandlung der weiblichen Gonorrhöe auf
Grund statistischer Erhebungen. Wien. klin. Wschr. **1929**, Nr 38. — BENTHIN:
Indikationen für die operative Behandlung der Frauenkrankheiten. Urban u.
Schwarzenberg 1927. — BESREDKA: Die lokale Immunisierung. Leipzig 1926. —
BEUTTNER, O.: Technik der peritonealen Wundbehandlung des weiblichen
Beckens. Zürich: Orell Fuessli 1918. — Die transversale fundale Keilexcision
des Uterus usw. Arch. Gynäk. **115**, 461 (1922). — BOAS, H.: Untersuchungen
über Rectalgonorrhöe bei Frauen. Dermat. Wschr. **1920**, Nr 4. — BRUCK:
Die Behandlung der Gonorrhöe und ihre Komplikationen. Ther. Mh. Jan.
1913. — Neue therapeutische und prophylaktische Versuche bei Gonorrhöe.
Dtsch. med. Wschr. **1913**, Nr 43. — Die Vaccinebehandlung der Gonorrhöe.
Med. Klin. **1914**, Nr 2. — Immunität bei Gonokokkeninfektion. Kolle-Wassermann. Bd. 4, S. 751. — BRUCK, C.: Über das Altern von Gonokokkenimpf-
stoffen und über ein verbessertes Arthigon. Klin. Wschr. **1923**, Nr 22. —
BUCURA: Serodiagnose der Vaccinetherapie. Zbl. Gynäk. **1929**, Nr 27. — Zur
Technik der intrauterinen Behandlung. Wien. klin. Wschr. **1914**, Nr 6. — Zur
Diagnose der Gonorrhöe beim Weibe. Wien. klin. Wschr. **1916**, Nr 11. — Wieder-
holter Gonokokkennachweis bei einer Frau ohne Krankheitserscheinungen. Wien.
klin. Wschr. **1919**, Nr 17. — Beitrag zur Behandlung gonorrhoischer Adnex-
erkrankungen und zur Prophylaxe postoperativer Komplikationen nach gynä-
kologischen Operationen. Wien. klin. Wschr. **1921**, Nr 17. — Die Gonorrhöe des
Weibes. Wien. klin. Wschr. **1920**, Nr 36. — Zur Therapie der weiblichen Gonorrhöe.
Zbl. Hautkrkh. **1**, H. 8. — Über Gonorrhöe und deren Behandlung bei Frauen.
Wien. klin. Wschr. **1922**, Nr 29 u. 32. — Serodiagnose und Vaccinetherapie bei
entzündlichen Erkrankungen des weiblichen Genitales. Wien. klin. Wschr. **1929**,
Nr 17. — Die Vaccinetherapie in der Gynäkologie. Ihre Erfolge und Mißerfolge.
Arch. Gynäk. **119**, H. 3 (1923). — Zum Ausbau der Vaccinetherapie. Zbl. Gynäk.
1924, Nr 31. — Zur Behandlung der entzündlichen Erkrankungen des weiblichen
Genitales. Internat. Fortbildgskurs Wien. med. Fak. **1924**, H. 23. — Weibliche
Gonorrhöe. Internat. Fortbildgskurs Wien. med. Fak. 40, H. 47. — Über Vaccine-
therapie in der Gynäkologie. Wien. med. Wschr. **1925**, Nr 5 u. 8. — Besonderheiten
der weiblichen Gonorrhöe. Wien. med. Wschr. **1926**, Nr 40/41. — Richtlinien zur
Behandlung des nicht gonorrhoischen Fluors. Wien. klin. Wschr. **1928**, Nr 17. —
Richtlinien zur Behandlung des weiblichen Trippers und seiner Folgen. Wien.
klin. Wschr. **1928**, Nr 42. — Zur Operation entzündlicher Adnexerkrankungen.
Wien. klin. Wschr. **1928**, Nr 44. — Richtlinien zur Behandlung des weiblichen
Trippers und seiner Folgen. Wien. med. Wschr. **1928**, Nr 30 u. 32. — Gonokokken-
vaccinetherapie. Seuchenbekämpfg 6, H. 1 (1928). — Zur operativen Behandlung

entzündlicher Adnexerkrankungen. Zbl. Gynäk. **1929**, Nr 31. — BUMM: Die gonorrhoischen Erkrankungen der weiblichen Harn- und Geschlechtsorgane. Veit: Handbuch der Gynäkologie 1907. — Der Mikroorganismus der gonorrhoischen Schleimhauterkrankungen „Gonokokkus Neisser". Wiesbaden 1885. — Menschliches Blutserum als Nährboden für pathogene Mikroorganismen. Dtsch. med. Wschr. 1885, Nr 53. — Arbeiten über Puerperalprozesse. Münch. med. Wschr. **1889**, Nr 42 u. **1890**, Nr 10; Arch. Gynäk. **35, 36, 40**. — Festrede vom 2. Dez. 1906 in der Kaiser-Wilhelm-Akademie Berlin. Zbl. Gynäk. **1924**, Nr 37 usw. — Zur Kenntnis der Gonorrhöe der weiblichen Genitalien. Arch. Gynäk. **23**, 328. — Über gonorrhoische Mischinfektion beim Weibe. Dtsch. med. Wschr. **1887**, Nr 49. — Über die Tripperansteckung beim weiblichen Geschlechte und ihre Folgen. Münch. med. Wschr. **1891**, Nr 50/51. — Über die Bedeutung der gonorrhoischen Infektion für die Entstehung schwerer Genitalaffektionen bei der Frau. Verh. dtsch. Ges. Gynäk. 4 (1891). — Zur Ätiologie und diagnostischen Bedeutung der Papillome der weiblichen Genitalien. Münch. med. Wschr. **1886**, Nr 27/28. — BUSCHKE, A. u. F. HARRY: Färberische Versuche über die Degeneration von Gonokokkenkulturen usw. Dtsch. med. Wschr. **48**, Nr 32, 1008 (1922). — BUSCHKE u. LANGER: Über die Lebensdauer und anaerobe Züchtung der Gonokokken. Dtsch. med. Wschr. **1921**, Nr 3, 65. — Über die Wirkungsweise und das Altern der Vaccine (speziell bei Gonorrhöe). Klin. Wschr. **1922**, Nr 3, 122. — BUSCHKE u. KLOPSTOCK: Über die Häufigkeit der Rectalgonorrhöe bei der Frau. Med. germ.-hisp.-amer. **3**, Nr 1, 33 (1925). — BUSSON: Ein Beitrag zur Kenntnis der Lebensdauer von Bact. coli und Milzbrandsporen. Zbl. Bakter. Orig. **1911**, 58.

CHRISTELLER u. JACOBY: Die pathologische Anatomie der Gonorrhöe. Buschke und Langer: Jahrbuch der Gonorrhöe. Berlin 1926. — CHROBAK u. ROSTHORN: Die Erkrankungen der weiblichen Geschlechtsorgane. Wien 1896. — CHRYSLANOWSKY: Zitiert nach KOCH und KOHN. — CITRON: Die Methoden der Immundiagnostik. Leipzig 1919. — CLARK: Pathologie und Behandlung der gonorrhoischen Cervicitis und Endometritis. Amer. J. Obstetr. Dis. Childr. Juni **1914**. — CLODI u. SCHOPPER: Wien. klin. Wschr. **1922**, 197. — CLOWES u. GARDNER: N. Y. med. J., Okt. **1912**. — COHN, A.: Zur Serodiagnose der Gonorrhöe. Dtsch. med. Wschr. **1926**, Nr 41. — COHN, ALFRED: Außergewöhnliche Degenerationsformen des Gonokokkus. Klin. Wschr. **1923**, Nr 19, 873. — COHN u. GRÄFENBERG: Die Bedeutung der Komplementfixationsmethode für die Diagnose der Gonorrhöe. Z. Hyg. **104**, 128 (1924). — COLLIER u. COHN: Mikroskopischer Nachweis Spirochaeta pallida, der Gonokokken und der Erreger der Ulcus molle. Wien: Urban u. Schwarzenberg 1920. — COUNTY: La fixation du compl. d. G. C. r. J. Urol. **1913**, 873. — CUKOR: Über die Bedeutung des Milchsäuregehaltes der Scheide usw. Ref. Zbl. Gynäk. **1911**, 914.

DALCHÉ: Lecon per les maladies des femmes. Paris 1921. — DIND: A propos de la blenorrhagie gon. chez. l'homme, la femme et la fillette. Schweiz. med. Wschr. **1920**, Nr 38, 833. — La blenorrhagie et ces compications. Lausanne 1902. — DÖDERLEIN: Die Gonorrhöe der Frau. Mschr. Gynäk. **50**, H. 1.

EICHHORN, R.: Beiträge zur Kenntnis der Rectalgonorrhöe. Dermat. Z. **16** (1909). — EISENLOHR: Beitr. path. Anat. **3** (1888). — EMMET: The principles and practice of gynecology Philadelphia. — ESCHERICH: Die Darmbakterien des Säuglings. Stuttgart 1886. — ESCHERICH u. PFAUNDLER: Bact. coli commune. Kolle-Wassermann: Handbuch der pathologischen Mikroorganismen. 1. Aufl. Bd. 2. 1903.

FAURE-SIREDEY: Traite de Gynecologie. Paris 1923. — FERNHOFF: Saugglockenbehandlung der chronischen Cervicitis. Wien. klin. Wschr. **1924**, Nr 37. — FINGER: Die Blennorrhöe der Sexualorgane und ihre Komplikationen. Leipzig: Franz Deuticke 1905. — FINGER, GHON u. SCHLAGENHAUFER: Beiträge zur

Biologie des Gonokokkus. Wien. klin. Wschr. 1894, Nr 20, 372. — Finkelstein u. Timochina: Zur Morphologie und Biologie des Gonokokkus. Kongreßber. 8. Bakter. u. Epidemiologentagung. Leningrad 20. bis 26. Mai 1924. — Fischel: Ein Beitrag zur Histologie der Erosionen der Portio vaginalis. Arch. Gynäk. 1879. — Prag. Z. 2. — Fränkel, L.: Zbl. Gynäk. 1917, 1. — Frankl, O.: Pathologische Anatomie und Histologie der weiblichen Genitalorgane. Liepmann: Handbuch der gesamten Frauenheilkunde. Leipzig 1914. — Franz, C.: Zur Bakteriologie des Lochialsekrets fieberfreier Wöchnerinnen. Beitr. Gynäk. 6 (1902). — Franz, R.: Über die Leuchtsondenbehandlung der weiblichen Gonorrhöe. Zbl. Gynäk. 1919, 43 u. 57. — Frei, W.: Ulcus molle. Bakteriologie usw. Handbuch der Haut- und Geschlechtskrankheiten. Bd. 21. 1927. — Fromme: Die Gonorrhöe des Weibes. Berlin: S. Karger 1914. — Fürbringer: Die Störungen der Geschlechtsfunktionen des Mannes. Nothnagels spez. Pathologie und Therapie. Wien 1895.

Garree: Zitiert nach Neisser. Die Staphylokokken. Handbuch der pathologischen Mikroorganismen. Bd. 4, Lief. 8, 1927. — Gauss: Zur Kritik der Gonorrhöeheilung. Münch. med. Wschr. 1917, Nr 38. — Eine neue Behandlungsmethode der weiblichen Gonorrhöe. Zbl. Gynäk. 1917, Nr 41, H. 43. — Gerstein-Leiba: Milchinjektionsbehandlung entzündlicher Erkrankungen des weiblichen Genitales. Inaug.-Diss. Halle a. d. S. 1918. — Ghon u. Schlagenhaufer: Beitrag zur Züchtung des Gonokokkus Neisser. Wien. klin. Wschr. 1893, Nr 34, 619. — Ein weiterer Beitrag der Gonorrhöe und zur pathologischen Anatomie des gonorrhoischen Prozesses. Wien. klin. Wschr. 1898. — Goldberg: Gynäk. Ges. Dresden, März 1921. — Zbl. Gynäk. 1921. — Gumpert: Geschichte der Gonorrhöe. Lehrbuch der Gonorrhöe von Buschke und Langer. Berlin 1926.

Haab, O.: Der Mikrokokkus der Blenorrhoea neonatorum. Festschrift. Wiesbaden: J. F. Bergmann 1881. — Haberda: Vjschr. gerichtl. Med. III. F., H. 8. — Hach: Zur Frage der Züchtung von Gono- und Meningokokken. Münch. med. Wschr. 1926, Nr 7, 275. — Halban: Über die Verbindung des queren Fundalschnittes mit Resektion der Tuben. Zbl. Gynäk. 1898, 815. — Z. Geburtsh. 53 (1904). — Zbl. Gynäk. 1920, Nr 35. — Hannes: Die Bedeutung der Gonorrhöe für die moderne Wochenbettdiätetik. Z. Geburtsh. 23, H. 2 (Festschrift E. Küstner). — Harrison, C. W.: Complement deviation in the diagnosis of gonococcial infection. J. Army med. Corps, Febr. 1914. — Hellendahl: Ein neues Symptom der Extrauterinschwangerschaft. Zbl. Gynäk. 1921, 25. — d'Herelle: Presse méd. 47, 462 (1912). — Compl. Acad. Sci. 1917. — Le Bakterioplage. Paris: Masson & Co. 1921. — Herxheimer: Über die Darstellung der Gonokokken in Gewebsschnitten. Arch. f. Dermat. 130, 322 (1921). — Heurlin-Maunu: Bakteriologische Untersuchungen der Genitalsekrete. Berlin 1910 u. 1914. — Heymann u. Moos: Erfahrungen über Vaccinebehandlung der weiblichen Gonorrhöe. Mschr. Geburtsh. 36, H. 4. — Heynemann: Die Entzündungen der Adnexe des Beckenperitoneums. Halban-Seitz V. — Hirsch, H.: Über die Lebensdauer der Gonokokken im menschlichen Körper. Dtsch. med. Wschr. 1924, 1613. — Hitschmann u. Adler: Die Lehre von der Endometritis. Zbl. Geburtsh. 1907, Nr 26. — Der Bau der Uterusschleimhaut. Mschr. Geburtsh. 1908 u. Arch. Gynäk. 1913. — Hoehne: Zbl. Gynäk. 1916, 1. — Z. Geburtsh. 1910, H. 67, 50. — Zbl. Gynäkol. 1916, 113. — Hotta u. Schwarz: Die Serodiagnose der Gonorrhöe des Weibes. Zbl. Gynäk. 1928, Nr 29. — Huguier: Memoire l'Acad. Med. 1850. — Ann. Sci. natur. 1850.

Ipsen: Über Formbeständigkeit und Wachstum der Gonokokken. Dermat. Wschr. 79, Nr 36/37 (1924). — Iwanow, N. Z. (Moskau): The result of a practical inquiry into Gonorrheal Vaginitis. Urologic Rev. 1929.

Jadassohn: Über Gonorrhöebehandlung. Ther. Gegenw. 1926, H. 1. — Allgemeine Ätiologie, Pathologie, Diagnose und Therapie der Gonorrhöe. Handbuch der Geschlechtskrankheiten. Wien 1910. — Janet, Jules: Diagnostic et traitement de la Blenorrhagie. Paris 1929. — Jaschke, v.: Normale und pathologische Genitalflora. Halban-Seitz III. — Jayle: La gynecologie. Paris 1918. — Jesionek: Zur Histologie der Gonorrhöe. Arch. f. Dermat. 130, 392 (1921). — Joachimovits: Wie lange lassen sich Gonokokken nachweisen ? Zbl. Gynäk. 1928, Nr 28, 1780. — Entzündungen und entzündungsähnliche Erkrankungen der Adnexe von abakterieller Genese. Wien. klin. Wschr. 1928, Nr 44. — Plasmazellinfiltrate bei gonorrhoischen Salpingitiden. Zbl. Gynäk. 1929, Nr 7. — Joachimovits u. Schwarz: Dauerspülungen etc. Wien. klin. Wschr. 41, Nr 7 (1928). — Jochmann: Zitiert nach M. Neisser. Die Staphylokokken. Handbuch der pathologischen Mikroorganismen. Bd. 4, Lief. 8. 1927. — Joseph u. Polano: Cytodiagnostische Untersuchungen gonorrhoischer Sekrete. Arch. f. Dermat. 76(1905).— Jötten: Beziehungen verschiedener Gonokokkenarten zur Schwere der Infektion. Z. Hyg. 92, 9 (1921). — Meningokokkeninfektion. Kolle-Wassermann. Bd. 4, S. 585. — Jötten u. Pasch: Die Wirkung chemischer Mittel auf Gonokokken in vitro et in vivo. 1. Mitt. Z. Hyg. 98, 161 (1922). — Jung: Zur Therapie der weiblichen Gonorrhöe. Korresp.bl. Schweiz. Ärzte 1917, Nr 39.

Kamnitzer: Die Beteiligung der Knochen bei der Arthritis gonorrhoica. Ther. Gegenw. 1922, H. 2, 44. — Kiefer: Zur Kultur des Gonokokkus Neisser. Berl. klin. Wschr. 1895. — Kisch: Klinische Balneotherapie in Strasser, Kisch und Sommers Handbuch für klinische Hydro-, Balneo- und Klimatotherapie. Berlin und Wien 1920. — Klingmüller: Münch. med. Wschr. 1917, 1295. — Koch u. Cohn: Gonokokkeninfektion. Kolle-Wassermann: Handbuch der pathogenen Mikroorganismen. Lief. 11. 1927. — Kunewälder u. Schwarz: Die Wichtigkeit des Komplementbindungsverfahrens (Müller-Oppenheim) für die Diagnose der weiblichen Gonorrhöe. Wien. klin. Wschr. 1929, Nr 13.

Labhardt: Erkrankungen der äußeren Genitale und der Vagina. Erkrankungen der Scheide. Halban-Seitz III. — Lachmann: Veröffentlichungen der Zentralstelle für Balneologie. 1914, H. 2. — Lahm, W.: Die pathologisch-anatomischen Grundlagen der Frauenkrankheiten 1923. — Landecker: Erfolge der Strahlentherapie in der Behandlung entzündlicher Frauenkrankheiten. Arch. Gynäk. 117, 383 (1922). — Laqueur: Bäder- und Wasserbehandlung. Halban-Seitz II. — Lesser: Ehe und venerische Krankheiten. Berl. klin. Wschr. 1902, Nr 23. — Levinthal: Bakteriologie und Biologie des Gonokokkus. Lehrbuch der Gonorrhöe von Buschke und Langer. Berlin 1926. — Lindenthal: Ätiologie der Colpohyperplasie und Cystica. Wien. klin. Wschr. 1897. — Lindig: Proteinkörpertherapie in Halban-Seitz, Biologie und Pathologie des Weibes IV. — Lingelsheim: Zitiert nach Levinthal. — Streptokokkeninfektion. Handbuch von Kolle-Wassermann. Bd. 4, II. Teil. 1928. — Lipschütz: Ulcus vulvae acutum. Handbuch für Haut- und Geschlechtskrankheiten. Bd. 21. 1927. — Loeb: Zum Nachweis der Gonokokken. Dermat. Z. 1917, 646. — Loeser: Konstitution und latente Infektion. Zbl. Gynäk. 1920, 44 u. 46. — Die Behandlung der weiblichen chronischen Gonorrhöe mit subcutanen Injektionen lebender Gonokokkenkulturen. Zbl. Gynäk. 1930, Nr 3. — Lorentz: Ein neuer Gonokokkennährboden. Münch. med. Wschr. 1922, 1695. — Die Hinfälligkeit der Gonokokken. Münch. med. Wschr. 1924, Nr 6, 173. — Lucksch: Encephalitis nach Vaccination usw. Zbl. Bakter. 103, H. 4/5. — Über Impfschäden des Zentralnervensystems. Dtsch. Z. gerichtl. Med. 7, H. 2/3. — Luithlen: Über die Einwirkung parenteral eingeführter Kolloide. Münch. med. Wschr. 9, 171 (1913). — Zur Kenntnis der Wirkung der Vaccine. Wien. klin. Wschr. 1928, Nr 20. — Die Behandlung schlecht heilender Geschwüre mit Gonokokkenvaccine. Ein Beitrag zur Kolloidtherapie. Wien. klin. Wschr. 37, Nr 17 (1919). — Kolloidtherapie. Wien. klin. Wschr. 34, H. 11, 119 (1921).

Martin: Erkrankungen der Beckenbindegewebe. Halban-Seitz V, 1. — Matzenauer: Syphilis, Ulcus molle usw. Halban-Seitz V, 1. — Matzenauer

u. WEITGASSER: Saugglockenbehandlung bei chronischer Gonorrhöe des Weibes. Wien. klin. Wschr. **1922**. — MENGE: Ein Beitrag zur Kultur des Gonokokkus. Zbl. Gynäk. **1893**. — Die Gonorrhöe des Weibes. Handbuch der Geschlechtskrankheiten von Finger, Jadassohn, Ehrmann und Groß. Wien: Alfred Hölder 1912. — MENZER: Zur intravenösen Anwendung der Gonokokkenvaccine. Med. Klin. **1913**, Nr 33. — MEYER, R.: Die Erosion und Pseudoerosion des Erwachsenen. Arch. Gynäk. **91** (1910) u. Zbl. Gynäk. **1911**, 2. — Zbl. Gynäk. **1923**. — MUCH: Spezifische und unspezifische Reiztherapie. Moderne Biologie. Leipzig 1922. — Pathologische Biologie (Immunitätswissenschaft). Leipzig 1922. — MUCHA: Die Gonorrhöe der Mundhöhle. Handbuch der Geschlechtskrankheiten. Wien und Leipzig 1911. — Die Gonorrhöe des Rectums. Handbuch der Geschlechtskrankheiten von Finger, Jadassohn, Ehrmann und Groß. 1911. — MUCHA u. HOFMANN: Über Vaccinebehandlung der Gonorrhöe bei Frauen. Wien. klin. Wschr. **1917**, Nr 43. — MÜLLER, E.: Med. Klin. **1918**, 18—20. — Beitr. Klin. Inf.krkh. **1918**. — MÜLLER, R.: Über den Einfluß der Reiztherapie und geschlossener Nachbarentzündungen auf die offene Gonorrhöe. Wien. med. Wschr. **1926**, Nr 30. — MÜLLER u. OPPENHEIM: Über den Nachweis von Antikörpern im Serum eines an Arthritis gonorrhoica Erkrankten mittels Komplementablenkung. Wien. klin. Wschr. **1906**, Nr 29. — MULZER: Diagnose und Therapie der gonorrhoischen Erkrankungen in der allgemeinen Praxis. München 1924.

NASSAUER: Die vaginale Pulverbehandlung. Münch. med. Wschr. **1912**, 523. — Der Ausfluß beim Weibe. Münch. med. Wschr. **1916**, 8. — NEISSER: Die Mikrokokken der Gonorrhöe. Referierende Mitteilung. Dtsch. med. Wschr. **1882**, 279. — Zur Gonokokkendiagnostik durch Cutisreaktion. Berl. klin. Wschr. **1916**, Nr 28. — NEISSER, A.: Über eine der Gonorrhöe eigentümliche Mikrokokkenform. Zbl. med. Wiss. **1879**, Nr 28, 497. — Über die Bedeutung der Gonokokken für Diagnose und Therapie der weiblichen Gonorrhöe. Verh. 68. Verslg Naturforsch. Frankfurt a. M., gemeins. Sitzg dermat. u. gynäk. Abt. **2** (1896). — NEISSER, M.: Die Staphylokokken. Kolle-Wassermann. Bd. 4, S. 438. — NEUER, JACQUES: Eine neue Packung der Gonokokkenvaccine des Wiener staatl. serotherapeutischen Institutes. Wien. klin. Wschr. **1928**, Nr 51. — NEUFELD, F.: Über Immunisierung und Immunität. Jkurse ärztl. Fortbildg **1924**, Okt.-H., 33. — NISSLE, A.: Die normalen Darmbakterien und ihre Bedeutung für den Organismus. Kolle-Wassermann. Bd. 6, S. 392. — Die Colibakterien und ihre pathogene Bedeutung. Kolle-Wassermann. Bd. 6, S. 416. — NOEGGERATH: Die latente Gonorrhöe im weiblichen Geschlecht 1872. — NORRIS: Diagnose und Behandlung der gonorrhoischen Vulvovaginitis bei Säuglingen und kleinen Kindern. J. amer. med. Assoc. **65**, Nr 4 (1915). — NÜRNBERGER: Die sterilisierenden Operationen an den Tuben und ihre Fehlschläge. Volkmanns Gynäk. **1917**, Nr 731—734, 96. — Unvollkommene Spontanamputation der Tube. Zbl. Gynäk. **1921**, Nr 20, 724. — Zur Klinik und pathologischen Physiologie der konservativen Adnexoperationen. Z. Geburtsh. **84**, 606 (1922). — Sterilität in Halban-Seitz III.

OELZE-RHEINBOLDT: Über die Zahl der intra- und extraleukocytären Gonokokken. Zbl. Bakter. Orig. **86**, 29 (1921).

PAPPENHEIM: Über Gonokokkenfärbung. Zbl. Dermat. **36**, 361. — PEISER: Die Gonorrhöe des Rectums. Buschke u. Langer: Handbuch der Gonorrhöe. — PICKER: Bakteriologische Studien über den Gonokokkus. Wachstum auf serumfreien Nährböden usw. Wien. klin. Wschr. **1906**, 122. — Klinische Studien über den Gonokokkus. Wien. klin. Wschr. **1908**. — POINCLOUX: La vaccination Regionale. C. r. Soc. Biol. Paris **99**, 469—471 (1928). — PROCHOWNIK: Mschr. Geburtsh. **29**, 174 u. 433 (1909) u. **50**, 302 (1919). — PRÖSCHER: Über die künstliche Immunität gegen Staphylokokken. Zbl. Bakter. I. Orig. **34**, 437 (1903).

REENSTIERNA, JOHN: Impfversuche an Affen mit dem Gonokokkus Neisser. Arch. f. Dermat. **121**, 286 (1915). — REUTER: Forensische Gynäkologie in

Halban-Seitz Handbuch. — RODEWALD: Zitiert nach LINGELSHEIM. — ROSOWSKY: Über das Vorkommen der anaeroben Streptokokken in der Vagina gesunder Frauen. Zbl. Gynäk. 1912, 4. — ROULLAND: Annexites von inflammatoires. Gynecologie 1908. — RUBIN: J. amer. med. Assoc. 75 (1920, Sept.) — RUBINSTEIN u. GAURAN: Serodiagnose gonorrhoischer Affektionen. C. r. Soc. Biol. Paris 1923, 30. — RUBRITIUS: Zitiert nach NEISSER. Die Staphylokokken. Handbuch der pathogenen Mikroorganismen. Bd. 4, Lief. 8. 1927. — RYHM: Zitiert nach REUTER.

SAENGER: Betrachtungen über die alleinige akute Gonorrhöe der weiblichen Harnröhre, der Glandulae, urethrales und paraurethrales. Mschr. Geburtsh. 1920, 53. — Zur Technik der uterinen Ätzung. Zbl. Gynäk. 1894 u. Mschr. Geburtsh. 4. — SAVNIK u. PROCHAZKA: Serumreaktion bei der Gonorrhöe. Acta dermatovener. (Stockh.) 4, Nr 2, 316 (1923). — SCHAUTA: Lehrbuch der gerichtlichen Gynäkologie. Wien 1898. — SCHERBER: Zur Klinik und Ätiologie einiger am weiblichen Genitale auftretender seltener Geschwürsformen. Dermat. Z. 20, H. 2 (1913). — Weitere Mitteilungen zur Klinik und Ätiologie der pseudotuberkulösen Geschwüre am weiblichen Genitale. Wien. klin. Wschr. 1913, 1070. — SCHITTEN-HELM: Theorie und Praxis der Proteinkörperwirkung. Med. Klin. 4, 30 (1922). — SCHLESINGER: Diagnostische und therapeutische Irrtümer bei der gonorrhoischen Arthritis. Ther. Gegenw. 1921, 47. — SCHMIDT, R.: Über Proteinkörpertherapie und über parentrale Zufuhr von Milch. Med. Klin. 4, 12 (1916). — SCHMITT: Die spezielle Behandlung der Gonorrhöe mit besonderer Berücksichtigung der Cervixgonorrhöe. Münch. med. Wschr. 1911, Nr 41. — Die spezifische Behandlung der Gonorrhöe. Beitr. Klin. Inf.krkh. 4, H. 1. — SCHNITZER: Untersuchungen zur Desinfektion staphylokokkeninfizierter Wunden mit Rivanol-Carbamid-Streupulver. Dtsch. Z. Chir. 184, 166 (1924). — SCHOLTZ: Kolle-Wassermanns Handbuch. Bd. 3. 1903. — SCHOTTMÜLLER u. BARFURTH: Zur Ätiologie der eitrigen Adnexerkrankungen. Beitr. Klin. Inf.krkh. 2, 45 (1913). — Ein anaerober Staphylokokkus (Staphylococcus aerogenes) als Erreger von Puerperalfieber. Zbl. Bakter. I Orig. 64, 270 (1912). — SCHRIDDE: Die histologische Diagnose der Salpingitis gonorrhoica. Dtsch. med. Wschr. 1908, 1251. — Die eitrigen Entzündungen des Eileiters. Jena: Gustav Fischer 1910. — SCHRÖDER: Die Pathologie der Menstruation. Biologie und Pathologie des Weibes. Halban-Seitz III. — Lehrbuch der Gynäkologie 1922. — SCHWARZ u. MC. NEIL: Weitere Erfahrungen mit der Komplementbindungsreaktion bei der Diagnose usw. Amer. J. Med. 1912. — SCHWEITZER: Zur Frage der biologisch-chemischen Fluortherapie. Zbl. Gynäk. 1922, 1999. — SEITZ, A.: Praktische Differentialdiagnostik. Bd. 5. Dresden: Theodor Steinkopf 1928. — STEINSCHNEIDER: Zur Differenzierung der Gonokokken. Berl. klin. Wschr. 1890. — Über den forensischen Wert der Gonokokken. Ärztl. Sachverst.ztg 4, 109 u. Wien. med. Wschr. 42, 561. — STEINSCHNEIDER u. SCHÄFFER: Über die Widerstandsfähigkeit des Gonokokkus gegen Desinfizientien. Zur Biologie des Gonokokkus. Berl. klin. Wschr. 1895, 45. — STERNBERG: Zur Vaccinediagnostik des Weibes. Gynäk. Rdsch. 1912, H. 16/20. — STERNBERG, C.: Meningokokkus. Erg. Path. 14, 136 (1910). — STICKEL: Die Gonorrhöe des Weibes. Lehrbuch der Gonorrhöe von Buschke und Langer. Berlin 1926. — STÜHMER: Der klinische Verlauf der Rectalgonorrhöe. Dermat. Z. 33 (1921). — STRASSER, ALOIS: Wandlungen der Ansichten über die Bäderwirkung; Z. Bäderk. 1929. — Klinische Hydrotherapie. Handb. d. klin. Hydro-, Balneo- u. Klimatotherapie. Thauer u. Bial. Wien: Urban u. Schwarzenberg 1920. — STÜMPKE: Ulcus molle. Handbuch der Haut- und Geschlechtskrankheiten von J. Jadassohn. Bd. 21. Berlin 1927. — Ther. Gegenw. 1918, Nr 7. — Über gonorrhoische Granulationen. Münch. med. Wschr. 1915, 1559. — SWINBURNE: Med. Rec. 74 (1908). — J. amer. med. Assoc. 1907. — Med. Rec. 76 (1909). — SYMONDS: Gonorrhoeal stricture of the rectum. Proc. roy. Soc. Med. 16 (1923).

THALER, H.: Zur Frage der Immunität bei der Gonokokkeninfektion. Münch. med. Wschr. 1925, 18. — THALMANN: Zitiert nach INGELSHEIM. — TORREY, J. C.: Agglutinins and precipitins in antigonoccic serum. J. med. Res. Arch. 16, 329 (1907). — TORREY u. BUCKHELL: Serologische Studie über die Gonokokkengruppen. J. of Immun. 1922. — TULLOCH: Serological classification of gonococcei. J. State Med. 31, 501 (1923). — Serological examin. of 100 strains of the Gonokokkus. J. of Path. 25, 346 (1922).

UNGERMANN: Eine einfache Methode zur Gewinnung von Dauerkulturen usw. Arb. Reichsgesdhamt 51, 180 (1919). Zitiert nach LEVINTHAL.

VELDE, VAN DER: Beiträge zur parenteralen Proteinkörpertherapie. Berl. klin. Wschr. 56, 481 (1919). — Spezifische Diagnostik der weiblichen Gonorrhöe. Mschr. Geburtsh. Nr 35, H. 4. — VERNEUL: Zitiert nach NEISSER. Die Staphylokokken. Handbuch der pathogenen Mikroorganismen. Bd. 4, Lief. 8. 1927.

WAELSCH, L.: Arch. f. Dermat. 124, 625 (1917) u. Med. Klin. 1923, Nr 16. — WAGNER, G. A.: Gonorrhöe des weiblichen Geschlechtsapparates. Biologie und Pathologie des Weibes V, 1. — WALDSTEIN: Zur Histologie der Colpohyperplasia cystica. Geburtsh. u. gynäk. Ges. Wien, 12. Dez. 1911. Zbl. Gynäk. 1912. — WEICHARDT: Über Proteinkörpertherapie. Münch. med. Wschr. 1918, Nr 5, 581. — Die Leistungssteigerung als Grundlage der Proteinkörpertherapie. Erg. Hyg. 5, 275 (1921). — WEISS: Beitrag zur Kenntnis der Beziehungen zwischen Colpitis granularis der Schwangeren und Gonorrhöe. Inaug.-Diss. Heidelberg 1915. — WEITGASSER: Wien. klin. Wschr. 1922, 393. — Med. Klin. 1922, 1319. — WEINZIERL: Dtsch. med. Wschr. 1921, Nr 38, 1120. — Z. Geburtsh. 94, 468 (1921). — Med. Klin. 1924, Nr 23. — Zbl. Gynäk. 1924, 1244. — WELANDER: Wien. klin. Rdsch. 1896. — WERNER: Ein Fall von Spirochätenbefund im Cervicalkanal und Colpitis emphysematosa. Zbl. Gynäk. 1921, 23. — WERTHEIM: Reinzüchtung des Gonokokkus mittels Plattenverfahrens. Dtsch. med. Wschr. 1891. — Die ascendierende Gonorrhöe beim Weibe. Bakteriologische und klinische Studien zur Biologie des Gonokokkus Neisser. Arch. Gynäk. 41, H. 1 (1892). — Zur Frage von der Rezidive und Übertragbarkeit der Gonorrhöe. Wien. klin. Wschr. 1894, Nr 24. — Über Gonokokkenkulturen. Mschr. Geburtsh. 10, 512. — Ein Beitrag zur Kenntnis der Gonorrhöe beim Weibe. Wien. med. Wschr. 1890, Nr 25. — Zur Lehre von der Gonorrhöe. Prag. med. Wschr. 1891, 23/24. — Ein Beitrag zur Lehre von der Gonokokkenperitonitis. Zbl. Gynäk. 16, 385. — Uterusgonorrhöe. Verh. dtsch. Ges. Gynäk. 6, 199 (1895). — Über die Durchführbarkeit und den Wert der mikroskopischen Untersuchung des Eiters entzündlicher Adnextumoren während der Laparotomie. Slg klin. Vortr., N. F. 100. — Über den Nachweis von Gonokokken in Blutgefäßen. Zbl. Gynäk. 1896, Nr 23. — Zur gonorrhoischen Cystitis. Wien. klin. Wschr. 1895. — Über das Verhalten des Gonokokkus auf künstlichen Nährböden. Arch. f. Dermat. 51, H. 1. — WICHMANN u. SCHLUNK: Bakteriologische Befunde bei chronischer Gonorrhöe unter besonderer Berücksichtigung der grampositiven Diplokokken und Staphylokokken und ihrer klinischen Bewertung. Dtsch. med. Wschr. 1925, 266. — WILSON, FORBES u. SCHWARTZ: Further studies upon the complement fixation test in chronic gonorrhoea in woman. J. of Immun. 8, 105 (1923). — WRIGHT: Vaccinetherapie. Brit. med. J. 1900, 1901, 1903. — Principes et imploi de la vaccinetherapie Communic. a la Soc. royale de Londres. 1903. — Studies on immunisation. Londres 1909.

ZOEPPRITZ: Über die Behandlung entzündlicher Adnextumoren mit Terpentineinspritzungen. Zbl. Gynäk. 43, Nr 16 (1919). — ZWEIFEL: Die Gefahren und der Nutzen der intrauterinen Injektionen. Arch. Gynäk. 1908, 82. — ZWEIG, W.: Die rektoskopische Behandlung der chronischen Proktitis. Wien. med. Wschr. 1924, Nr 47.

Sachverzeichnis.